普通高等教育"十一五"国家级规划教材

全国卫生职业院校规划教材

供口腔医学、口腔医学技术、口腔修复工艺专业使用

口腔解剖生理

（第2版）

主　编　马惠萍

副主编　胡　征　尹　刚　柳　军

编　委　（按姓氏汉语拼音排序）

何　洁　开封大学医学部

胡　征　江西护理职业技术学院

黎秋兰　江西护理职业技术学院

李　佳　开封大学医学部

柳　军　运城护理职业学院

马惠萍　开封大学医学部

潘福勤　沧州医学高等专科学校

王及科　长沙卫生职业学院

王美艳　承德护理职业学院

王　颖　淄博职业学院医学技术学院

尹　刚　山西医科大学汾阳学院附属汾阳医院

科学出版社

北　京

内 容 简 介

本教材是全国卫生职业院校规划教材,共包括六章,即:绪论,牙体解剖生理,牙列、殆与颌位,口腔颌面颈部系统解剖,口腔颌面颈部局部解剖,口腔生理。大纲分为基础模块和实践模块两部分。学习内容中配有300余幅黑白及彩色插图。在每章内容的编写上,章前设置学习要点,章后附有目标检测,使学习目标明确,重点突出,以便学生更好地掌握本书的知识点以便及时反馈与校正。同时,从培养学生发散性思维和构成课间联系的角度出发,在教学内容中,恰当设计链接、片段等,形成外延,以开阔学生视野,扩大知识面,从而提高其综合职业素质。

本教材适用于高职高专三年制口腔医学、口腔医学技术专业,也供中职口腔修复工艺专业教学使用,也可作为口腔执业(助理)医师考试的参考书。

图书在版编目(CIP)数据

口腔解剖生理/马惠萍主编.—2版.—北京:科学出版社,2014.1

普通高等教育"十一五"国家级规划教材·全国卫生职业院校规划教材

ISBN 978-7-03-039459-0

Ⅰ.口… Ⅱ.马… Ⅲ.口腔科学-人体解剖学-人体生理学-高等职业教育-教材 Ⅳ.R322.4

中国版本图书馆 CIP 数据核字(2013)第 311419 号

责任编辑:丁海燕/责任校对:张小霞

责任印制:赵 博/封面设计:范璧合

科学出版社 出版

北京东黄城根北街 16 号

邮政编码:100717

http://www.sciencep.com

新科印刷有限公司 印刷

科学出版社发行 各地新华书店经销

*

2005 年 8 月第 一 版	开本:787×1092 1/16
2014 年 1 月第 二 版	印张:12 1/2
2021 年 8 月第二十二次印刷	字数:294 000

定价:49.80 元

(如有印装质量问题,我社负责调换)

前　　言

本教材是全国卫生职业院校规划教材,是在第一版基础上修订而成的。在编写过程中,坚持"贴近学生,贴近社会,贴近岗位"的基本原则,体现思想性、科学性、启发性和实用性。注重实践教学,培养学生的临床与社会工作能力。

教材针对高职学生的知识水平、学习特点、心理特征,尽量使内容生动,版面活泼,难易度适中。在编写内容上,结合口腔执业(助理)医师考试大纲基本要求,突出口腔专业特色,体现社会对卫生职业教育的需求和专业人才能力的要求,既要注重理论学习,更要加强实际操作能力的训练。使学生能为学习后继的口腔临床课程打下良好的基础。

本教材共分六章,即绪论,牙体解剖生理,牙列、𬌗与颌位,口腔颌面颈部系统解剖,口腔颌面颈部局部解剖,口腔生理。学习内容中配有300余幅图片,图文并茂,便于直观学习。每章内容之前都设置有学习要点,章后有目标检测相呼应,以使学生学习时目标明确,重点突出,学习后能及时反馈与校正。同时,从培养学生发散性思维和构成课间联系的角度出发,在教学内容中,恰当设计链接、片段等,形成外延,开阔学生视野,扩大知识面,从而提高其综合职业素质。

本教材编者多为口腔教学及临床一线"双师型"教师,有丰富的教学和临床实践经验。

在编写过程中,得到了参编学校的大力支持,借此致以诚挚的谢意!

本教材末附有参考文献,便于读者进一步查阅、学习。同时还附有教学大纲,以便兄弟院校安排教学课时参考。

由于编者水平有限,参编老师授课、临床工作任务重,编写时间短,本教材难免有不妥或错误之处,恳请广大师生及同行给予批评指正。

马惠萍

2013 年 10 月

目　　录

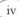

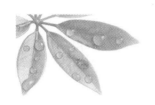

第 1 章
绪 论

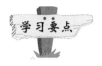

1. 口腔解剖生理学的定义、任务。
2. 口腔解剖生理学的发展简史。
3. 学习口腔解剖生理学的基本观点和方法。

一、口腔解剖生理的定义和任务

口腔解剖生理学(oral anatomy and physiology)是一门以研究人体牙齿、口腔、颌面、颈部等部位的正常结构、功能活动规律及其临床应用为主要内容的学科。其主要任务是根据培养目标的要求,认清与口腔专业有关的口腔、颌面、颈部的层次关系和器官形态,辨别其结构特点,掌握其活动原理、发生条件及其影响因素,从而为学习后继的口腔专业课和临床实践奠定必要的基础,所以口腔解剖生理学是一门重要的口腔医学基础课程。

二、口腔解剖生理学的发展简史

现代口腔解剖生理学是由古老的牙医学逐渐发展而来的。早在公元前 1324 ~ 公元前 1266 年我国商朝武丁时代的殷墟甲骨文和我国最早的医书《黄帝内经·素问》、埃及的 Ebers 所著纸草书《Papyrus》、印度医学家妙文(Sustruta)所著的医书中,皆已有关于口腔生理、牙齿和牙病及其与全身关系的记述。公元前 3 世纪出版的《黄帝内经》,关于口腔解剖生理的知识已有广泛记载。例如"女子七岁,肾气盛,齿更发长。……三七,肾气平均,故真牙生而长极……丈夫八岁,肾气实,发长齿更,……三八,肾气平均,筋骨强劲,故真牙生而长极;……八八,则齿发去"等关于牙列替换和牙萌出时间的记载。上述女子 7 岁开始换牙,21 岁萌出智齿;男子 8 岁开始换牙,24 岁萌出智齿等,与现代情况基本相符。又如"唇至齿长九分,口广二寸半。齿以后至会厌,深二寸半,大容五合。舌重十两,长七寸,广二寸半"。由此可见,国内外医学家早已对口腔有关器官进行过研究。唐代孙思邈所著《千金翼方》齿病第七,治失欠颊车脱臼开张不合方谓:"以一人提头,两手指牵其颐以渐推之,令复入口中,安竹简如指许大,不而啮伤人指"。从其复位手法,可见当时对颞下颌关节的解剖生理知识的了解,已经具有一定的深度。

古埃及和古印度的一些文献中也有关于牙齿和口腔的记载。第一个系统描述牙体解剖的是意大利医生和解剖学家巴托洛梅奥·尤斯塔修斯(Bartholomew Eusttachius)。他于 1563 年出版了第一本牙体解剖学专著《Libellus de Dentibus》。书中准确描述了牙体由牙冠和牙根组成,牙冠表面有釉质覆盖;首先提出了牙髓、根管和牙周组织,以及人体两副牙列的发育等;同时还描述了面肌的分布、口底的构成、舌的构造及颈部的解剖结构;试图解释牙齿的神经支配等。因此,巴托洛梅奥·尤斯塔修斯被认为是口腔解剖学创始人。

18世纪末叶,欧洲开始出现受过系统医学教育而从事牙医专业的人员。此后,有关专著相继问世,诸如John Hunter所著的《the Natural History of the Human Teeth》,创造了切牙、尖牙、前磨牙和磨牙等名词,第一次根据形态对牙进行了科学的分类等;同时他还认为牙齿一旦萌出后就不会再长大。1949年,Herry Sicher出版了第一部以"口腔解剖学"命名的英文专著《Oral Anatomy》。还有Bradley所著的《基础口腔生理学》、Wheeler所著《牙体解剖生理与咬合》、Sicher所著《口腔解剖学》、王惠芸所著《牙体解剖生理学》及陈安玉所著《口腔矫形应用解剖生理》等,这些专著至今仍是口腔解剖生理学的重要参考书籍。

由于我国长期遭受封建及半封建半殖民地社会制度的束缚,口腔解剖生理学也与其他学科一样,未能得到应有的发展。新中国成立前我国仅有8所牙医学校,从事口腔解剖生理学的教学和科研人员可谓屈指可数,更没有正式出版的中文口腔解剖学专著。新中国成立后,口腔医学得到迅速发展,1952年经过全国高等院校院系调整,分别在北京、上海、南京、成都等地成立了口腔医学系,但口腔解剖生理学作为一门独立学科直到1973年才以口腔医学专业基础学科的一门必修课单独开设。目前我国已有近80所高等院校开设有口腔医学专业,口腔解剖生理学课程有了相应的师资、教辅人员和先进的教学设备,相关科研也取得了令人瞩目的成就,如北京大学口腔医学院张震康教授对颞下颌关节和颌骨血供及颜面美学等的研究、王毓英教授对𬌗与下颌运动等的研究、第四军医大学口腔医学院王惠芸教授对牙体解剖和𬌗等的研究、四川大学华西口腔医学院徐樱华教授对𬌗等的研究、武汉大学口腔医学院皮昕教授对牙体解剖等的研究和上海交通大学口腔医学院沈文微教授对口腔功能的研究等,这些成果既充实了我国口腔解剖生理学的资料,又为临床应用提供了重要依据。

三、口腔解剖生理学的主要内容及其与口腔临床医学课程的关系

1. 口腔解剖生理学的主要内容　本课程所述内容具体包括三大部分,即:
(1)牙体解剖生理及牙列、𬌗与颌位。
(2)口腔、颌面、颈部系统解剖与局部解剖。
(3)口腔生理。

2. 口腔解剖生理学与口腔临床医学课程的关系　口腔解剖生理学在我国是随着口腔医学的发展,从人体解剖学和生理学中分离出的一门综合性学科。它与口腔组织病理学、口腔颌面外科学、口腔内科学、口腔修复学及口腔正畸学等有着密切的关系,是一门承前启后起桥梁作用的重要口腔医学基础课程。可用图1-1表示其相互关系。

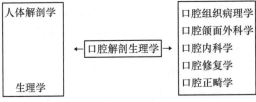

图1-1　口腔解剖生理学与其他课程的关系

由此可见,口腔解剖生理学是学习后继专业临床课必需的重要基础课程,如果口腔解剖生理学没有学好,临床课学起来就会很困难。

四、学习口腔解剖生理学的基本观点和方法

人体是一个具有复杂结构和多种功能的有机整体。人体结构和功能之间,人体各器官和系统之间,以及人体与其所处的自然环境和社会环境之间,都是密切联系和互相影响的。因此,在我们学习口腔解剖生理学时应该将进化发展的观点、形态与功能相互影响的观点

和人体整体性的观点贯穿于整个学习过程之中。

1. 进化发展的观点 19世纪达尔文提出进化论,用自然选择学说阐明生物界在不断的进化发展,证明人体形态与功能是亿万年来长期种系发生的结果,无论从肉眼观察的系统和器官还是微观的细胞乃至分子水平,均反映出种系发生的一些类同关系,说明人体经历了由简单到复杂、由低级到高级的演化过程。就颌关节的演化过程而言,软骨鱼类虽有原始的牙颌器官,但无颌关节,演化至硬骨鱼类、两栖类、爬行类及鸟类才有原始的颌关节,演化到人类才有了颞下颌关节,具有了复杂的关节结构,可使下颌关节进行多种形式的运动,这是人类赖以生存的基本条件之一。

2. 形态与功能相互影响的观点 形态与功能密切相关,形态是功能的物质基础,反之功能又能促进形态结构的变化。如鱼类的牙仅仅用来捕捉食物,而无咀嚼食物的功能,属同形牙、多牙列,牙遍布腭、颌、舌骨等的表面。而人类的牙,主要有咀嚼食物的功能,属异形牙、双牙列。异形牙为切牙、尖牙、前磨牙、磨牙;牙列可分乳牙列、恒牙列。主要行使切割、撕裂、捣碎及磨细食物的功能。由此可见形态和功能是相互影响、相互适应、相互依存的。

3. 人体的整体性观点 口腔解剖生理学研究的对象是人体的一部分,不可避免会有一定的局限性,这就要求在学习过程中,明确人体各部分之间始终保持着密切的联系,不可能独立分开。如舌是口腔内重要的肌器官,是在神经支配下进行发音、咀嚼、吞咽等运动的,有关神经一旦受损,就会出现麻木或瘫痪等功能障碍。舌又必须有血液供应,否则就会坏死等,这些都充分体现了人体的整体性观点。因此,在研究问题时不应离开整体,正确认识整体与局部的关系,才能正确地理解和掌握所学的知识。

4. 理论联系实践的观点 口腔解剖生理学是一门实践性很强的专业基础课,在学习的过程中需要掌握和实际操作的内容很多,必须理论联系实践,反复观察,注重实践操作,充分利用挂图、标本、模型及多媒体教学等多种手段,来帮助自己记忆,以便更好地掌握这门专业基础课程。

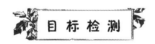

目 标 检 测

A₁型题

1. 下列哪项不是口腔解剖生理学主要研究的内容
   A. 牙齿
   B. 口腔
   C. 鼻腔
   D. 颌面部
   E. 颈部

2. "女子七岁,肾气盛,齿更发长。……三七,肾气平均,故真牙生而长极……。丈夫八岁,肾气实,发长齿更,……"出自下列哪部著作
   A. 我国最早的医书《黄帝内经·素问》
   B. 埃及 Ebers 所著纸草书《Papyrus》

   C. 唐代孙思邈所著《千金翼方》
   D. 公元前3世纪出版的《黄帝内经》
   E. 巴托洛梅奥·尤斯塔修斯所著《Libellus de Dentibus》

3. 学习口腔解剖生理学的基本观点和方法包括
   A. 进化发展的观点
   B. 形态与功能相互影响的观点
   C. 人体的整体性观点
   D. 理论联系实践的观点
   E. 以上均是

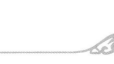

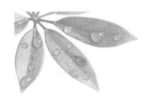

第2章
牙体解剖生理

1. 各类动物牙的演化特点。
2. 牙的组成、分类与功能。
3. 牙列的分区、牙位记录的方法。
4. 牙萌出的顺序和特点。
5. 牙体解剖应用名称、牙冠表面的突起和凹陷标志。
6. 各类恒牙的解剖特点。
7. 各类乳牙的解剖特征、乳牙与恒牙的区别。
8. 牙冠形态及牙根形态的生理意义。
9. 各类恒牙及乳牙的髓腔形态。

牙体解剖的研究范围包括:牙的演化、牙的组成与分类、牙位记录、牙体的解剖形态、组织结构和牙的发生、硬组织矿化、萌出;牙体与牙周围组织的关系等内容。

第1节　牙　的　演　化

生物的演化是一个复杂而漫长的过程。动物为了适应生活环境的不断变化和生存发展的需要,身体各部分器官都进行了相应的改变。随着形态的变化,牙齿形态结构、功能也经历了一个复杂的演化过程。不同的动物牙齿因其功能不同,形态也各异。

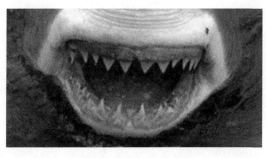

图2-1　鲨鱼的三角片牙

鱼类的牙没有咀嚼作用,主要用于捕捉食物。其牙大多为向后弯曲的单锥体或三角片牙,如鲨鱼的三角片牙,其构造与鳞片相同,呈三角形,牙体扁平,尖刃锋利(图2-1)。一般来说鱼类全口牙的形态基本相同,故称同形牙。在每一牙之后有许多后备牙存在,当旧牙脱落以后,便由新牙补充,如此去旧更新,终生不止,故称之为多牙列。因此,鱼类的牙数目很多,有的可达200个左右。牙生长的部位,除上下颌骨外,还分布于腭、舌、犁骨等的表面,有时也分布于咽、腮、食管的表面。此类牙无牙根,仅借纤维膜附着于颌骨的边缘,容易脱落,称为端生牙(图2-2)。

两栖类和爬行类动物的牙,亦为单锥牙、同形牙和多牙列。但牙的数量随着动物等级的提高而逐渐减少,牙附着于颌骨的方式大多为端生牙。一部分爬行类动物的牙不仅基部与颌骨相连,其一侧也附着于颌骨的内缘,称为侧生牙(图 2-2),此种牙虽无完善的牙根,但已较端生牙牢固。自鳄鱼以上等级的动物,牙的分布已逐渐集中于上下颌骨(图 2-3)。

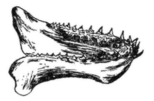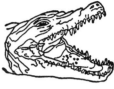

端生牙　　　侧生牙　　　　槽生牙

图 2-2　牙附着在颌骨的方式　　　　　　图 2-3　鳄鱼的单锥体牙

所有的现代鸟类均无牙,但化石鸟是有牙的,在其上、下颌各有一排单锥体牙,与鳄鱼相似。

哺乳类动物的牙数显著减少,一生中只换牙一次,即从多牙列变为双牙列。牙根发达,深埋于颌骨的牙槽窝内,称为槽生牙(图 2-2)。其主要功能是咀嚼,能承受较大的咬合力。全口牙的形态已发展为异形牙,可分为切牙、尖牙、前磨牙、磨牙四类。人类牙与其他哺乳类的牙相比较,不仅外形有所改变,且在功能方面亦有很大的发展,除咀嚼食物外,在维持人的面形和语音方面均具有重要作用。人类由于食物加工程度由粗变细,咀嚼器官及咬合力变小,引起咀嚼肌、颌骨、牙退化缩小。在演化过程中,牙不仅要适应颌骨的退化,而且也要适应咬合力的减少,因此,牙的形态也随之缩小。

综上所述,牙齿演化有以下特点:①牙形由单一同形牙向异形牙演化;②牙数由多变少;③牙替换次数由多牙列向双牙列演化;④牙的分布由广泛到局限于上、下颌骨内;⑤牙的附着方式由端生牙、侧生牙到槽生牙演化;牙根从无到有。

第 2 节　牙的组成、分类及功能

一、牙 的 组 成

(一) 外形观察

从外观上看,牙由牙冠、牙根及牙颈三部分组成(图 2-4)。

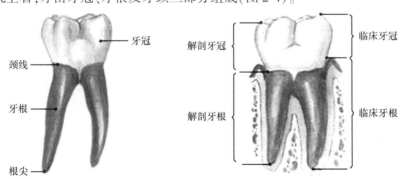

图 2-4　牙的外形

1. 牙冠(dental crown)　指牙体表面被牙釉质所覆盖的部分,也是发挥咀嚼功能的主要部分。正常情况下,牙冠的大部分显露于口腔,邻近牙颈的一小部分被牙龈覆盖着。但由于各种原因引起的牙龈萎缩或增生等,造成暴露于口腔的牙冠部分长短不一,故可将牙冠分为临床牙冠和解剖牙冠。临床牙冠是指暴露于口腔内以龈缘为界的牙体部分;解剖牙冠是指以牙颈为界的牙冠。如正常健康人的牙,临床牙冠常小于解剖牙冠;老年人或有牙周病的牙,因牙龈萎缩,临床牙冠常大于解剖牙冠。牙冠的外形随其功能而异,功能较弱而单纯的牙,其牙冠形态比较简单;功能较强而复杂者牙,其牙冠形态也较复杂。

2. 牙根(root of tooth) 指牙体表面被牙骨质所覆盖的部分。在正常情况下,牙根整个包埋固定于牙槽骨内,是牙的支持部分。其形态与数目也随功能而异,功能较弱而单纯者多为单根;功能较强而复杂者,其根常分叉为 2 个以上,以增强牙在颌骨内的稳固性。多根牙的未分叉部分称为根干或根柱。牙根的尖端称为根尖。每一根尖有小孔,称为根尖孔,它是牙髓的血管、神经及淋巴管出入牙的通道。

3. 牙颈(dental cervix) 牙冠与牙根的交界处称为牙颈,因其呈一弧形曲线,又称颈曲线。

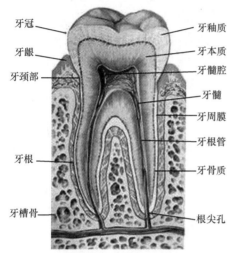

牙冠
牙龈
牙颈部
牙根
牙槽骨

牙釉质
牙本质
牙髓腔
牙髓
牙周膜
牙根管
牙骨质
根尖孔

图 2-5　牙的剖面观

(二)剖面观察

从牙的纵剖面观察,牙体由三层硬组织和一层软组织组成(图 2-5)。

1. 牙釉质(enamel) 是覆盖于牙冠表层,呈半透明状的白色硬组织,是人体组织中高度矿化的、最坚硬的组织。其中含无机盐 95% ~ 97%,含有机物约 1%,含水 2% ~4%。

2. 牙骨质(cementum) 是覆盖于牙根表层的淡黄色的硬组织。其中含无机盐 45% ~50%,含有机物和水 50% ~ 55%。牙骨质在牙颈部较薄,根尖部及根分叉处较厚。其硬度比牙本质低。

3. 牙本质(dentin) 是位于牙釉质及牙骨质内层的淡黄色硬组织。它构成了牙的主体部分,其质地不如釉质坚硬,比骨组织稍高。其组织中含无机盐约 70%,含有机物和水约 30%。其内部由牙本质围成一空腔,称髓腔。

4. 牙髓(dental pulp) 牙髓是充满在髓腔中的疏松结缔组织,内含丰富的血管、神经和淋巴管,仅依靠根尖孔与根尖部的牙周组织相连通,对牙起新陈代谢作用。正常牙髓的颜色为粉红色。

二、牙的分类

牙的分类有两种方法:一种是根据牙的形态和功能来分类;另一种是根据牙在口腔内存在时间来分类。

(一)根据牙的形态及功能分类

食物在口腔内经过切割、撕裂、捣碎和磨细等咀嚼运动,使其成为食糜,以利于消化吸收。牙的形态和功能是相互适应的,因此可分为切牙、尖牙、前磨牙及磨牙四类(图 2-6)。

1. 切牙(incisor teeth) 位于口腔前部,中线两侧,上、下、左、右共 8 个。邻面观牙冠呈楔形,牙颈部厚而切缘薄。其主要功能为摄取和切割食物,一般不需强大的作用力,故为单根牙,牙冠的形态较简单。

2. 尖牙(cuspid teeth) 位于口角处,上、下、左、右共 4 个,邻面观牙冠仍为楔形,其特点是切缘上有一个突出的牙尖,以利穿刺和撕裂食物。由于尖牙位于口角处且功能强大,故牙冠粗壮,牙根为单根,长而粗大,以适应功能的需要。

3. 前磨牙(premolars)　又称"双尖牙"。位于尖牙之后,磨牙之前,上、下、左、右共 8 个。牙冠呈立方形,有 1 个与对颌牙接触的咬合面,其上一般有 2 个牙尖(下颌第二前磨牙有三尖者)。前磨牙有协助尖牙撕裂及协助磨牙捣碎食物的作用,其牙根多为扁形单根。

4. 磨牙(molars)　位于前磨牙之后,上、下、左、右共 12 个。牙冠大,有 1 个宽大的咬合面,其上有 4 ~ 5 个牙尖,结构比较复杂,其主要功能是磨细食物。一般上颌磨牙为三根,下颌磨牙为双根,以增加牙的稳固性。

切牙和尖牙位于口角之前,统称为前牙;前磨牙和磨牙位于口角之后,统称为后牙。

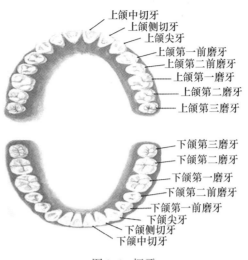

图 2-6　恒牙

(二) 根据牙在口腔内存在的时间分类

根据牙在口腔内存在的时间,可将牙分为乳牙和恒牙两类。

1. 乳牙(deciduous teeth)　共 20 个。一般婴儿在出生后 6 个月左右,乳牙开始萌出,2 岁半左右萌出基本完成,也有少数在出生时或者出生后不久开始生长。乳牙在口腔内存在的时间,最短者为 5 ~ 6 年,最长者可达 10 年左右。自 2 岁半至 6 岁左右,口腔内只有乳牙,这段时间称为乳牙列时期,这个时期正值儿童全身及颌面部发育的重要阶段。自 6 ~ 7 岁至 12 ~ 13 岁,乳牙逐渐脱落而被恒牙所代替,在此时期口腔内既有乳牙又有恒牙,称为混合牙列时期。乳牙在口腔内存在的时间虽然短暂,却是儿童的主要咀嚼器官,对消化和吸收营养物质,刺激颌骨正常发育,引导恒牙的正常萌出和恒牙列的形成,都极为重要。如在此期间受外伤、放疗、化疗和药物等因素的影响,可引起牙的生长发育障碍,影响乳恒牙的正常替换,故应引起足够的重视。

乳牙可分为乳切牙、乳尖牙及乳磨牙三类(图 2-7)。

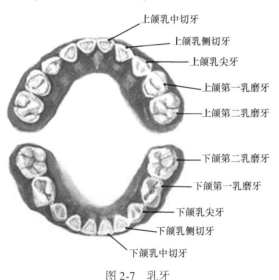

图 2-7　乳牙

乳牙可用乳牙公式表示:切$\frac{2}{2}$尖$\frac{1}{1}$磨$\frac{2}{2}$×2 = 20

若用英文字母表示,即 I$\frac{2}{2}$ C$\frac{1}{1}$ M$\frac{2}{2}$×2 = 20

此式表示口腔内共有乳牙 20 个,每侧各 10 个。

2. 恒牙(permanent teeth)　28 ~ 32 个。是继乳牙脱落后的第二副牙列,也是永久性的牙列。若无疾患或意外损伤,一般不会脱落,脱落后也再无其他牙来替代。恒牙自 6 岁左右开始萌出,12 岁左右萌出基本完成。

> **链接**
>
> #### 磨牙的退化趋势
>
> 有文献报道:近代人由于咀嚼功能的减弱,颌骨发育受限,第三磨牙有退化趋势,常因埋伏、阻生,使其萌出受限,有人已出现第三磨牙的缺失(甚至第二磨牙也有缺失的趋势)。因此,口腔内常见恒牙数目为 28~32 个。

恒牙可分为切牙、尖牙、前磨牙、磨牙四类。其中切牙、尖牙及前磨牙共 20 个,这些牙替换 20 个乳牙而萌出,故又称为继承牙。磨牙共 12 个,不替换任何乳牙而萌出,故又称之为增生牙。12~13 岁以后,乳牙已全部被恒牙所替代,故称为恒牙列时期。恒牙的正常萌出不仅增加了咀嚼面积,对维持颌间距离及牙列的正常关系也极为重要。

恒牙公式为:切 $\frac{2}{2}$ 尖 $\frac{1}{1}$ 前 $\frac{2}{2}$ 磨 $\frac{3}{3}$ ×2 = 32

若用英文字母表示,即 I $\frac{2}{2}$ C $\frac{1}{1}$ P $\frac{2}{2}$ M $\frac{3}{3}$ ×2 = 32

此式表示口腔内共有恒牙 32 个,每侧各 16 个。

三、牙 的 功 能

牙是直接行使咀嚼功能的器官,同时可协助发音及言语,并在保持颌面部正常形态等方面起着一定的作用。

1. 咀嚼功能 食物进入口腔后,经过咀嚼运动,牙将食物进行切割、撕裂、捣碎和磨细等机械加工,并与唾液混合,使之成为食团,以利于吞咽和消化。咀嚼力通过牙根传至颌骨,可刺激颌骨的正常发育;咀嚼的生理性刺激,还可增进牙周组织的健康。

2. 发音和言语功能 发音和言语依靠牙、唇和舌的参与。牙的位置限定了发音时舌的活动范围,对发音的准确性和言语的清晰程度有重要影响。前牙如果因为外伤、炎症等导致缺失,则会影响发齿音、唇齿音和舌齿音。

3. 保持颌面部正常形态的功能 牙和牙槽骨可以支持面部软组织,使唇颊部丰满;正常的牙弓及咬合关系,使面部肌肉协调运动,维持自然的形态和表情。如果牙齿数目缺失过多,唇颊部会因失去支持而塌陷,形成衰老的面容。牙列及咬合关系异常者,面形也会受到影响。

第 3 节 牙 位 记 录

牙位记录是指将各个牙采用一定的格式、符号、数字,并结合文字记录下来。牙位记录广泛应用于病史记录、检查口腔状况、制订治疗措施、设计修复方案、病案统计和学术交流等(图 2-8)。

一、牙 列 分 区

上下颌牙按一定顺序紧密地排列在牙槽骨上,形成一个弓形整体,即为牙列。为了简明地记录牙的名称和部位,常以"十"符号将上下牙列从右向左分为四个区。符号中的水平线用以区分上下颌;垂直线表示中线,用以划分左右。⌐代表患者的右上颌区,又称 A 区;⌐代表患者的左上颌区,又称 B 区;⌐代表患者的右下颌区,又称 C 区;⌐代表患者的左下颌区,又称 D 区。

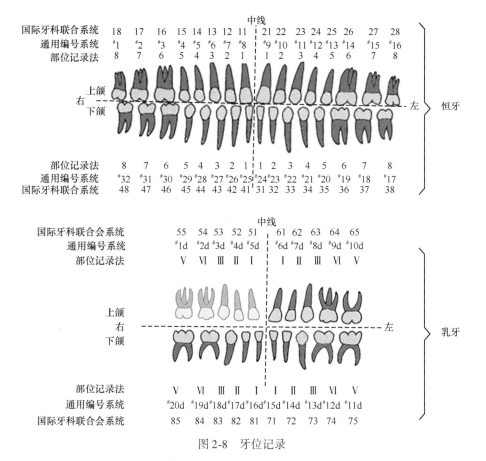

图 2-8 牙位记录

因此，上下牙列可划分为 A、B、C、D 四个区。

		上		
右	A区 右上区		左上区 B区	左
	C区 右下区		左下区 D区	
		下		

二、临床牙位记录法

（一）部位记录法

1. 乳牙牙位记录 乳牙牙位记录用罗马数字表示如下：

右 ——— V IV Ⅲ Ⅱ Ⅰ | Ⅰ Ⅱ Ⅲ IV V ——— 左
　　　 V IV Ⅲ Ⅱ Ⅰ | Ⅰ Ⅱ Ⅲ IV V

下　乳　乳　乳　第　第
　　中　侧　尖　一　二
　　切　切　牙　乳　乳
　　牙　牙　　　磨　磨
　　　　　　　　牙　牙

例如：左上颌第一乳磨牙可表示为 Ⅳ 或 ⅣB（B 即左上颌区）。

此外，乳牙牙位记录也可用英文字母来表示，即：

例如：左下颌第二乳磨牙可表示为 ⌐E。

```
                               上
      右  E  D  C  B  A  |  A  B  C  D  E  左
          E  D  C  B  A  |  A  B  C  D  E
                               下  乳 乳 乳 第 第
                                   中 侧 尖 一 二
                                   切 切 牙 乳 乳
                                   牙 牙    磨 磨
                                           牙 牙
```

2. 恒牙牙位记录　恒牙牙位记录用阿拉伯数字表示,即:

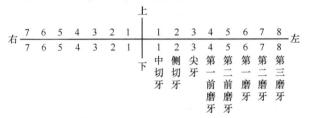

```
                               上
   右  7 6 5 4 3 2 1  |  1 2 3 4 5 6 7 8  左
       7 6 5 4 3 2 1  |  1 2 3 4 5 6 7 8
                       下  中 侧 尖 第 第 第 第 第
                           切 切 牙 一 二 一 二 三
                           牙 牙    前 前 磨 磨 磨
                                   磨 磨 牙 牙 牙
                                   牙 牙
```

例如:右下颌尖牙可表示为: $\overline{3|}$ 或3C。

(二) 国际牙科联合会系统

牙的位置用两位数字表示:第一位数字代表牙列分区,第二位数字代表牙。其特点是按顺时针分区,牙位从中线向两侧记录。

恒牙分别用1、2、3、4代表4个区:1代表右上区,2代表左上区,3代表左下区,4代表右下区。

恒牙编号:

```
   18 17 16 15 14 13 12 11 | 21 22 23 24 25 26 27 28
   48 47 46 45 44 43 42 41 | 31 32 33 34 35 36 37 38
```

如:右上颌第一磨牙可表示为#16;左下颌第二前磨牙可表示为#35。

乳牙分别用5、6、7、8代表4个区:5代表右上区,6代表左上区,7代表左下区,8代表右下区。

乳牙编号:

```
   55 54 53 52 51 | 61 62 63 64 65
   85 84 83 82 81 | 71 72 73 74 75
```

如:左上颌乳尖牙表示为#63;右下颌第二乳磨牙表示为#85。

▶ **链接**

通用编号系统

每一个恒牙有其自己的编号,不会有上下左右之误。从右上颌第三磨牙编号为"1"始,按右上区—左上区—左下区—右下区的顺时针方向依次编号,直至右下颌第三磨牙"32"止。依牙列中的位置书写如下:

```
                               上
   右  1  2  3  4  5  6  7  8  |  9  10 11 12 13 14 15 16  左
       32 31 30 29 27 28 26 25 | 24 23 22 21 20 19 18 17
                               下
```

如右上颌尖牙可记录为#6;左上颌第三磨牙可记录为#16。

乳牙用同样的方法编号,只是在编号之后加"d",如右上颌乳尖牙可记录为#3d。

第4节　牙　的　萌　出

牙的萌出、发育是一个连续的过程,包括牙胚的发生、牙体硬组织矿化与形成及萌出三个阶段。

牙胚是由来自外胚层的造釉器及来自中胚层的牙乳头、牙囊所构成。它们包埋在颌骨内,随着颌骨的生长发育,牙胚也发育钙化,逐渐穿破牙囊,突破牙龈而暴露于口腔(图2-9)。牙冠破龈而出的现象称出龈。牙的萌出是指从牙冠出龈至达到咬合接触的全过程。牙萌出的时间是指出龈的时间。

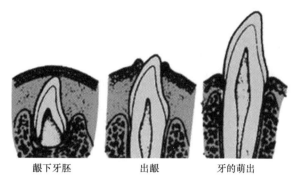

龈下牙胚　　　出龈　　　牙的萌出

图2-9　牙的萌出

牙萌出的特点:①按先后顺序萌出;②左右对称同期萌出;③下颌牙的萌出略早于上颌同名牙;④女性萌出的平均年龄稍早于男性。

一、乳牙的萌出

乳牙牙胚在胚胎2个月时即已发生,5~6个月时开始矿化。婴儿出生时颌骨内已有20个乳牙牙胚。乳牙萌出的顺序依次为Ⅰ、Ⅱ、Ⅳ、Ⅲ、Ⅴ。各乳牙萌出的平均年龄见表2-1。

表2-1　乳牙萌出平均年龄表(月)

乳牙	Ⅰ	Ⅱ	Ⅲ	Ⅳ	Ⅴ
上颌牙	8	9	18	14	28
下颌牙	6	7	16	12	22

二、恒牙的萌出

第一磨牙牙胚在胚胎4个月时即发生,是恒牙中发育最早的牙。切牙及尖牙的牙胚,在胚胎5~6个月时发生,前磨牙的牙胚,在胚胎10个月时发生。婴儿出生时第一恒磨牙牙胚已钙化,3~4个月时切牙牙胚钙化,16~18个月时第一前磨牙牙胚钙化,20~24个月时第二前磨牙牙胚钙化。在5岁以前,尖牙及第二磨牙牙胚均已钙化,并且发生第三磨牙牙胚。6岁左右,第一恒磨牙在第二乳磨牙的远中萌出,是最先萌出的恒牙,不替换任何乳牙。

恒牙萌出的顺序:上颌依次为6、1、2、4、(3、5)、7、8;下颌依次为(6、1)、2、3、4、(5、7)、8。其中括号表示可同时萌出。各恒牙萌出的平均年龄见表2-2。

表2-2　恒牙萌出平均年龄表(岁)

恒牙	1	2	3	4	5	6	7	8
上颌牙	8	9	12	10	12	6	12	18以后
下颌牙	6	7	9	10	12	6	12	18以后

第5节　牙体解剖应用名称与解剖标志

一、牙体解剖应用名称

(一)中线

中线(median line)为平分颅面部为左右两等分的一条假想垂直线,该线与人体正中矢状面一致。正常情况下,中线通过两眼之间中心点、鼻尖、上颌及下颌的两中切牙之间。中线将牙弓分成左右对称的两部分。

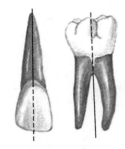

图 2-10　牙体长轴

（二）牙体长轴

通过牙体中心的一条假想纵轴,称牙体长轴(long axis)(图 2-10)。

（三）接触区

相邻的两个牙在邻面互相接触的部位,称接触区(contact area),也称接触面或接触点。

（四）线角、轴面角及点角

牙冠上两面相交于一线的角称线角(line angle)。两轴面相交于一线的角称轴面角。三面相交于一点所形成的角称点角(point angle)。

（五）外形高点

牙体各轴面上最突出的部分,称外形高点(height of contour)。所有外形高点的连线称外形高点线(图 2-11)。

图 2-11　牙外形高点

（六）牙体三等分

为了明确牙各面上一个部位所在的区域,将牙各面分为三等分(division into thirds)。如牙冠唇(颊)面及舌面,可分为切(殆)1/3、中 1/3、颈 1/3 与近中 1/3、中 1/3、远中 1/3;牙冠的邻面可分为唇(颊)1/3、中 1/3、舌 1/3;牙根则分为根颈 1/3、根中 1/3、根尖 1/3(图 2-12)。

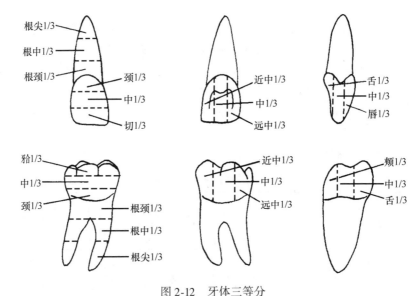

图 2-12　牙体三等分

二、牙冠各面的命名

每个牙均有与牙体长轴大致平行的四个轴面,分别称为唇(颊)面、舌(腭)面、近中面和远中面;并有与牙体长轴垂直的一个切缘或殆面(图 2-13)。

1. 唇面及颊面　前牙的牙冠接近口唇黏膜的一面,称唇面(labial surface);后牙的牙冠接近颊部黏膜的一面,称颊面(buccal surface)。

2. 舌面或腭面　前后牙的牙冠接近舌的一面,统称为舌面(lingual surface)。上颌牙的舌面接近腭部又可称为腭面(palatal surface)。

3. 近中面及远中面　牙与牙相邻接的两个面称为邻面。牙冠两邻面中靠中线较近的一面,称为近中面(mesial surface);离中线较远的一面,称为远中面(distal surface)。每个牙的牙冠均有一个近中面和一个远中面。

4. 𬌗面及切嵴　上、下颌后牙咬合时发生接触的一面,称为𬌗面(occlusal surface)。前牙无𬌗面,切端有切咬功能的嵴,称为切嵴(incisal ridge)。

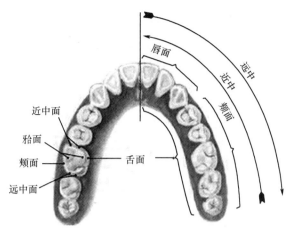

图 2-13　牙冠各面的命名

三、牙冠的表面标志

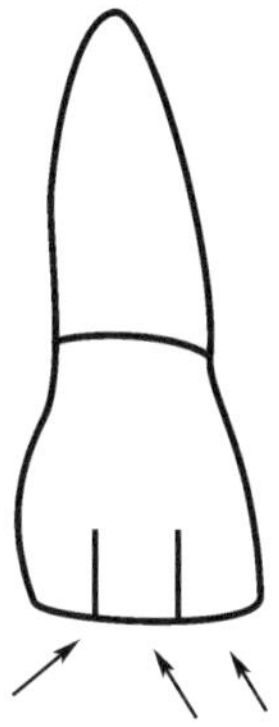

（一）牙冠表面的突起

1. 牙尖(dental cusp)　为近似锥体形的显著突起,位于尖牙的切端及后牙𬌗面上。不同牙的牙尖数目不同,一般情况下尖牙有一个牙尖,前磨牙有两个牙尖,磨牙有 4～5 个牙尖。牙尖的命名依牙尖所分布的位置而定,可分为前磨牙的颊尖、舌尖和磨牙的近、远中舌尖,近、远中颊尖等。

2. 结节(tubercle)　为牙冠某部牙釉质过分钙化所形成的小突起。例如,初萌出的切牙切端有三个未经磨耗的结节,称为切缘结节(图 2-14)。

图 2-14　切缘结节

● **链接**

儿童的门牙切缘为什么像锯齿一样?

临床上,我们经常可以见到一些家长带孩子来口腔门诊咨询,他们问大夫孩子的门牙切缘为什么像锯齿一样? 这些牙的切缘之所以呈锯齿状,是因为在新萌出的切牙切缘上常出现的三个切缘结节,而使切缘成锯齿状,而后随着牙齿磨耗而渐变为平直。

3. 舌面隆突(cingulum)　为切牙及尖牙舌面颈 1/3 处的半月形釉质突起,亦是该牙在舌面的外形高点处(图 2-15)。

4. 嵴(ridge)　为牙冠表面釉质形成的长条状隆起(图 2-16)。

（1）切嵴(incisor ridge):位于前牙切缘舌侧的长条形水平隆起,称为切嵴。

（2）轴嵴(axial ridge):在牙体的轴面上,从牙尖顶端伸向牙颈部的纵形隆起。位于尖牙唇面者称为唇轴嵴;位于后牙颊、舌面者分别称为颊、舌轴嵴。

（3）边缘嵴(marginal ridge):前牙的舌面近中、远中边缘处和后牙的𬌗面与轴面相交处的嵴,称为边缘嵴。

（4）牙尖嵴(dental cusp ridge):从牙尖顶端分别斜向近、远中的嵴,称为牙尖嵴。后牙颊尖和舌尖的牙尖嵴可分别构成颊𬌗边缘嵴和舌𬌗边缘嵴;尖牙的近、远中牙尖嵴则相当于切牙的切嵴。

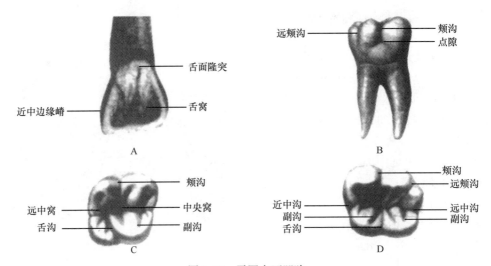

图 2-15　牙冠表面凹陷

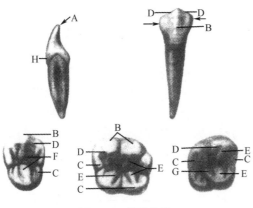

图 2-16　嵴的分类

A. 切嵴；B. 轴嵴；C. 边缘嵴；D. 牙尖嵴；E. 三角嵴；F. 横嵴；G. 斜嵴；H. 颈嵴

（5）三角嵴（triangular ridge）：从后牙牙尖顶端斜向𬌗面中央的嵴，称为三角嵴。每个三角嵴均由近中和远中两个斜面组成。

（6）横嵴（transverse ridge）：相对牙尖的两个三角嵴相连，且横过𬌗面，称为横嵴。主要见于下颌第一前磨牙的𬌗面。

（7）斜嵴（oblique ridge）：𬌗面上的两条三角嵴斜行相连，称为斜嵴。斜嵴是上颌第一、第二磨牙的解剖特征。

（8）颈嵴（cervical ridge）：位于前牙唇面和后牙颊面的颈 1/3 处的突起，称颈嵴。前者称唇颈嵴，后者为颊颈嵴。

（二）牙冠表面的凹陷（图 2-15）

1. 窝（fossa）　为位于前牙舌面及后牙𬌗面的不规则凹陷。例如：舌面窝、中央窝、𬌗面窝等。

2. 沟（groove）　为牙冠表面的细长凹陷部分，位于牙冠的轴面及𬌗面，介于牙尖和嵴之间，或窝的底部。

（1）发育沟（developmental groove）：为牙生长发育时，两个生长叶相连所形成的明显而有规则的浅沟。

（2）副沟（supplemental groove）：除发育沟以外的任何形态不规则的沟都称副沟。

（3）裂（fissure）：钙化不全的沟称为裂。常为龋病的好发部位。

3. 点隙（pit）　为三条或三条以上发育沟相交处或沟的末端所形成的点状小凹陷，称点隙。此处釉质未完全连接，亦为龋病的好发部位。

（三）斜面

组成牙尖的各面，称为斜面（inclined surface）。两个斜面相交成嵴，四个斜面相交则组成牙尖的顶。各斜面依其在牙尖的位置而命名,如上颌尖牙唇面有近中唇斜面、远中唇斜面;舌面有近中舌斜面、远中舌斜面。

（四）生长叶

牙发育的钙化中心称为生长叶(lobe)。其交界处为发育沟,多数牙是由四个生长叶发育而成,部分牙由五个生长叶发育而成。

四、牙体测量应用名词

1. 牙的长度 由牙的切缘或最凸的牙尖顶至根尖的垂直距离,如多牙根以最长牙根末端为准(图 2-17A)。

2. 牙冠的长度 在牙的唇(颊)、舌面上由牙的切缘或最凸的牙尖顶至颈缘线最突点之间的垂直距离(图 2-17B),相当于牙冠的切龈(颈)径或𬌗龈(颈)径。

3. 牙根的长度 在牙的唇(颊)、舌面上由颈缘线最突点至根尖末端的垂直距离。如为多牙根,则以最长牙根末端为准(图 2-17C)。

4. 牙冠的宽度 指牙冠近中面与远中面上两个最突出点(接触点)之间的水平距离,是牙冠最宽的区域(相当于牙冠的近—远中径)(图 2-17D)。

5. 牙颈的宽度 牙冠唇(颊)面、舌面颈缘处与近、远中缘相交点之间的水平距离(图 2-17E)。

6. 牙冠的厚度 指牙冠唇(颊)面与舌面两个最突点之间的水平距离(图 2-17F)。

7. 牙颈的厚度 指牙颈部唇(颊)面与舌面牙颈线顶点两者之间的水平距离(图 2-17G)。

8. 牙颈曲线(颈曲度) 指牙冠牙颈线分别向根端凸出或向切(𬌗)端凹下的弧形程度。

（1）唇(颊)、舌面颈曲度:指牙冠唇(颊)或舌面的颈曲线向根端凸出的程度(图 2-17H)。

（2）近、远中面颈曲度:指牙冠近中面或远中面的颈曲线向切(𬌗)面凸出的程度(图 2-17I)。

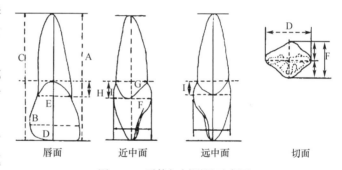

唇面　　　近中面　　　远中面　　　切面

图 2-17 牙体解剖测量示意图

A. 全长;B. 冠长;C. 根长;D. 冠宽;E. 颈宽;F. 宽厚;G. 颈厚;H. 唇舌面颈曲度;I. 近、远中面颈曲度

第 6 节　恒牙的解剖形态

恒牙(permanent teeth)是人类的第二副牙,共有 32 个,上下颌各 16 个,成对位于中线两侧。左、右同名牙解剖形态相同,因此,恒牙共有 16 种不同形态。根据恒牙的形态和功能不同,依次可将其分为:切牙类、尖牙类、前磨牙类、磨牙类共四大类。

一、切　牙　类

切牙位于口腔前部,呈弧形排列,上、下、左、右共 8 个。位于中线两侧者称中切牙,位于中切牙远中侧者称侧切牙。其中上颌中切牙较上颌侧切牙大,而下颌中切牙则较下颌侧切牙小。切牙类的形态基本相似,牙冠均由唇面、舌面、近中面和远中面4个轴面和1个切嵴组成;牙根为单根,较直,根尖段略偏向远中。其主要功能为切断食物,对发音和衬托面部外形也有密切关系。

（一）上颌中切牙

上颌中切牙(maxillary central incisor)是切牙类中体积最大者,位于牙弓最前端,中线两侧,左右各一。

1. 牙冠

（1）唇面(labial surface)（图2-18）:略呈梯形,切龈径大于近远中径。近中缘与切缘较直,远中缘和颈缘略突。切缘与近中缘相交而成的近中切角近似直角,与远中缘相交而形成的远中切角则较为圆钝,借以区分左右。切1/3和中1/3较光滑平坦,颈1/3较突出为唇颈嵴。在切1/3处,可见两条纵形发育沟,一般不超过中1/3。牙冠唇面形态可分为卵圆形、方圆形及尖圆形三种（图2-19）,常与人的面型或牙弓形态相协调。

（2）舌面(lingual surface)（图2-20）:与唇面相似但较窄小。中央凹陷成窝称舌面窝;四周围以突起的嵴,在切端位于切缘舌侧者称切嵴;在牙颈部者称舌面隆突;在近中缘者称近中边缘嵴;在远中缘者称远中边缘嵴。其中近中边缘嵴直而长,远中边缘嵴较短而圆突。

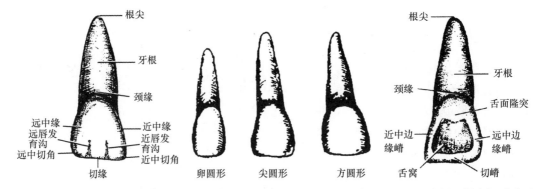

图2-18　右侧上颌中切牙唇面　　图2-19　上颌中切牙牙冠唇面形态　　图2-20　右侧上颌中切牙舌面

（3）邻面(proximal surface)（图2-21）:似三角形,邻面的顶为切端,底为呈V形的颈缘。位于牙冠的近中侧和远中侧者分别称为近中面和远中面。其中近中面较大而平坦,接触区在切1/3近切角处;远中面较小而圆突,接触区在切1/3距切角稍远处。

（4）切嵴(incisor ridge)（图2-22）:切端唇侧较平,舌侧圆突成嵴,称切嵴,与下颌牙的切嵴接触时,能发挥切割功能。从侧面观察,切嵴在牙体长轴的唇侧。

2. 牙根　单根,较粗壮而直,唇侧宽于舌侧,牙根向根尖逐渐缩小,根尖较直或略偏远中,根长稍长于冠长,或冠根等长,也有根长小于冠长者。牙根颈部横断面为圆三角形。

（二）上颌侧切牙

上颌侧切牙(maxillary lateral incisor)（图2-23）位于上颌中切牙远中,左右各一,形态基本与上颌中切牙相似,但体积较小,牙冠较短而窄,远中切角更圆钝。是切牙类中唇面最突、舌面窝最深、远中切角最为圆钝者。上颌侧切牙的变异形态较多,如呈锥形或先天缺失者。与上颌中切牙不同的部分是:

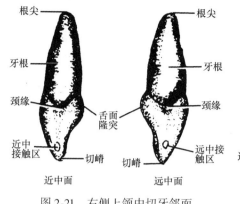

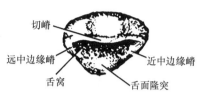

图 2-21　右侧上颌中切牙邻面

图 2-22　右侧上颌中切牙切端

1. 牙冠

（1）唇面：较上颌中切牙窄小而圆突，发育沟及唇颈嵴不如上颌中切牙者明显。近中缘稍长，远中缘短并与切缘弧形相连，因而切缘明显斜向远中。近中切角似锐角，远中切角呈圆弧形。

（2）舌面：外形近似唇面，略小于唇面。近、远中边缘嵴及舌面隆突均较上颌中切牙显著，舌窝也较窄小而深，向牙颈部逐渐缩

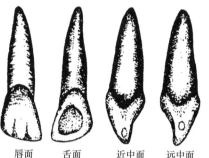

图 2-23　右侧上颌侧切牙

窄，呈"V"形。有时有沟越过舌面隆突的远中，延续到根颈部而成为沟裂，为龋病的好发部位。

（3）邻面：似三角形。与上颌中切牙相比，其近中面的唇缘稍呈圆弧，舌缘更凹陷，切嵴厚；近中面较宽且平直，远中面较短而突。近远中接触区均在切 1/3，远中接触区距切缘稍远。

（4）切嵴：切端观，切嵴向远中舌侧的倾斜度较中切牙大，似与远中面连续。侧面观，切嵴位于牙长轴的唇侧。

2. 牙根　单根，较中切牙细而长，根长大于冠长，牙根颈 1/3 横断面为卵圆形，根尖多偏向远中。

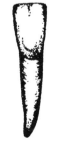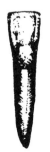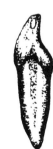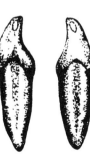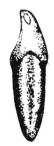

图 2-24　右侧下颌中切牙

（三）下颌中切牙

下颌中切牙（mandibular central incisor）（图 2-24）为切牙类中乃至全口牙中体积最小者，牙冠宽度为上颌中切牙的 2/3，位于下颌中线两侧。

1. 牙冠

（1）唇面：狭长梯形，光滑平坦，切龈径明显大于近远中径，切缘平直，发育沟浅平，近中缘与远中缘较对称，近、远中切角约相等。离体后难辨左右。

（2）舌面：比唇面略小，舌面窝浅，边缘嵴隆起不明显，舌隆突窄而突。

（3）邻面：近中面与远中面相似，均为狭长三角形，接触区均紧靠切角。

（4）切嵴：平直，约与牙长轴垂直。从侧面观，切嵴较薄，位于牙长轴舌侧。

2. 牙根 单根,扁圆形,唇侧宽、舌侧窄,根尖略偏向远中,根颈横断面呈葫芦形。近、远中根面中央可见一条纵形狭长凹陷,远中根面凹陷较近中根面稍深,借以区分左右。

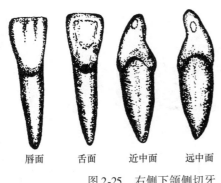

唇面　　舌面　　近中面　　远中面　　　　切端

图 2-25　右侧下颌侧切牙

（四）下颌侧切牙

下颌侧切牙(mandibular lateral incisor)(图 2-25)位于下颌中切牙的远中,形态亦相似,但其牙冠较宽,两侧切角不对称。与下颌中切牙不同的是:

1. 牙冠

（1）唇面:较中切牙稍大。唇面沟、嵴不明显,整体突起。近中缘平直,远中缘圆突,近中切角锐,远中切角较钝,借以区分左右。

（2）舌面:舌窝浅,舌面隆突窄而突。

（3）邻面:狭长三角形,近中接触区靠近切角,远中接触区距切角稍远。

（4）切嵴:由近中向远中倾斜,并向舌侧扭转。从侧面观,切嵴位于牙长轴舌侧。

2. 牙根 扁圆形单根,较下颌中切牙稍长,近、远中根面凹陷更明显,根尖偏向远中较明显。根颈 1/3 横断面呈扁圆形。

（五）上颌切牙与下颌切牙的区别

（1）上颌切牙牙冠宽大,唇面发育沟明显;下颌切牙牙冠窄小,唇面光滑,发育沟不明显。

（2）上颌切牙舌面边缘嵴明显,舌窝较深;下颌切牙的舌面无明显边缘嵴,舌窝较窄浅。

（3）侧面观,上颌切牙的切嵴在牙体长轴的唇侧;下颌切牙的切嵴在牙体长轴的舌侧。

（4）上颌切牙牙根粗壮而直;下颌切牙牙根窄而扁,近远中根面有纵行凹陷。

（六）切牙类解剖的临床意义

（1）切牙位于牙弓前部,尤其上颌切牙易受到意外创伤而松动、折裂或脱落,缺失后影响面容、言语和功能发挥。因其牙冠唇面外形常与面型相协调,修复时应注意人工牙形态、色泽与面型及邻牙相协调。

（2）上颌切牙的接触区与上颌侧切牙舌面窝顶端,自洁作用差,是龋病的好发部位。

（3）上颌两中切牙之间常有额外牙,称正中额外牙,早期应及时拔除,否则,易造成牙列拥挤和𬌗关系紊乱。

（4）上颌侧切牙形态多变异。如为锥形牙,则与邻牙之间形成空隙影响美观。也偶有先天缺失者。

（5）上颌中切牙牙根较圆直,拔牙时可用旋转力,若阻力较大,应注意是否有牙根弯曲。上颌侧切牙牙根可有弯曲,下颌切牙牙根扁形,拔牙时不能使用旋转力,应采用唇-舌向摇摆力。

二、尖 牙 类

尖牙位于口角处,介于侧切牙与第一前磨牙之间,上、下、左、右共有 4 个。因其切端有一长大牙尖,故而得名。尖牙类的形态基本相似,牙冠均由唇面、舌面、近中面、远中面 4 个面和 1 个牙尖组成。唇、舌面似圆五边形,唇轴嵴将唇面分成近、远中 2 个斜面,舌轴嵴将舌面分成近、远中 2 个舌窝。邻面呈三角形,较切牙类厚,唇颈嵴和舌面隆突也较显著。牙尖均偏近中。

牙根为粗壮单根,根尖段偏远中。

（一）上颌尖牙

上颌尖牙（maxillary canine）为全口牙中牙根最长、牙尖最大的牙。

1. 牙冠

（1）唇面（图2-26）:似圆五边形,由近中缘、近中斜缘、远中斜缘、远中缘和颈缘组成。其中近中斜缘短,与近中缘相连形成近中切角;远中斜缘长,与远中缘相连形成远中切角,牙尖略偏近中。初萌的尖牙,近、远中斜嵴在牙尖相交约成90°。唇面明显突出,中部有唇轴嵴,由牙尖顶伸至颈1/3,将唇面分为近中唇斜面和远中唇斜面,其中近中唇斜面较圆突,远中唇斜面较平。两条发育沟比中切牙显著,在唇轴嵴两侧各一条。外形高点在中1/3与颈1/3交界处。

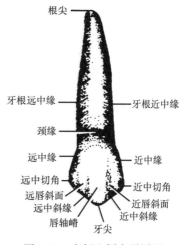

图 2-26　右侧上颌尖牙唇面

（2）舌面（图2-27）:与唇面相似,略小,沿牙尖的两斜缘舌侧有近中牙尖嵴和远中牙尖嵴,前者短、后者长。远中边缘嵴较近中边缘嵴短而突。颈缘较小,舌面隆突显著。由牙尖顶至舌面隆突处有一条明显的纵嵴,称为舌轴嵴。舌轴嵴将舌面窝分为近中舌窝与远中舌窝,远中舌窝大于近中舌窝。两舌窝均呈圆三角形,外形高点在舌面隆突处。

（3）邻面（图2-28）:似三角形,较中切牙突出。远中面比近中面更为突出且短小。近中接触区与近中切角接近,相当于切1/3与中1/3交界处;远中接触区距远中切角稍远,相当于中1/3的中间处,且偏舌侧。

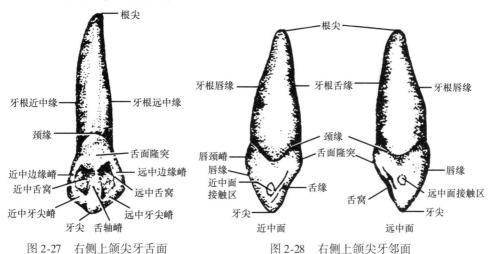

图 2-27　右侧上颌尖牙舌面　　　　图 2-28　右侧上颌尖牙邻面

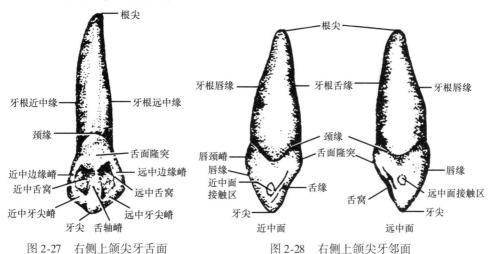

图 2-29　右侧上颌尖牙切端

（4）牙尖（图2-29）:牙尖由4条嵴和4个斜面组成。4条嵴分别是近、远中牙尖嵴、唇轴嵴、舌轴嵴,并汇合于牙尖顶。4个斜面为:近中唇斜面、远中唇斜面、近中舌斜面和远中舌斜面。从唇面观,牙尖顶偏近中。侧面观,牙尖顶偏牙体长轴之唇侧。

2. 牙根　单根,粗壮,根长约为冠长的两倍,为全口牙中最长者。其唇舌径大于近远中径,根颈横断面为卵圆三角形。根尖略偏向远中。

→链接

尖牙为什么在口腔内存留时间最长?

在临床上我们遇到很多老年病人,全口牙大部分脱落缺失,口腔内余留的少数几颗牙常常就是尖牙。这是因为尖牙的牙根较长,在口腔内的存留时间也最长。

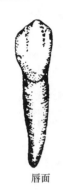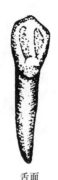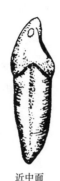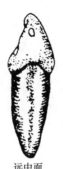

唇面　　　舌面　　　近中面　　　远中面　　　牙尖

图 2-30　右侧下颌尖牙

(二) 下颌尖牙

下颌尖牙(mandibular canine)(图 2-30)与上颌尖牙相似,但较上颌尖牙窄而薄,牙体显得细长。与上颌尖牙相比较,不同的是:

1. 牙冠

(1)唇面:似狭长五边形。切龈径明显大于近远中径,切缘由近、远中斜缘组成。远中斜缘长,近中斜缘短,长度约为前者的1/2,此两斜缘交角大于90°,牙尖明显偏近中。唇轴嵴、发育沟不如上颌尖牙明显。位于唇轴嵴两侧的近、远中唇斜面均圆弧平滑。近中缘平直,且与近中根面近于直线移行,远中缘较短且圆突。

(2)舌面:小于唇面,略凹。舌轴嵴不如上颌尖牙明显,仅在切1/3处较突,在舌轴嵴两侧的近远中舌面窝均为狭长圆三角形。外形高点在舌面隆突处。

(3)邻面:呈狭长三角形,冠与根的唇缘相连呈弧形。近中面大而平,接触区位于切1/3的近中切角处;远中面短而突,接触区位于中1/3的远中切角处,且偏舌侧。

(4)牙尖:牙尖不如上颌尖牙显突,牙尖顶明显偏向近中。侧面观,牙尖顶位于牙长轴之舌侧。

2. 牙根　单根,扁圆细长,近远中根面上有较浅的长形凹陷。根颈部横断面呈扁圆形。根尖偏向远中。

(三) 上颌尖牙与下颌尖牙的区别

(1)上颌尖牙体积较大,牙冠宽大;下颌尖牙体积较小,牙冠窄长。

(2)上颌尖牙唇轴嵴、唇颈嵴、舌轴嵴和舌面隆突较明显,舌窝较深;下颌尖牙则以上结构不明显,舌面窝较浅平。

(3)唇面观察:上颌尖牙近中缘长而展开;下颌尖牙近中缘与牙根近中缘相连呈直线。

(4)侧面观,上颌尖牙牙尖顶位于牙长轴唇侧;下颌尖牙牙尖顶位于牙长轴舌侧。上颌尖牙牙冠与牙根的唇缘相连不成弧线;下颌尖牙则因牙冠向舌侧倾斜而成弧形。

(5)上颌尖牙牙尖顶略偏近中;下颌尖牙牙尖顶明显偏近中。

(6)上颌尖牙近中斜缘与远中斜缘相交近似直角;下颌尖牙成钝角。

(7)上颌尖牙牙根粗大,颈横断面成卵圆三角形;下颌尖牙牙根细长,颈横断面呈扁圆形。

(四) 尖牙类解剖的临床意义

(1)尖牙位于口角处,其唇面唇轴嵴、唇颈嵴较突出,牙根粗壮,对支撑双侧口角起着重要作用。特别是上颌尖牙,如果缺失,口角上部塌陷,影响面部的美观。

(2)尖牙牙冠诸面光滑,无点隙裂沟,自洁作用好,患龋率低。

(3)尖牙牙根比较稳固,能承受较大殆力,且在口腔内存留时间较长,故修复时常选作基牙。

(4)上颌尖牙牙根为圆锥形单根,拔除时可采用旋转力使其脱位;下颌尖牙牙根为扁圆形单根,拔除时可采用唇舌向的摆动力或在极松动的情况下适当配合较小的旋转力。

三、前 磨 牙 类

上、下、左、右共 8 个,包括上颌第一、第二前磨牙和下颌第一、第二前磨牙,位于尖牙与磨牙之间。牙冠呈立方形,由颊面、舌面、近中面、远中面及殆面 5 个面组成。殆面有颊、舌两个牙尖(下颌第二前磨牙有三尖型者),牙根为单根或双根。前磨牙的主要功能为协助尖牙撕裂食物,同时可协助磨牙捣碎食物。

(一)上颌第一前磨牙

上颌第一前磨牙(maxillary first premolar)为前磨牙中体积最大者,牙冠颊舌径大于近远中径,牙根在根尖 1/3 处多分为颊、舌两根。

1. 牙冠

(1)颊面(图 2-31):与尖牙唇面相似,但较短小。颊尖是前磨牙中唯一偏远中者,其近中牙尖嵴长,远中牙尖嵴短,借以区分左右。颊轴嵴与牙体长轴近平行,两侧发育沟各一条,外形高点在颊颈嵴处。

(2)舌面(图 2-32):明显小于颊面,似卵圆形,光滑圆突,舌尖略偏近中,较颊尖短小而圆钝。外形高点在舌面中 1/3 处。

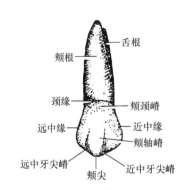
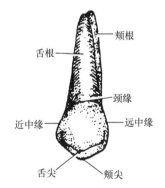

图 2-31　右侧上颌第一前磨牙颊面　　　图 2-32　右侧上颌第一前磨牙舌面

(3)邻面(图 2-33):约呈四边形,颈部最宽。近中面近颈部明显凹陷,有沟从殆面近中边缘嵴跨过至近中面的殆 1/3 处。近中面宽大而平坦,远中面狭小而圆突。近远中接触区均靠近殆缘偏颊侧。

(4)殆面(图 2-34):外形为轮廓显著的六边形,颊侧宽于舌侧,颊舌径大于近远中径,远中边缘嵴长于近中边缘嵴。颊尖长而尖锐,舌尖短而圆钝。从颊、舌尖顶分别有伸向殆面中央的三角嵴,分别称为颊尖三角嵴和舌尖三角嵴。殆面中央凹陷成窝,称为中央窝。窝的四周有近、远中边缘嵴和颊、舌尖的牙尖嵴围绕。在中央窝内有近远中向的沟,称中央沟,其两端为近、远中点隙。由近中点隙向近中延伸并跨过近中边缘嵴至近中面的沟,称近中沟,是上颌第一前磨牙的特有解剖标志;由远中点隙向远中延伸至远中边缘嵴内侧的沟,称远中沟。

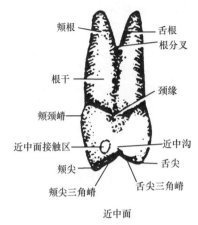

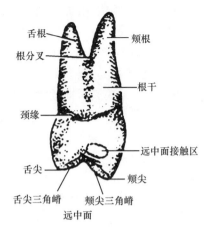

图 2-33 右侧上颌第一前磨牙邻面

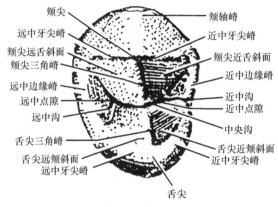

图 2-34 右侧上颌第一前磨牙𬌗面

1. 牙冠

（1）颊面：牙颈部外形比上颌第一前磨牙略宽，近、远中边缘等长，近中牙尖嵴则较远中牙尖嵴短，颊尖圆钝，偏近中，颊轴嵴也圆钝，发育沟不明显。

（2）舌面：与颊面相似或略小，舌尖圆钝偏近中。

（3）邻面：仍呈四边形，较圆突。近远中接触区仍在𬌗 1/3 的近𬌗缘

2. 牙根 扁圆形，多数在根中 1/3 或根尖 1/3 处分为颊根和舌根。颊根长于舌根，根的近远中面较平，自颈缘以下至根分叉处有沟形凹陷，远中根面凹陷较近中根面者深。少数为单根，其近中根面的纵形凹陷较长。根尖偏向远中。

（二）上颌第二前磨牙

上颌第二前磨牙（maxillary second premolar）（图 2-35）的外形与上颌第一前磨牙相似，但轮廓不显突，体积较小，牙尖也较圆钝。

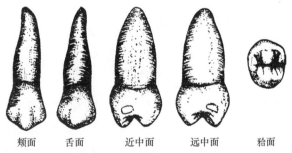

颊面 舌面 近中面 远中面 𬌗面

图 2-35 右侧上颌第二前磨牙

处。但近中面颈部少有凹陷，也无近中沟越过近中边缘嵴至近中面。近中面大于远中面，近中面宽而平直，远中面小而圆突。

（4）𬌗面：似卵圆六边形，颊缘、舌缘与近、远中边缘嵴均相等。颊舌尖的高度、大小相近，两尖均偏近中。中央窝浅而窄，无沟跨过近中边缘嵴至近中面。中央沟较短，近、远中点隙相距也较近。

2. 牙根 多为扁形单根。根尖偏远中。

（三）下颌第一前磨牙

下颌第一前磨牙（mandibular first premolar）（图2-36）为前磨牙中体积最小，颊、舌尖高度差别最大，𬌗面有横嵴者。

1. 牙冠

（1）颊面：向舌侧倾斜显著。颊尖高耸、长大尖锐，偏向近中。颊轴嵴在中1/3处显著，颊颈嵴呈新月形突起，外形高点在颈1/3处。

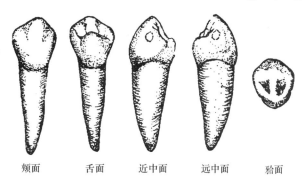

颊面　舌面　近中面　远中面　𬌗面

图 2-36　右侧下颌第一前磨牙

（2）舌面：明显小于颊面，仅及颊面的1/2。舌尖明显小于颊尖，短而圆钝，牙尖顶也偏向近中。

（3）邻面：为不规则的三角形或近似四边形。颊缘由颈部明显斜向舌侧，长而凸。颊尖顶位于牙长轴上。舌缘短而直。近远中接触区均在靠近𬌗缘偏颊侧。

（4）𬌗面：似卵圆形，特点是颊尖长大而舌尖低矮，二尖均偏近中。颊尖三角嵴与舌尖三角嵴相连形成横嵴，为该牙的重要解剖标志。

2. 牙根　单根，扁而细长。颊侧宽于舌侧，近中面的根尖段常有分叉痕迹。根尖略偏向远中。

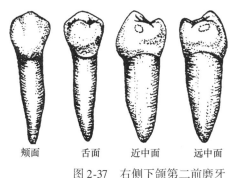

颊面　　舌面　　近中面　　远中面　　𬌗面

图 2-37　右侧下颌第二前磨牙

（四）下颌第二前磨牙

下颌第二前磨牙（mandibular second premolar）（图2-37）较下颌第一前磨牙大。牙冠外形方圆，其牙冠𬌗龈径、近远中径和颊舌径几乎相等。

1. 牙冠

（1）颊面：似方圆五边形。颈1/3处较下颌第一前磨牙稍宽，颊尖圆钝，略偏近中。颊轴嵴较圆。

（2）舌面：与颊面约相等，若有2舌尖者，则舌面宽于颊面，两尖之间有舌沟通过，近中舌尖大于远中舌尖。

（3）邻面：为不规则的四边形，近远中接触区均靠𬌗缘偏颊侧。

（4）𬌗面：呈方圆形或卵圆形。𬌗面的发育沟有三种形态（图2-38）：呈 H 形者，约占43%；呈 U 形者，约占26%。上述两型常见于两尖型。呈 Y 形者，约占31%，常见于三尖型。

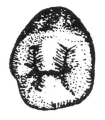 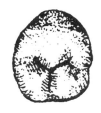 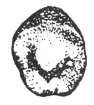

发育沟呈 H 形　　　　发育沟呈 Y 形　　　　发育沟呈 U 形

图 2-38　右侧下颌第二前磨牙𬌗面的三种形态

2. 牙根　单根，扁圆。近中面无分叉痕迹。

（五）上颌前磨牙与下颌前磨牙的区别

（1）上颌前磨牙牙冠体积大于下颌前磨牙,其中上颌第一前磨牙大于第二前磨牙,下颌第一前磨牙小于第二前磨牙。

（2）上颌前磨牙牙冠较直,颊尖在牙长轴的颊侧。下颌前磨牙牙冠向舌侧倾斜,颊尖接近牙长轴或位于牙长轴上。

（3）上颌前磨牙牙冠颊舌径大于近远中径,牙冠较窄长;下颌前磨牙两径约相等,牙冠较方圆。

（4）上颌前磨牙颊、舌尖两尖大约相等,舌尖为功能尖;下颌前磨牙颊尖明显大于舌尖,颊尖为功能尖。

（六）前磨牙类解剖的临床意义

（1）前磨牙的𬌗面点隙、沟及邻面均为龋病的好发部位,充填或修复时应注意恢复其解剖外形及接触区的正常形态和位置。

（2）上颌第一前磨牙因错𬌗畸形矫正需要,常作为拔除的首选牙。由于第一磨牙萌出早,缺失机会较多,第二前磨牙常作为基牙修复第一磨牙。

（3）由于前磨牙牙根为扁根或双根,拔牙时主要使用颊-舌向摇摆力。

（4）上颌前磨牙的根尖与上颌窦邻近,根尖感染可波及上颌窦,摘除断根时应注意避免推力,以免进入上颌窦内。

（5）前磨牙𬌗面中央窝内可出现一个锥形的牙尖,称畸形中央尖,常因磨耗或创伤而穿髓。畸形中央尖常见于下颌第二前磨牙。

（6）下颌前磨牙常作为寻找颏孔的标志。

四、磨 牙 类

磨牙担负着主要的咀嚼功能,位于前磨牙的远中,包括上颌第一磨牙、上颌第二磨牙、上颌第三磨牙、下颌第一磨牙、下颌第二磨牙及下颌第三磨牙,上、下、左、右共12个。

磨牙体积由第一磨牙至第三磨牙依次渐小,其牙冠体积较前磨牙大,𬌗面也宽大,形态复杂,一般有4~5个牙尖。上颌磨牙的颊舌径大于近远中径,𬌗面为斜方形;下颌磨牙的颊舌径小于近远中径,𬌗面为长方形。同时磨牙𬌗面发育沟、副沟也较多。磨牙颊面的外形高点在颈1/3,舌面外形高点在中1/3处。牙根一般为2~3个。

（一）上颌第一磨牙

上颌第一磨牙(maxillary first molar)在上颌磨牙中是体积最大、形态最复杂者,由5个面、4个牙尖、3个牙根组成。

1. 牙冠

（1）颊面(图2-39):呈梯形,近远中径大于𬌗龈径,近中缘长而直,远中缘稍短而突,𬌗缘大于颈缘。𬌗缘由近、远中颊尖的4条牙尖嵴连续组成。近中颊尖的颊轴嵴较远中颊尖的颊轴嵴突出。近中颊尖略宽于远中颊尖,两尖之间有一条来自𬌗面的发育沟,即颊沟,颊沟约与牙长轴平行至颊面中1/3处,末端有点隙。外形高点在颈1/3,偏近中。

（2）舌面(图2-40):大小与颊面相近或稍小,圆突。近中舌尖明显宽于远中舌尖,两尖之间有一条由𬌗面发出的远中舌沟通过,可延续到舌面的中部,末端无点隙。𬌗缘由近、远中舌尖的4条较圆的牙尖嵴组成。舌轴嵴不明显,外形高点在中1/3处。少数近中舌尖的舌侧有第五牙尖出现,与近中舌尖之间有新月形的发育沟分隔。

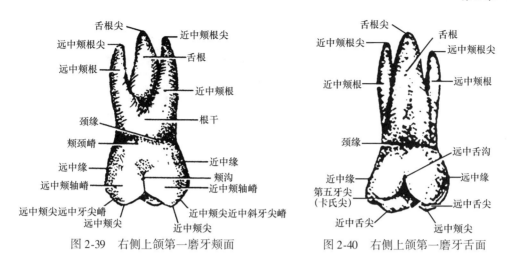

图 2-39　右侧上颌第一磨牙颊面　　　　　图 2-40　右侧上颌第一磨牙舌面

⊙链接

　　第五牙尖是维也纳牙科医生 Carabelli 首先发现,又称卡氏尖。该尖在牙颌畸形矫正黏带环时,黏结剂要注意黏结密贴,以防食物嵌塞于第五牙尖与近中舌尖之间的沟内,引起龋齿。

　　(3) 邻面(图 2-41):为四边形,颊舌径大于𬌗龈径,颊缘直,舌缘圆突。近中面较宽而平坦,其接触区紧靠𬌗缘偏颊侧;远中面较小而圆突,其接触区靠𬌗缘中 1/3 处。

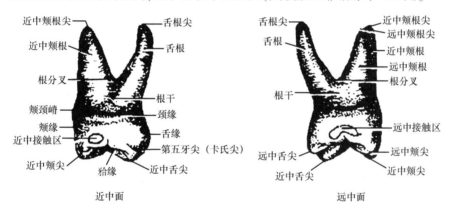

图 2-41　右侧上颌第一磨牙邻面

　　(4) 𬌗面(图 2-42):呈斜方形,结构复杂,现详述如下。

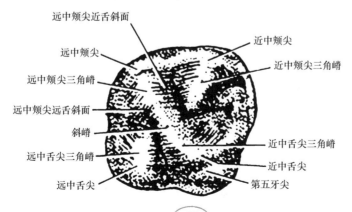

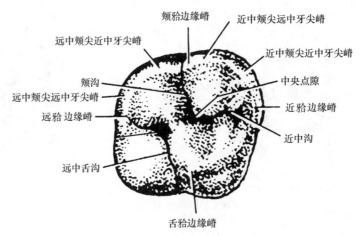

图 2-42　右侧上颌第一磨牙𬌗面(续)

1) 牙尖:一般为 4 个,即近中颊尖、远中颊尖、近中舌尖和远中舌尖。少数在近中舌尖的舌侧有第五牙尖。颊侧牙尖较高而尖锐,舌尖较低而圆钝。牙尖体积从近中舌尖起按逆时针向渐小,即近中舌尖是 4 个牙尖中最大者,为上颌第一磨牙的主要功能尖,其次,近中颊尖稍大于远中颊尖,远中舌尖则是最小的牙尖。

2) 边缘嵴:𬌗面的四边由颊𬌗边缘嵴、舌𬌗边缘嵴、近𬌗边缘嵴和远𬌗边缘嵴围成。颊𬌗边缘嵴由近、远中颊尖的 4 个牙尖嵴构成;舌𬌗边缘嵴由近、远中舌尖的 4 个牙尖嵴构成。近𬌗边缘嵴较远𬌗边缘嵴长而直。以 4 条边与 4 个轴面构成的 4 个轴𬌗点角中,近中颊𬌗点角和远中舌𬌗点角为锐角;远中颊𬌗点角和近中舌𬌗点角为钝角。

3) 三角嵴:每个牙尖都有 1 条三角嵴。近中颊尖三角嵴由其牙尖顶斜向舌侧偏远中至𬌗面中部;远中颊尖三角嵴由其牙尖顶斜向舌侧偏近中至𬌗面中部;近中舌尖三角嵴由其牙尖顶斜向颊侧偏远中至𬌗面中部;远中舌尖三角嵴较小,由其牙尖顶斜向颊侧偏近中至𬌗面中部。

近中舌尖三角嵴与远中颊尖三角嵴在𬌗面中央斜行相连,构成斜嵴,为上颌第一磨牙的解剖标志。

4) 斜面:每个牙尖均有 4 个斜面,颊尖的颊斜面无咬合接触,但颊尖的舌斜面、舌尖的颊斜面和舌斜面均与对颌牙有咬合接触。

5) 发育沟:共有 4 条,颊沟自中央点隙伸向颊侧,在两颊尖之间跨越颊𬌗边缘嵴至颊面中部;近中沟自中央点隙伸向近中至近𬌗边缘嵴内侧;远中沟自远中点隙伸向远中至远𬌗边缘嵴内侧;远中舌沟自远中点隙伸向舌侧经两舌尖之间跨越舌𬌗边缘嵴至舌面中部。

6) 窝:𬌗面的中央凹陷成窝,由斜嵴分隔成为近中窝和远中窝。近中窝较大,位于斜嵴与近𬌗边缘嵴之间,约占𬌗面近中的 2/3,又称中央窝;远中窝位于斜嵴与远𬌗边缘嵴之间,约占𬌗面远中的 1/3。窝的底部分别为中央点隙和远中点隙。

2. 牙根　由 3 个根组成。颊侧 2 个根,舌侧 1 个根。颊侧根分别为近中颊根和远中颊根。舌根位于牙冠舌侧颈部之上,为三根中之最大者,其颊、舌面较宽且平,舌面有纵沟。近中颊根位于牙冠近中颊侧颈部之上,根的近远中面皆平,颊面宽于舌面;远中颊根位于牙冠远中颊侧颈部之上,较近中颊根短小。两颊根之间相距较近,颊根与舌根之间分开较远,3 个牙根根间距较大,有利于牙的稳固和𬌗力的分散传导。根颈 1/3 处横断面呈长方圆形。

（二）上颌第二磨牙

上颌第二磨牙（maxillary second molar）（图 2-43）与上颌第一磨牙相似，但体积小，𬌗面呈斜方形而较窄。随着远中舌尖的退化，牙冠可表现为两种类型：三尖型和四尖型。

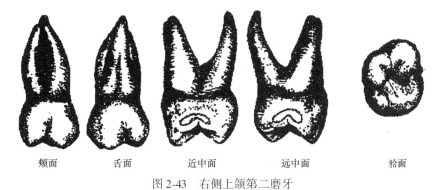

| 颊面 | 舌面 | 近中面 | 远中面 | 𬌗面 |

图 2-43 右侧上颌第二磨牙

1. 牙冠 与上颌第一磨牙相似，但是颊面稍小于上颌第一磨牙，自近中至远中舌侧的倾斜度较上颌第一磨牙大。近中颊尖大，远中颊尖明显减小，舌面小于颊面，近中舌尖占大部分，远中舌尖更小。近中颊轴嵴较远中颊轴嵴突出。𬌗面斜嵴不如上颌第一磨牙明显，有远中沟越过。近中面大于远中面。𬌗面呈斜方形，颊𬌗边缘嵴与舌𬌗边缘嵴等长，近𬌗边缘嵴长于远𬌗边缘嵴。舌面近中舌尖占舌面的大部分，远中舌尖很小，如远中舌尖消失，则成为三尖型。

2. 牙根 为 3 个根，即 2 个颊根和 1 个舌根，但牙根更细小，3 个根比较靠近。偶有近中颊根或者远中颊根与舌根融合，或近、远中颊根融合，形成 2 个根。根颈 1/3 横剖面为长椭圆形。

（三）上颌第三磨牙

上颌第三磨牙（maxillary third molar）（图 2-44）𬌗面的常见变异型有三尖型（既远中舌尖很小或消失），或似上颌第二前磨牙双尖型，或为多尖型。该牙的形态、大小、位置等变异及先天缺失者甚多。其标准形态与上颌第二磨牙相似，但较小，牙冠各轴面较圆突，外形高点在轴面中 1/3 处。𬌗面常呈圆三角形，有 4～6 个牙尖不等，𬌗面上副沟多。

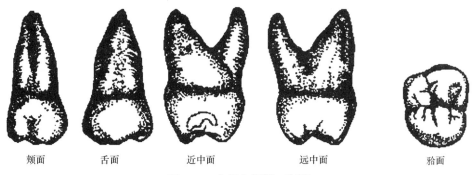

| 颊面 | 舌面 | 近中面 | 远中面 | 𬌗面 |

图 2-44 右侧上颌第三磨牙

牙根多合并成一个锥形根，但其数目和形态变异很大。

（四）下颌第一磨牙

下颌第一磨牙（mandibular first molar）为恒牙中萌出最早的牙，为下颌磨牙中体积最大者。由 5 个面、5 个牙尖、2 个牙根组成。

1. 牙冠

（1）颊面（图 2-45）：呈梯形，近远中径大于𬌗龈径，𬌗缘长于颈缘，近中缘直，远中缘突。𬌗缘可见近中颊尖、远中颊尖和远中尖的半个牙尖，前两者之间有颊沟，后两者之间有远颊沟。从大到小依次为近中颊尖、远中颊尖、远中尖。其中颊沟至颊面中 1/3 处，末端有点隙；远中颊沟较短且浅，末端无点隙。近、远中颊尖的颊轴嵴与颊沟平行，远中尖的颊轴嵴不明显。颊颈嵴与颈缘平行，外形高点在颈 1/3 处。

（2）舌面（图 2-46）：也呈梯形，较颊面小而光滑圆突。𬌗缘可见近、远中 2 个舌尖，均较高而尖锐。近中舌尖大于远中舌尖，有舌沟从两舌尖间越过，末端无点隙。舌轴嵴不明显，外形高点在中 1/3 处。

（3）邻面（图 2-47）：近似四边形，牙冠倾向舌侧，颊尖低于舌尖。近中面颊缘与颈缘构成的颊颈角和由舌缘与𬌗缘构成的舌𬌗角较锐。近中面宽且平直，远中面小且圆突。远中面小于近中面。近中接触区和远中接触区均位于𬌗 1/3 的中 1/3 处。

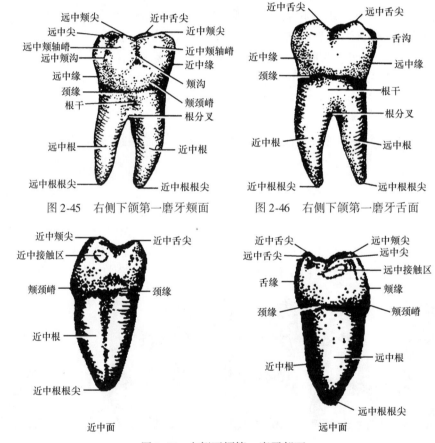

图 2-45　右侧下颌第一磨牙颊面　　图 2-46　右侧下颌第一磨牙舌面

图 2-47　右侧下颌第一磨牙邻面

（4）𬌗面（图 2-48）：呈长方形，形态复杂。

1）牙尖：可见 5 个牙尖，颊侧 3 个牙尖、舌侧 2 个牙尖。近、远中颊尖短而圆，近、远中舌尖长而尖，远中尖最小，位于颊面与远中面交界处。

2）边缘嵴：𬌗面四边由 4 条边缘嵴共同围成，其中颊𬌗边缘嵴长于舌𬌗边缘嵴，近𬌗边缘嵴较长而直,远拾边缘嵴较短而突。4 个轴拾角均圆钝。

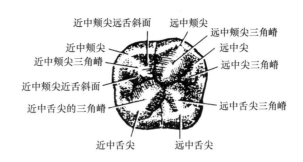

3）三角嵴:拾面上每个牙尖均有一条三角嵴由牙尖顶伸向中央窝,其中远中颊尖三角嵴最长,远中尖三角嵴最短。

4）斜面:舌尖的舌斜面与对颌牙无咬合接触。颊尖和远中尖的颊斜面和舌斜面及舌尖的颊斜面与对颌牙均有咬合接触。

5）发育沟:共有 5 条。颊沟自中央点隙伸向颊侧,经近中颊尖与远中颊尖之间至颊面。舌沟自中央点隙伸向舌侧,经近中舌尖与远中舌尖之间至舌面。近中沟自中央点隙伸向近中,止于近拾边缘嵴之内侧。远中沟由中央点隙伸向远中,止于远拾边缘嵴内侧。远中颊沟由远中点隙发出,向远颊方向经远中颊尖与远中尖之间至颊面。

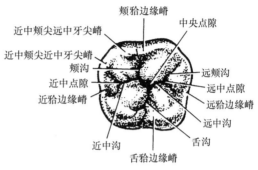

图 2-48　右侧下颌第一磨牙拾面

6）窝:中央窝位于拾面的中央,即两近中牙尖三角嵴的远中侧与两远中牙尖三角嵴的近中侧之间,较大呈菱形,窝内有中央点隙。在近、远拾边缘嵴的内侧分别有较小的,呈三角形的近中窝和远中窝,窝内分别有近中点隙和远中点隙。

2. 牙根　双根,扁而厚,根干短而分叉大。近中根较远中根稍大,近中根的近、远中根面有较深的长形凹陷,根尖弯向远中;远中根的长形凹陷仅见于其近中根面,根尖也弯向远中。约 20% 的远中根又分为颊、舌两根,远中舌根短小弯曲。

（五）下颌第二磨牙

下颌第二磨牙(mandibular second molar)（图 2-49）体积较下颌第一磨牙略小,依形态不同有两种类型:①五尖型:其解剖形态和下颌第一磨牙极相似,牙冠拾面上有 5 个牙尖,但较圆钝。②四尖型:其解剖形态和下颌第一磨牙不同,牙冠拾面上仅有四4 个牙尖,无远中尖,其形态如下:

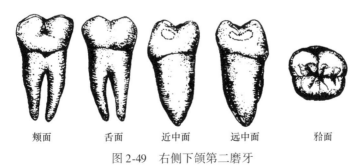

颊面　　　舌面　　　近中面　　　远中面　　　拾面

图 2-49　右侧下颌第二磨牙

1. 牙冠

（1）颊面:呈梯形。近中缘较直,远中缘较突。拾缘较宽,有两个大小相当、较圆钝的牙尖,即近中颊尖和远中颊尖。两颊尖之间有颊沟通过,至颊面中部,末端有点隙。两条颊轴嵴与颊沟、牙长轴平行。外形高点在颈 1/3 偏近中处。

(2) 舌面:大小与颊面相似,光滑圆突。有两个大小相当较尖锐的牙尖,即近中舌尖和远中舌尖。两舌尖之间有较短的舌沟通过,至舌面龄 1/3 处,末端无点隙。外形高点在中 1/3 处。

(3) 邻面:舌尖较高颊尖较低,且差距小于下颌第一磨牙,近中面较宽且平直,远中面较小且圆突。

(4) 龄面:呈圆钝的正方形,颊、舌边缘嵴,近、远中边缘嵴均等长对称。有 4 个牙尖,近中两尖大于远中两尖。沟多呈"十"字形分布,分为中央沟、颊沟和舌沟,颊沟自中央点隙向颊侧,经 2 个颊尖之间至颊面。舌沟自中央点隙向舌侧,经 2 个舌尖之间至舌面。近中沟自中央点隙伸向近中至近中边缘嵴内侧。远中沟自中央点隙伸向远中至远中边缘嵴内侧。下颌第二磨牙整个龄面形似一"田"字。有 3 个窝,中央窝在龄面中央,即 4 条三角嵴的中央,呈较大的菱形。近中窝位于近中颊、舌三角嵴和近中边缘嵴之间,呈较小的三角形。远中窝位于远中颊、舌三角嵴和远中边缘嵴之间,呈三角形。3 个窝的底部分别形成中央点隙、近中点隙、远中点隙。

2. 牙根 双根。近远中根间分叉较小,根尖皆偏远中。有时 2 个根融合成 1 个锥形根,也有 2 个根在颊侧部分融合,而舌侧仍分叉成为所谓的"马蹄根"(根的横剖面呈马蹄形)。极少数近中根分成近中颊根和近中舌根,形成 3 个根者。

（六）下颌第三磨牙

下颌第三磨牙(mandibular third molar)(图 2-50)的形态、大小和位置变异较多。龄面五尖者似下颌第一磨牙,四尖者似下颌第二磨牙。牙冠各轴面较光滑,外形高点在中 1/3 处。龄面牙尖、窝不清晰,副沟多。牙根常融合成锥形单根,也有分叉成多根者。

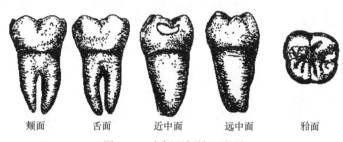

| 颊面 | 舌面 | 近中面 | 远中面 | 龄面 |

图 2-50　右侧下颌第三磨牙

链接

第三磨牙又称智齿,临床上第三磨牙常因萌出不全或阻生而造成牙冠周围软组织发生炎症,称为智齿冠周炎,尤以下颌智齿冠周炎常见。智齿冠周炎急性发作时,常会引起剧烈的疼痛甚至张口受限。由于第三磨牙多在 18 岁以后萌出,因此智齿冠周炎主要发生在 18～30 岁的青壮年。

（七）上颌磨牙与下颌磨牙的区别

(1) 上颌磨牙的牙冠较直;下颌磨牙的牙冠倾向舌侧。

(2) 上颌磨牙的牙冠龄面呈斜方形,颊舌径大于近远中径;下颌磨牙的牙冠龄面呈长方形,近远中径大于颊舌径。

（3）上颌磨牙的颊尖锐而舌尖钝,舌尖为功能尖;下颌磨牙的舌尖锐而颊尖钝,颊尖为功能尖。

（4）上颌磨牙多为三根;下颌磨牙多为双根。

（八）磨牙类解剖的临床意义

（1）第一磨牙萌出最早,且𬌗面窝、沟、点隙多,自洁作用差,易患龋,充填或修复时应注意恢复其正常的解剖形态。

（2）上下颌第一磨牙的位置关系,对建立正常咬合关系起重要作用,也是临床检查𬌗关系、修复设计、颌骨骨折及错𬌗分类等诊断治疗效果的参照标准之一,因此保留和治疗第一磨牙很重要。一旦拔除,应及时修复,以免影响正常的咬合关系。

（3）第一磨牙与第二乳磨牙形态相似,位置邻近,拔除第二乳磨牙时应特别注意鉴别。

（4）上颌磨牙与上颌窦邻近,尤其是上颌第一磨牙的根尖距上颌窦下壁最近,故拔除上颌磨牙时不宜使用推力,以免穿通上颌窦底。其根尖感染或上颌窦炎可互相波及产生肿痛等反应。下颌磨牙则与下颌管接近,因此拔除下颌磨牙残根、断根时,不宜使用压力以防损伤下牙槽神经。拔除上颌磨牙时,应注意牙根的数目、分叉度和方向,以免折断牙根或牙根残留。

（5）第三磨牙常出现先天缺失或形态、位置异常、阻生,如因阻生引起冠周炎或第二磨牙龋坏,应及时拔除;若该牙位置正常,并有正常咬合关系,则应保留。

（6）上颌第二磨牙牙冠相对的颊黏膜上有腮腺导管口;上颌第三磨牙则可作为寻找腭大孔的标志。

第7节　乳牙的外形

乳牙(deciduous teeth)是人的第一副牙,共20个。依次分为乳切牙、乳尖牙和乳磨牙三类。乳牙与恒牙相比,无前磨牙。除下颌第一乳磨牙的形态较特殊外,其余乳牙的形态与相应的恒牙相似,尤其在儿童6～7岁至12～13岁的替牙𬌗时期,易混淆,应注意加以区别。

●链接

"丑小鸭期"牙齿是否需要矫治?

临床上,经常有家长带着6～13岁的儿童来询问自己孩子的牙为什么不齐,是否需要矫治。因为这个年龄阶段的孩子正处于替牙𬌗期,该阶段口腔内乳牙和恒牙共存,会出现各种暂时性的错𬌗畸形,使牙齿排列不整齐。我们习惯把该期称为"丑小鸭期"。随着乳牙的全部脱落和恒牙的萌出,大部分错𬌗畸形都可恢复正常。因此对于该年龄阶段的大部分儿童,都可以采取继续观察的方法,而不必急着矫治。

与恒牙相比,乳牙具有以下特点:

（1）乳牙体积较相应恒牙小,牙冠呈乳白色,而恒牙牙冠呈乳黄色。

（2）乳牙牙颈明显缩窄,冠根分界明显,尤其乳前牙呈典型的冠宽根窄特征。恒牙牙颈略为狭窄,冠根分界不很明显(图2-51)。

（3）乳牙的唇(颊)颈嵴、舌面隆突较恒牙突起明显(图2-52)。

（4）乳磨牙𬌗面较窄小,呈不规则四边形或近三角形。恒磨牙𬌗面较宽阔,呈斜方形或长方形。

（5）由于乳牙下方有恒牙牙胚,故乳前牙根尖段向唇侧弯曲;乳磨牙根干短,但根的分叉显著增大(图2-53)。

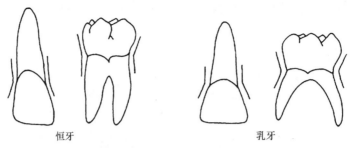

恒牙　　　　　　　　　　乳牙

图 2-51　乳牙与恒牙冠根分界的比较

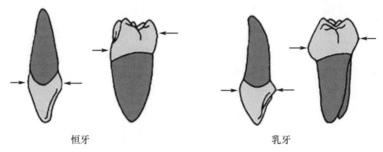

恒牙　　　　　　　　　　乳牙

图 2-52　乳牙与恒牙唇(颊)、舌面隆突的比较

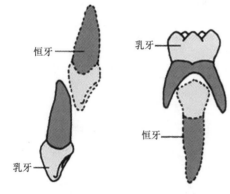

恒牙
乳牙
乳牙
恒牙

图 2-53　乳牙与恒牙的位置关系

一、乳 切 牙 类

乳切牙(deciduous incisor)包括上颌乳中切牙、上颌乳侧切牙、下颌乳中切牙及下颌乳侧切牙。

(一) 上颌乳中切牙

上颌乳中切牙(maxillary deciduous central incisor)(图 2-54)外形与上颌恒中切牙相似，但体积较小。

1. 牙冠　唇面呈梯形。表面光滑，发育沟模糊，近远中径大于切龈径，故牙冠短宽为其重要标志。唇面近中缘与切缘平直，远中缘及颈缘较突。近中切角近似直角，远中切角圆钝，唇颈嵴明显突出，外形高点位于颈1/3处下方。舌面略小于唇面，其近、远中边缘嵴较突，舌面隆突小而显突，舌窝明显。邻面呈三角形，因唇颈嵴和舌面隆突特别突出，故牙冠颈部很厚，冠根分明。

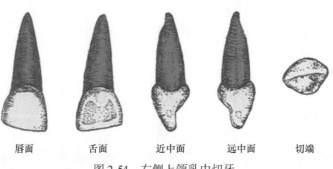

唇面　　　　舌面　　　近中面　　　远中面　　　切端

图 2-54　右侧上颌乳中切牙

2. 牙根 单根,扁而宽,唇面宽于舌面,根长约为冠长的 2 倍。根尖 1/3 弯向唇侧,并略偏向远中。

（二）上颌乳侧切牙

上颌乳侧切牙(maxillary deciduous lateral incisor),见图 2-55。

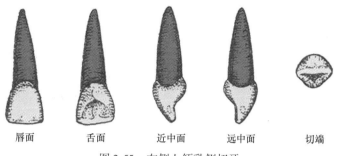

唇面　　　舌面　　　近中面　　　远中面　　　切端

图 2-55　右侧上颌乳侧切牙

1. 牙冠 外形与上颌乳中切牙相似,牙冠体积较小,近远中径小于切龈径,近中缘较直,远中缘圆突,舌面窝较浅,唇颈嵴、舌面隆突较上颌乳中切牙小。

2. 牙根 单根,扁而细长,其长度与上颌中切牙约相等。牙根唇侧略宽,舌侧窄而呈扁三角形,根尖段偏向唇侧,略斜向远中。

（三）下颌乳中切牙

下颌乳中切牙(mandibular deciduous central incisor)（图 2-56）外形与下颌恒中切牙相似,但牙冠较短小。

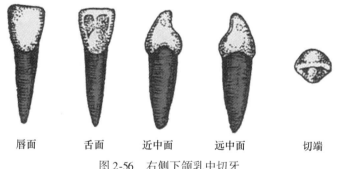

唇面　　　舌面　　　近中面　　　远中面　　　切端

图 2-56　右侧下颌乳中切牙

1. 牙冠 唇面光滑,无发育沟。近、远中缘对称,两侧切角较锐,唇颈嵴较突。舌面小于唇面,近远中边缘嵴较下颌恒中切牙明显,舌面隆突较小而突,舌面窝明显。邻面呈三角形,切缘较薄,切嵴位于牙长轴上。唇颈嵴、舌面隆突均较突。

2. 牙根 单根,较细长,其长度约为牙冠的 2 倍。牙根较直,根尖部略偏向唇侧。

（四）下颌乳侧切牙

下颌乳侧切牙(mandibular deciduous lateral incisor)（图 2-57）与下颌乳中切牙相似,体积略大。

1. 牙冠 下颌乳侧切牙的牙冠较下颌乳中切牙大。唇面的近中缘长,远中缘短,切嵴自近中向远中舌侧斜行。舌面近、远中边缘嵴较下颌乳中切牙宽,舌面隆突明显,舌窝较深。

2. 牙根 单根,较下颌乳中切牙稍长,牙根自唇面向舌侧缩窄,根尖段微偏向唇侧,略

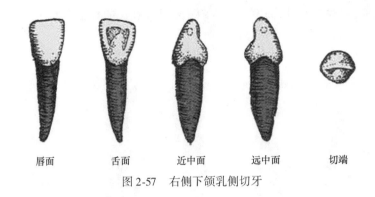

| 唇面 | 舌面 | 近中面 | 远中面 | 切端 |

图 2-57 右侧下颌乳侧切牙

斜向远中。

二、乳 尖 牙 类

乳尖牙(deciduous canine)包括上颌乳尖牙和下颌乳尖牙。

（一）上颌乳尖牙

上颌乳尖牙(maxillary deciduous canine)（图 2-58）牙冠外形与上颌恒尖牙相似,但体积明显缩小,唇、舌轴嵴较为突出。

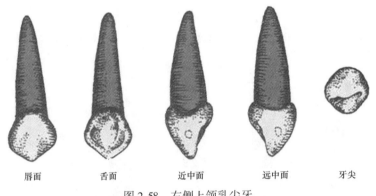

| 唇面 | 舌面 | 近中面 | 远中面 | 牙尖 |

图 2-58 右侧上颌乳尖牙

1. 牙冠　牙尖长大而尖锐,约占牙冠全长的 1/2,牙尖偏向远中,近中斜缘长于远中斜缘,此为区别左右上颌乳尖牙和上颌恒尖牙最主要的标志。唇轴嵴明显,颈嵴显突,颈缘弧度很小,几乎平直。舌面的边缘嵴显突,舌窝被舌轴嵴分成近中舌窝和远中舌窝。邻面呈三角形,牙尖顶位于牙长轴唇侧。

2. 牙根　单根,细长较直,根尖段偏远中并弯向唇侧。

（二）下颌乳尖牙

下颌乳尖牙(mandibular deciduous canine)（图 2-59）外形与上颌乳尖牙相似,但牙冠较短而窄。

1. 牙冠　牙尖偏近中,近中斜缘短而远中斜缘较长。颈缘平直,近中缘较长而直,远中缘较短圆突。舌面的边缘嵴及舌轴嵴略突,舌窝浅平。邻面观,近似等边三角形,牙尖顶位于牙长轴的舌侧。

2. 牙根　单根,较上颌乳尖牙略细而短,根尖略偏向唇侧。

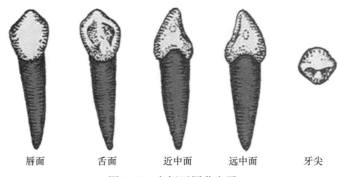

| 唇面 | 舌面 | 近中面 | 远中面 | 牙尖 |

图 2-59 右侧下颌乳尖牙

三、乳磨牙类

乳磨牙位于乳尖牙远中,包括上颌第一乳磨牙、上颌第二乳磨牙、下颌第一乳磨牙和下颌第二乳磨牙。

(一) 上颌第一乳磨牙

上颌第一乳磨牙(maxillary first deciduous molar),见图 2-60。

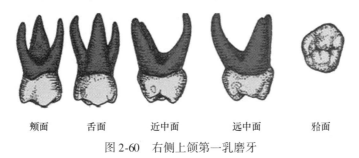

| 颊面 | 舌面 | 近中面 | 远中面 | 殆面 |

图 2-60 右侧上颌第一乳磨牙

1. 牙冠

颊面:近远中径大于殆龈径,表面光滑。近中缘和远中缘较圆突,牙颈明显缩窄,颈嵴非常突出,特别是其近中部分尤为突出。颊尖微突,略偏近中。

舌面:较颊面小而圆突,舌尖较圆钝。

邻面:呈四边形,殆 1/3 显著缩窄,颊侧颈 1/3 处非常突出,冠根分界明显。

殆面:略似上颌前磨牙。颊缘长于舌缘,颊、舌牙尖的三角嵴,发育沟不如上颌前磨牙清晰。

2. 牙根 三个根。细长,三根分开较远,以保护其间的恒牙胚。根干较短,根分叉接近牙颈部。

(二) 下颌第一乳磨牙

下颌第一乳磨牙(mandibular first deciduous molar)(图 2-61)形态不同于任何一个恒牙或乳牙,有其明显的解剖特征。

1. 牙冠

颊面:呈四边形。近中缘长且直,远中缘特短且突。近中颊尖大于远中颊尖,两颊尖之间有颊沟分开。近中颊颈嵴特别突出为其解剖特征之一。

舌面:与颊面相似,光滑圆突。近、远中缘约相等。近中舌尖特大而尖,远中舌尖短小而圆,两舌尖之间有舌沟分开。颈缘平直。外形高点在舌面中 1/3 处。

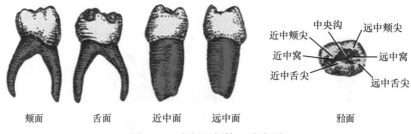

近中颊尖　中央沟　远中颊尖
近中窝　　　　　远中窝
近中舌尖　　　　远中舌尖

颊面　　　　舌面　　　近中面　　　远中面　　　　　　　　　殆面

图 2-61　右侧下颌第一乳磨牙

邻面:颈 1/3 明显宽于殆 1/3。近中面上颊、舌尖相距较近,近中面近似三角形;而远中面上颊、舌尖相距较近中面略远,故远中面近似四边形。

殆面:为不规则四边形。4 个牙尖中,近中颊尖最大,近中舌尖次之,远中颊舌尖很小,近中颊舌二尖相距较近,其两牙尖三角嵴几乎相连,将殆面分成较小的近中窝和较大的远中窝。颊殆边缘嵴与舌殆边缘嵴约等长,近中边缘嵴短于远中边缘嵴。近中窝底部为近中点隙,远中窝底部为中央点隙。自近中点隙至中央点隙有中央沟;颊沟由中央点隙向颊侧延伸至颊面;舌沟由中央点隙向舌侧延伸至舌面。

2. 牙根　分近、远中二根。

(三) 上颌第二乳磨牙

上颌第二乳磨牙(maxillary second deciduous molar)形态似上颌第一恒磨牙,而与其后继恒牙明显不同。

1. 牙冠　殆面似菱形,颊舌径大于近远中径。舌缘和远中缘似呈直线状,颊缘的近中部分突出,以圆弧状转向近中缘。有 4 个牙尖,近中舌尖最大,远中舌尖最小。近中颊尖比远中颊尖大,两颊尖大小之差异比恒磨牙明显。中央沟被连接远中颊尖和近中舌尖的斜嵴所切断。远中窝常呈沟状,往往与舌沟相通。近中颊尖大,颊沟偏向远中。舌面的舌沟深,近中舌尖大。舌面近中部有时可见隆起之结节,称之为卡氏结节(Carabelh´s tubercle)。古田提及卡氏结节在上颌第二乳磨牙的发生率为 10% 左右。牙颈部明显缩窄。邻面中,远中面大于近中面,这与上颌第一恒磨牙正相反,后者是近中面宽大(图 2-62)。

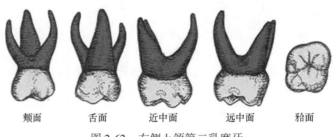

颊面　　　　舌面　　　近中面　　　远中面　　　殆面

图 2-62　右侧上颌第二乳磨牙

2. 牙根　共 3 个,为近中颊根、远中颊根和舌根,3 个根互相分开,根尖可略弯曲。

(四) 下颌第二乳磨牙

下颌第二乳磨牙(mandibular second deciduous molar)(图 2-63)形似下颌第一恒磨牙,其宽度在乳牙中是最大的。

1. 牙冠　近远中径大于颊舌径。牙尖数以五尖型为多,颊侧有 3 个牙尖,舌侧有 2 个

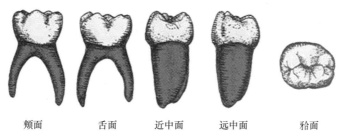

| 颊面 | 舌面 | 近中面 | 远中面 | 𬌗面 |

图 2-63　右侧下颌第二乳磨牙

牙尖,也有六尖型的。𬌗面似长方形。从近中面看,颊面明显地向舌侧倾斜。此牙体积大者易被误认为下颌第一恒磨牙,但下颌第二乳磨牙的近中颊尖、远中颊尖和远中尖的大小相差不大,而后者之 3 个牙尖中,以远中尖最小。颊面在近中颈部处可见磨牙结节,故牙颈缩窄尤为明显。位于近中颊尖和远中颊尖间之颊沟长且深。位于远中颊尖和远中尖间之远中颊沟较短。舌尖的高度大于颊尖。舌侧两牙尖大小差异不明显,与颊尖相比,较为尖锐。舌沟长但不如颊沟深。

2. 牙根　共 2 个,即近中根与远中根。少数牙有 3 个根,即远中根再分为远中颊根和远中舌根。

上下颌第二乳磨牙均与同颌的第一恒磨牙形态相似,位置又相邻,故很易混淆。第二乳磨牙主要特点如下:

(1)第二乳磨牙的牙冠较小,色乳白。

(2)第二乳磨牙的牙冠颈部明显缩小,颈嵴较突,牙冠由颈部向𬌗方缩小,故其近颈部大而𬌗面小。

(3)下颌第二乳磨牙的近中颊尖、远中颊尖及远中尖的大小约相等,而下颌第一磨牙此三尖中,以远中尖最小。

(4)上颌第二乳磨牙为 3 个根,下颌者为 2 个根,但根干短,牙根向周围张开。

🔗链接

　　由于第一恒磨牙于 6 岁左右在同颌的第二乳磨牙的远中萌出,此时第二乳磨牙仍未脱落,两者形态又相似,很容易造成混淆而给临床治疗带来不必要的麻烦。特别是若把第一恒磨牙当成乳磨牙拔除,会造成更大的损失。因此,我们应注意鉴别,两者除了形态上的区别外,乳磨牙𬌗面的磨耗也较恒磨牙大。

四、乳牙类解剖形态的临床意义

(1)乳牙在口腔内存留的时间,短者 5 年,长者 10 年左右。这一阶段正是儿童全身及面颌部发育的重要阶段,乳牙的健康情况直接影响咀嚼功能的发挥,从而影响儿童的生长发育,尤其是颌面部的骨骼和咀嚼肌的发育。因此,早期应注意口腔预防保健,及时治疗龋病,不要轻易拔除乳牙。

(2)乳牙位置正常,可引导恒牙的正常萌出。若乳牙滞留,则恒牙将错位萌出;乳牙早失,其前后邻牙移位,使缺隙变小,待相应恒牙萌出时没有足够的位置,同样会造成错位萌出。

(3)完整的乳牙列,能发挥良好的咀嚼功能。咀嚼力通过牙根传导到颌骨,促进颌骨的生长发育。如果乳牙早失,缺乏这种咀嚼功能的刺激,将使颌骨发育不足,成为牙颌畸形的原因之一。

（4）乳前牙牙根舌侧有恒牙胚,乳磨牙的根分叉下方有前磨牙牙胚,治疗乳牙时,应注意避免伤及恒牙牙胚。

第8节　牙体形态的生理意义

牙体形态和生理功能是密切相关的,形态结构是功能活动的物质基础。现将牙体形态的生理意义叙述如下。

一、牙冠形态的生理意义

（一）切缘及𬌗面形态的生理意义

切牙的切嵴具有切割食物的功能。尖牙的牙尖具有穿透和撕裂食物的作用。前磨牙和磨牙𬌗面有凸形结构:牙尖、三角嵴、斜面和边缘嵴;并有凹形结构:窝及发育沟。组成牙尖三角嵴的两斜面,咀嚼时既可磨细食物,又可在上下颌牙接触时,下颌牙沿上颌牙尖的斜面运动,以进入牙尖交错位。边缘嵴的作用是将食物局限在𬌗面窝内,以便对颌牙尖进行捣碎和磨细。颊沟或舌沟是磨细食物溢向固有口腔或口腔前庭的通道。上下颌后牙𬌗面牙尖与窝接触,可保持上下颌牙𬌗关系稳定。

前牙的切嵴及后牙𬌗面经磨耗后,将不如早期锋利,但随着颌面部的生长发育,咀嚼肌的力量逐渐增强,故仍能发挥较强的咀嚼作用。

（二）牙冠轴面突度的生理意义

1. 牙冠唇、颊、舌面突度的生理意义（图2-64和图2-65）　牙冠唇、颊、舌面都有一定的突度。前牙唇舌面及后牙颊面外形高点均在颈1/3;后牙舌面外形高点在中1/3。牙冠颈1/3的突度,还可起到扩展龈缘,使其紧张有力的作用。

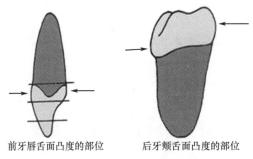

前牙唇舌面凸度的部位　　后牙颊舌面凸度的部位

图2-64　牙冠突度(外形高点)的部位

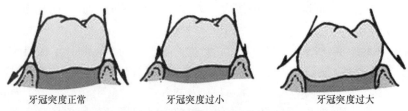

牙冠突度正常　　　　牙冠突度过小　　　　牙冠突度过大

图2-65　牙冠突度与牙龈的关系

咀嚼时排溢的食物顺着牙冠的突度滑向口腔,当食物从牙龈表面擦过时,正好起到对牙龈的生理性按摩作用,促进血液循环,有利于牙龈的健康;若牙冠突度过小或平直,食物将直接撞击牙龈而造成牙龈创伤,从而发生创伤性萎缩;反之,若牙冠突度过大,则牙龈由于缺乏食物的按摩而失去正常张力,从而产生废用性萎缩,同时牙颈部也因失去自洁作用而引起牙龈炎,或发展为龋病。

2. 牙冠邻面突度的生理意义　相邻两牙借其外形高点紧密相邻,相接触之点称为接触点。在咀嚼过程中,每个牙都有一定的生理动度,接触点会因逐渐磨耗而变成小面,称之为接触面(图 2-66)。前牙及后牙邻面外形高点分别在切 1/3 和𬌗 1/3 处,第一磨牙远中面接触面、第二磨牙近远中面接触面及第三磨牙近中接触面均在近𬌗缘中 1/3 处。前牙接触面呈椭圆形,切龈径大于唇舌径。近中面者靠近切角,远中面者距切角稍远。后牙接触面也呈椭圆形,颊舌径大于𬌗龈径。前磨牙近远中面接触面及第一磨牙近中面接触面均在近𬌗缘偏颊侧(图 2-67)。

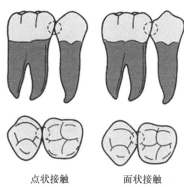

点状接触　　面状接触

图 2-66　牙的接触

同时,功能运动中,天然牙向近中移动的趋势,有利于保持邻牙的紧密接触。正常的牙邻接,不仅可防止食物嵌塞,避免使龈乳头受压萎缩和牙槽骨降低,并且可使牙及𬌗关系稳定、牙弓完整,有利于咀嚼,对颞下颌关节、咀嚼肌和牙周组织的健康均具有重要意义。

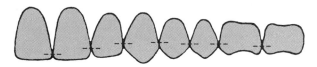

图 2-67　牙邻面接触区的部位

(三) 楔状隙

因邻面是圆凸面,在两牙邻接处周围都有向四周展开的空隙,称为楔状隙(图 2-68),又称外展隙。在唇侧或颊侧者,称唇楔状隙或颊楔状隙;在舌侧者称舌楔状隙;在切方或𬌗方者称切或𬌗楔状隙;在龈方者称邻间隙。邻间隙是以牙槽嵴为底,两牙邻面为腰的三角形空隙,其间有牙龈乳头充满,可保护牙槽骨和牙冠邻面。

⊙链接

在义齿制作的过程中,我们可根据实际情况,通过改变唇、舌侧楔状隙的大小来改变义齿的外观:加大唇、舌侧的楔状隙可使义齿看起来小一些;减小唇、舌侧的楔状隙可使义齿看起来更大些。

二、牙根形态的生理意义

牙根在牙槽窝的稳固是保证牙冠行使正常生理功能的前提,而其稳固性又与牙根的形态密切相关。多根牙较单根牙稳固,长根牙较短根牙稳固,粗根牙较细根牙稳固,扁根牙较圆根牙稳固,多根牙根尖所占面积大于𬌗面者较稳固等。上颌第一磨牙是全口牙中最稳固的牙(图 2-69)。

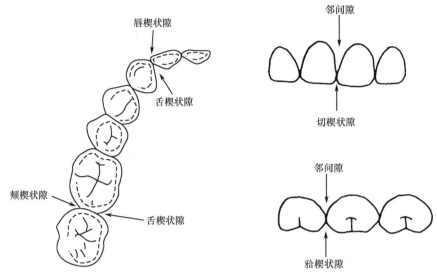

图 2-68　楔状隙

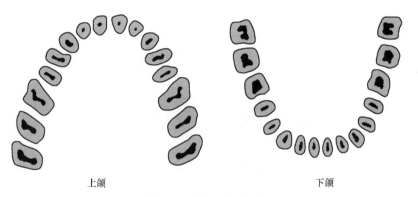

上颌　　　　　　　　　　　下颌

图 2-69　牙根的横切面

第 9 节　牙体髓腔解剖形态

一、概　　述

　　牙髓腔是位于牙体中部的一个与牙体外形相似同时又显著缩小的空腔,简称髓腔(pulp cavity)。髓腔的周围被坚硬的牙本质包围,腔内充满了牙髓组织。

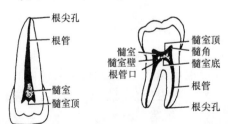

图 2-70　髓腔各部名称

（一）髓腔

髓腔各部名称,见图 2-70。

1. 髓室　髓腔朝向牙冠的一端扩大成室,称之为髓室(pulp chamber),位于牙冠及牙根颈部,其形状与牙冠的外形相似。前牙髓室与根管无明显界限;后牙髓室呈立方形,有六个面组成。

（1）髓室顶:髓室朝向牙冠𬌗面或切嵴者称

为髓室顶。髓室顶与𬌗面形态相对应,其中髓室伸向牙尖方向突起呈角状的部分,称为髓角。

（2）髓室底:髓室朝向牙根者称为髓室底,其外形与根分叉外形相似。在髓室底上,髓室与根管的移行处称为根管口。髓室顶与髓室底之间的距离称为髓室高度。

（3）髓室壁:与牙冠的四个轴面相对应的髓室的四壁,分别称为近中髓壁、远中髓壁、唇(颊)侧髓壁、舌侧髓壁。

2. 根管系统　是髓腔内除髓室外的管道部分,包括根管、管间吻合、根管侧支、根尖分歧及副根管等,它们共同构成根管系统(root canal system)(图 2-71)。

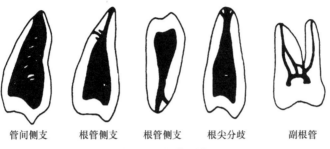

| 管间侧支 | 根管侧支 | 根管侧支 | 根尖分歧 | 副根管 |

图 2-71　根管系统

（1）根管:髓腔朝向牙根的一端逐渐缩小呈细管状,称为根管(root canal)。每个牙根均有根管,并且根管的形状及数目与牙根的外形、数目常常不一致。通常较圆的牙根内有一个与牙根外形相似的根管;而较扁的牙根内,可能会有一个、二个或一、二个根管的混合形式。根据恒牙根管的形态,可将其分为四型(图 2-72)。

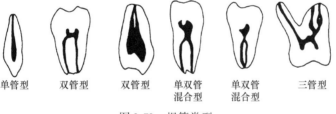

| 单管型 | 双管型 | 双管型 | 单双管混合型 | 单双管混合型 | 三管型 |

图 2-72　根管类型

1）单管型:从髓室延伸至根尖孔为单一根管,由 1 个根尖孔出牙体。

2）双管型:从髓室延伸至根尖有两个分开的根管,由两个根尖孔或合并成 1 个根尖孔出牙体。

3）单双管型:1 个根管离开髓室,再分为 2 个根管;或 2 个根管离开髓室,再合成 1 个根管,也可再分而又合,合而又分,形成复杂的根管形态,由 1 个或 2 个根尖孔出牙体。

4）三管型:1～3 个根管离开髓室,形成 3 个根管,由 3 个根尖孔出牙体;或其中 2 个根管先合成一管,再以 2 个根管分别开口于根尖,或 3 个根管至根尖合成一孔。

上述四种根管中,以单管型分布最广,其中上颌中切牙、上颌尖牙、上颌第一磨牙的舌根和上颌第二磨牙的舌根及远中颊根属纯单管型。双管型的分布范围仅次于单管型,除上述单管型外,其余牙根均可出现双管型,其中以上颌第一前磨牙、上颌第一磨牙的近中颊根和下颌第一磨牙的近中根多见。单双管型可见于上、下颌第一、二前磨牙和上颌第一、二磨牙的近中颊根,下颌第一磨牙的近、远中根和下颌第二磨牙的近中根。三管型较为罕见,可视为变异型。

（2）侧副管(lateral accessory canal)：为根管系统中根管之外的一切管道。包括以下 5 种。

1）管间吻合：又称为管间侧支，为发自相邻根管间的交通支。可为 1～2 支呈水平弧形或网状，多见于双根管型。根中 1/3 的管间吻合多于根尖 1/3，根颈 1/3 者最少。

2）根管侧支：为发自根管的细小分支。常与根管接近垂直角度，贯穿牙本质和牙骨质，通向牙周膜。根尖 1/3 的根管侧支多于根中 1/3，根颈 1/3 者最少。

3）根尖分歧：为根管在根尖分散的细小分支，较多见于前磨牙和磨牙。

4）根尖分叉：为根管在根尖分散成 2 个或 2 个以上的细小分支，此时根管不复存在。

5）副根管：为髓室底至根分叉处的管道。一般与主根管平行，多见于磨牙。

（3）根尖孔：为根管在根尖或其附近的开口。根尖孔为髓腔内血管、神经、淋巴管等与牙周相联系的通道。根尖孔以位居根尖顶较多(57%)；位居根尖旁侧者较少(43%)，其中以舌侧者最多，其余依次为远中、近中和唇、颊侧。根管最狭窄处常不在根尖孔，而是距根尖孔约 1mm 处。

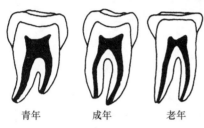

图 2-73　髓腔增龄性变化

（二）髓腔的增龄变化及病理变化

髓腔的形态随着年龄的增长不断变化。随着年龄的增长，髓腔内壁不断有继发性牙本质沉积，使髓室的体积逐渐减小、髓角变低、根管变细、根尖孔变窄小，严重者可有髓腔的部分或全部钙化阻塞（图 2-73）。乳牙的髓腔从相对比例看比恒牙者大，青少年恒牙的髓腔比老年者大，表现为髓室大、髓角高、根管粗、根尖孔大。

当牙本质因磨损、酸蚀、龋病、外伤等病理性变化而暴露时，在受伤处相对的髓腔壁上将形成修复性牙本质，使髓腔变小。

二、恒牙髓腔形态

（一）切牙髓腔形态

1. 上颌中切牙髓腔形态（图 2-74）　上颌中切牙的髓腔较大，有粗而直的单根管，其近远中径大于唇舌径，髓腔与根管无明显界限。

（1）唇舌剖面：髓腔略呈梭形，平颈缘处最厚，向切嵴方向逐渐变细，至切嵴处缩小成尖形，向根尖方向也渐缩小。

（2）近远中剖面：髓腔呈三角形，髓室顶最宽，相当于牙冠中 1/3 处，髓腔向根尖逐渐缩小变细。

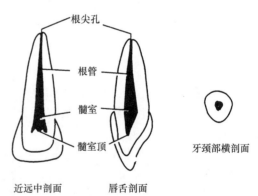

图 2-74　上颌中切牙髓腔形态

（3）横剖面：牙颈部横剖面根管呈圆三角形，与牙体外形相似，唇侧宽于舌侧；牙根中部横剖面根管约为颈部的一半大小，呈圆形或卵圆形，位置居中略偏唇侧。

2. 上颌侧切牙髓腔形态（图 2-75）　上颌侧切牙的形态与上颌中切牙相似，略小。由于此牙外形变异较多，因此髓腔形态也有相应的变异。

3. 下颌中切牙髓腔形态（**图2-76**） 下颌中切牙髓腔体积最小,根管外形与牙根外形一致,唇舌径大于近远中径,根管多为窄而扁的单根管,约有4%分为唇舌两管。

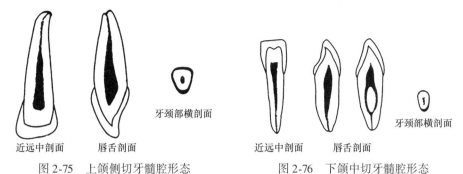

图 2-75 上颌侧切牙髓腔形态　　　　图 2-76 下颌中切牙髓腔形态

（1）唇舌剖面:髓腔相当于颈缘处最宽,两端较小。髓室顶呈尖形,相当于牙冠中1/3处。根管自根中1/3开始向根尖方向逐渐变细。

（2）近远中剖面:髓腔呈狭长三角形,髓室顶最宽,相当于牙冠中1/3处,向根尖方向逐渐变细。

（3）横剖面:牙颈部横剖面髓腔呈椭圆形,唇舌径大于近远中径,位置居中。牙根中部横剖面根管呈椭圆形或圆形,有时可见唇舌向两根管。

4. 下颌侧切牙髓腔形态（**图2-77**） 下颌侧切牙的髓腔较下颌中切牙为大,形态与下颌中切牙相似。

（二）尖牙的髓腔形态

1. 上颌尖牙髓腔形态（**图2-78**） 上颌尖牙髓腔的唇舌径明显大于近远中径。单根管。

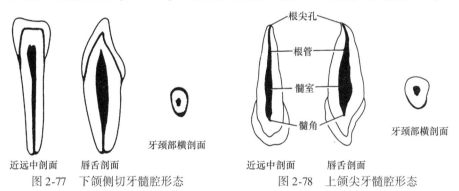

图 2-77 下颌侧切牙髓腔形态　　　　图 2-78 上颌尖牙髓腔形态

（1）唇舌剖面:髓角窄而尖,根管外形与根外形相一致,根尖孔处明显缩小。

（2）近远中剖面:髓腔较窄,两端均呈尖形,髓角相当于牙冠中1/3处,与牙尖相对应。

（3）横剖面:牙颈部横剖面髓腔呈卵圆形,较宽大,位于牙根的中央,唇舌径大于近远中径;根中部横剖面根管较小呈圆形。

2. 下颌尖牙髓腔形态（**图2-79**） 下颌尖牙髓腔与上颌尖牙者相似,但较上颌尖牙窄、

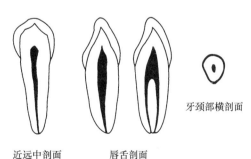

图 2-79 下颌尖牙髓腔形态

髓角较圆、4% 根管分叉为唇舌二管。

（1）唇舌剖面：与上颌尖牙相似，但较窄小。

（2）近远中剖面：髓腔较窄，髓角圆钝。

（3）横剖面：颈部横剖面髓腔呈椭圆形，唇舌径较大；根中部横剖面根管呈圆形或椭圆形。

（三）前磨牙的髓腔形态

前磨牙的髓腔形态见图 2-80 和图 2-81。

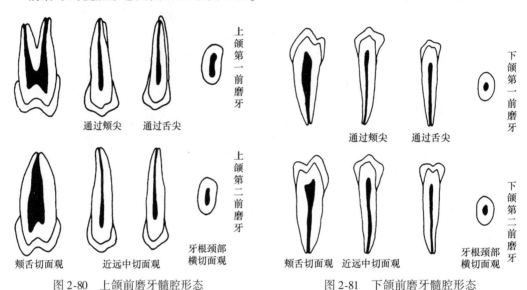

图 2-80　上颌前磨牙髓腔形态　　　　图 2-81　下颌前磨牙髓腔形态

1. 上颌第一前磨牙髓腔形态

（1）颊舌剖面：髓室顶上有颊、舌髓角分别伸入颊尖和舌尖中，颊侧髓角较高，接近牙冠的中 1/3 处，舌侧髓角较低，接近牙冠颈 1/3 处。无论牙根的外形及数目如何变化，大多数情况有颊舌 2 个根管，一般可分为双根双管型、单根双管型、单根单双管型及单根单管型四种形态。双根管率达 78%。

（2）近远中剖面：与尖牙形态相似，但髓室和根管均较窄。

（3）横剖面：牙颈部横剖面髓腔呈椭圆形，颊舌径大于近远中径。颊舌向中缩小呈肾形；牙根中部横剖面若为单根管，根管呈椭圆形；若为双根管，颊舌向两根管均呈圆形。

2. 上颌第二前磨牙髓腔形态　上颌第二前磨牙的髓腔形态和上颌第一前磨牙的髓腔形态相似，约有 54% 为单根管，46% 为颊舌向 2 个根管。

3. 下颌第一前磨牙髓腔形态　髓室顶上有颊、舌两个髓角，髓室向下一般均与单根管相通。

（1）颊舌剖面：髓腔的颊舌径大于近远中径，其颊侧髓角特别高，位于牙冠中 1/3；舌侧髓角短圆而不明显，接近牙冠颈 1/3；髓室顶自颊侧明显斜向舌侧。根管在根中 1/3 开始逐渐缩小成根尖孔。20% 的根管在根中部分为颊舌二管，但在根尖孔处又合成单根管。

（2）近远中剖面：其髓腔形态和尖牙相似，但较窄。

（3）横剖面：牙颈部横剖面髓室较圆，根中部横剖面仍呈圆形，但明显缩小。

4. 下颌第二前磨牙髓腔形态　下颌第二前磨牙的髓腔形态与下颌第一前磨牙相似，不同之处为：颊舌二髓角均较明显，颊侧髓角稍长于舌侧髓角，两者均位于牙冠颈 1/3 处。髓室多在根颈 1/3 处以下明显缩小成管。

（四）磨牙髓腔形态（图 2-82 和图 2-83）

1. 上颌第一磨牙髓腔形态　髓室较大呈立方形，根管多而细，髓室与根管界限清楚。髓室顶凹向下，最凹处约平颈缘。髓室底为圆形，位于颈缘龈方2mm处。一般有4个髓角。髓室底可见3~4个根管口，即舌根1个，颊根2~3个，其中舌侧根管较圆，为粗而长直的单根管；近中颊侧根管口较窄，并约有60%的根管分为颊舌2根管；远中颊侧根管分支较少。

（1）颊舌剖面：近中颊舌剖面观，髓腔形态与牙冠相似，近中颊髓角高于近中舌髓角。

（2）近远中剖面：近中颊侧髓角高于远中颊侧髓角，颊侧根管口及根管均较舌侧者窄小。

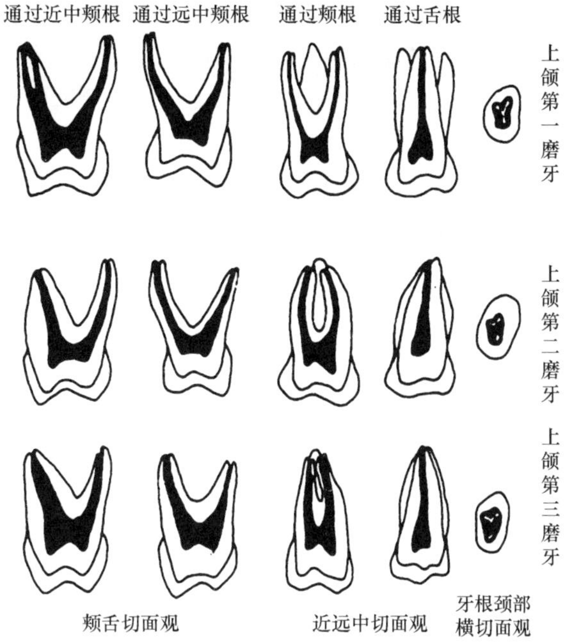

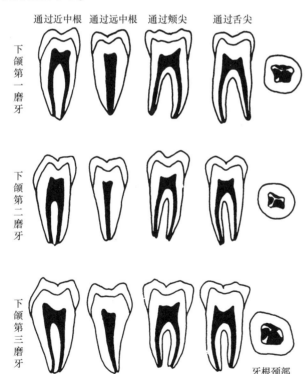

图 2-82　上颌磨牙髓腔形态

（3）横剖面：颈部横剖面可见3个或4个根管口，其中舌侧根管口最大，呈圆形；远中颊侧根管口较小，位于近中颊侧根管的远中舌侧；近中颊侧根管口窄而长，有时可见颊舌向两个根管口。根中部横剖面，近中颊侧根管口为近远中向较窄的扁圆形；远中颊侧根管小而圆；舌侧根管大而圆。

2. 上颌第二磨牙髓腔形态　与上颌第一磨牙髓腔形态相似但较小，近中颊侧根管约30%分为双根管或单双管型，远中颊侧根管和舌侧根管均为单根管。

3. 上颌第三磨牙髓腔形态　由于第三磨牙外形变异较多，因此其髓室及根管的外形和数目变化也较大。但一般表现为髓室较大，根管短小，大部分融合成1个根管，髓角也较低。

4. 下颌第一磨牙髓腔形态　与上颌磨牙相似，髓室较大呈立方形，

图 2-83　下颌磨牙髓腔形态

根管也较多而复杂。髓室顶与髓室底均凸向髓室。髓室顶向髓室最凸出处约与颈缘平齐，

髓室底在颈缘下2mm,髓室顶与髓室底间的距离一般为1mm左右。髓室底距根分叉处也约为2mm。大多有5个髓角,一般有2～3个根管口。

(1) 颊舌剖面:髓室的近中颊舌径大于远中颊舌径,舌侧髓角高于颊侧髓角。近中根管约87%分为颊、舌两个根管,远中根管多为宽大的单根管,有40%分为颊舌两个根管。

(2) 近远中剖面:近中髓角高于远中髓角,近中根管较细小而远中根管较大且直。

(3) 横剖面:在颈部,可见髓室的近远中径大于颊舌径,近中颊舌径大于远中颊舌径。在根中部,近中根多为2个根管,细小呈哑铃形;远中根的根管较大,有时也为双根管。

5. 下颌第二磨牙髓腔形态　与下颌第一磨牙髓腔形态相似,其近中根管64%分为双根管,远中根管多为单根管。

> ⊙**链接**
>
> 若下颌第二磨牙近远中根在颊侧融合,根管也在颊侧连通,根管横断面成C形,称为C形管。根管治疗时,要注意充填完全。

6. 下颌第三磨牙髓腔形态　髓室和根管依其牙外形而变化,一般髓室宽大,根管较粗大。

三、乳牙髓腔形态

乳牙髓腔形态(图2-84)大体与乳牙的外形相一致,若按髓腔的大小与牙齿的大小比例而言,则乳牙的髓腔较恒牙者大,表现为髓室大,髓角高,髓室壁薄,根管粗,根尖孔也大。

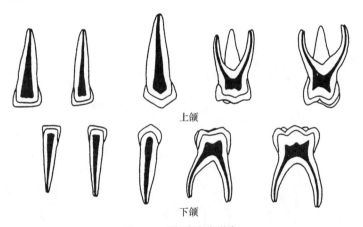

上颌

下颌

图2-84　乳牙髓腔形态

乳前牙髓腔与其牙冠外形相似,根管多为单根管,偶见下颌乳切牙根管分为唇、舌向两根管。

乳磨牙髓室较大,通常都有3个根管:上颌乳磨牙有2个颊侧根管,1个舌侧根管;下颌乳磨牙有2个近中根管,1个远中根管。下颌第二乳磨牙有时可出现4根管:2个近中根管,2个远中根管。

四、髓腔解剖的临床意义

(一) 髓腔解剖对牙髓炎的意义

牙髓组织富含神经、血管、淋巴管和疏松结缔组织,修复能力较强。但同时牙髓又处于四壁坚硬而缺乏弹性的牙髓腔中,血液循环只能通过细小的根尖孔的终支循环。因此当牙髓组织受到感染,或由于理化刺激而致牙髓炎时常造成一系列的不良结局。

(1)牙髓炎时,炎症渗出物不易引流,髓腔压力也易增高,同时牙髓组织松软,因此感染很快扩散至整个牙髓。

(2)由于牙髓发炎可造成牙髓血管扩张和血流缓慢,故易形成血管栓塞而造成牙髓坏死。

(3)炎症时毛细血管扩张,其通透性增大,血管内的液体渗透到周围牙髓组织内,而牙髓腔周围为牙体硬组织,因此使牙髓内压力增大,并压迫牙髓神经,引起疼痛。故而开髓是减轻髓腔内压力,促使炎症渗出物引流,减轻牙痛的最有效的办法。

(二)髓腔形态特点对临床治疗的意义

(1)上颌前牙髓腔的唇舌径在牙颈部最大,开髓时应在舌面窝中央向牙颈方向钻入。

(2)上颌前牙在活髓牙预备针型嵌体的针道时,应注意避开髓角。

(3)上颌前牙根管多为粗而直的单根管,根管治疗时操作容易,疗效确切,对大多数需作修复治疗的病人可作桩冠修复。

(4)下颌前牙根管细,管壁薄,根管治疗时应防止侧穿或器械折断。

(5)下颌前牙约有4%为唇舌向双根管,应仔细查明根管数目,一般可通过改变X线投照角度来显示双根管。

(6)上颌前磨牙颊侧髓角较高,备洞时应避免穿通颊侧髓角;其髓室底较深,开髓时避免将暴露的髓角误认为是根管口。

(7)上颌前磨牙多为颊舌向两个根管,且根管的分叉部位接近根尖部,作根管治疗时应注意,勿将双根管误认为单根管。

(8)下颌第一前磨牙因牙冠明显向舌侧倾斜,故其颊尖位于牙冠中份,髓角又高,牙体预备时应避免穿髓;作根管治疗时,器械应与牙长轴方向一致,以免根管侧壁穿通。

(9)上颌磨牙的近中颊侧髓角和近中舌侧髓角较高,备洞时应避免穿髓。

(10)上颌磨牙的颊侧两个根管口相距较近,且近中颊侧根管较窄小,有时出现2个根管,故在根管治疗前最好拍摄X线片,以了解根管形态和变异,操作时应注意根管走行方向。

(11)上颌第二磨牙有时颊侧两个根管融合为粗大的单根管,治疗时应加以注意。

(12)下颌磨牙的髓室顶与髓室底的距离相距较近,髓室底与根分叉也较近,开髓时应避免髓室底穿通。

(13)下颌磨牙的近中髓角和舌侧髓角较高,备洞时应避开髓角的位置。

(14)下颌第一磨牙远中舌侧根管细小弯曲,治疗时应注意。下颌第二磨牙有时近远中根在颊侧融合,根管也在颊侧相通,根管横断面呈"C"形,开髓时勿将根管在颊侧的连通误认为是被穿通的髓室底。

(15)乳牙的髓室大、髓壁薄、髓角高、根管粗、根尖孔也大,因此在备洞时,应注意保护牙髓,防止穿髓。

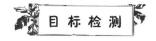

目 标 检 测

A₁型题

1. 指出下列牙齿演化的论述中哪一个是错误的

A. 牙数从少到多

B. 牙根从无到有

C. 从多列牙到双列牙

D. 从同形牙到异形牙

E. 从分散到集中

2. 暴露于牙龈缘以外的牙体称

  A. 牙冠   B. 解剖冠

  C. 临床冠   D. 牙颈

  E. 牙根

3. 不参与组成牙的结构是

  A. 牙釉质   B. 牙骨质

  C. 牙本质   D. 牙槽骨

  E. 牙髓

4. 与牙齿功能无关的是

  A. 咀嚼   B. 吞咽

  C. 发音   D. 语音

  E. 保持面部正常形态

5. 牙按形态功能可分为四类,分别是

  A. 切牙   B. 尖牙

  C. 前磨牙   D. 磨牙

  E. 以上均是

6. 左上颌第一乳磨牙的表示方法中错误的是

  A. $\dfrac{}{}\mathrm{IV}$ B. IVB

  C. $\dfrac{\mathrm{D}}{}$ D. $\dfrac{}{\mathrm{E}}$

  E. 64

7. 最先萌出的恒牙

  A. 侧切牙   B. 尖牙

  C. 第一前磨牙   D. 第二前磨牙

  E. 第一磨牙

8. 指出下列牙齿萌出的生理特点哪一个是正确的

  A. 在一定时间内,按一定顺序先后萌出

  B. 同颌同名牙左侧萌出早于右侧

  C. 上颌早于下颌

  D. 男女同龄人萌出情况相同

  E. 以上均正确

9. 磨牙𬌗面上的牙尖有

  A. 1~2 个   B. 2~3 个

  C. 3~4 个   D. 4~5 个

  E. 5~6 个

10. 横嵴和斜嵴分别见于

  A. 下颌第一前磨牙、上颌第一磨牙

  B. 上颌第一前磨牙、上颌第一磨牙

  C. 上颌第一磨牙、下颌第一磨牙

  D. 下颌第一前磨牙、下颌第一磨牙

  E. 上颌第一前磨牙、上颌第二磨牙

11. 牙体外形高点是指

  A. 牙尖最突出的部位

  B. 舌隆突最突出的部位

  C. 牙颈部最突出的部位

  D. 各轴面最突出的部位

  E. 切缘最突出的部位

12. 下列关于上颌中切牙的论述哪一个是错误的

  A. 近中缘较直,远中缘略突

  B. 近中切角近似直角

  C. 牙根为粗壮的单根

  D. 从侧面看切嵴在牙体长轴的舌侧

  E. 根尖较直或略偏远中

13. 对切牙类解剖的临床意义描述错误的是

  A. 切牙位于颌弓前部,易受到意外创伤

  B. 下颌中切牙牙冠外形常与面型或牙弓形态相一致

  C. 上颌侧切牙为龋病、牙周病的好发部位

  D. 下颌切牙舌侧牙颈部往往有软垢

  E. 上颌中切牙间常有额外牙

14. 拔除哪个切牙时最宜用旋转力

  A. 上颌中切牙   B. 上颌侧切牙

  C. 下颌中切牙   D. 下颌侧切牙

  E. 4 个切牙均可

15. 上颌尖牙近中面的接触区位于

  A. 远中切角处

  B. 切 1/3 处

  C. 中 1/3 处

  D. 切 1/3 与中 1/3 交界处

  E. 中 1/3 的中间处

16. 对上颌尖牙的描述中错误的是

  A. 为恒牙中最长的牙

  B. 切缘有一牙尖

  C. 牙根为单根

  D. 牙冠由四个面和一个切缘组成

  E. 唇、舌面似窄长五边形

17. 下列上颌尖牙的特征哪项是错误的

  A. 支撑口角,维持面容

  B. 自洁作用好,龋齿发生率低

  C. 牙根长,修复时多用作基牙

  D. 牙根呈三角形,拔除时不能用旋转力

  E. 主要功能为撕裂食物

18. 构成上颌第一、第二磨牙斜嵴的是

  A. 近中舌尖与远中颊尖

B. 远中舌尖与近中颊尖

C. 近中颊尖与近中舌尖

D. 远中颊尖与远中舌尖

E. 以上都不包括

19. 下列哪个牙的整个𬌗面呈"田"字形

　　A. 下颌第一前磨牙

　　B. 上颌第一磨牙

　　C. 下颌第二磨牙

　　D. 下颌第一磨牙

　　E. 下颌第二前磨牙

20. 关于上颌磨牙和下颌磨牙的区别,下列哪个是错误的

　　A. 上颌磨牙𬌗面呈斜方形,下颌磨牙𬌗面呈长方形

　　B. 上颌磨牙的颊尖为功能尖,下颌磨牙的舌尖为功能尖

　　C. 上颌磨牙一般有3个牙根,下颌磨牙一般有2个牙根

　　D. 上颌磨牙牙冠较直,下颌磨牙牙冠倾向舌侧

　　E. 上颌磨牙𬌗面上有斜嵴,下颌磨牙𬌗面上无斜嵴

21. 构成上颌尖牙牙尖的嵴是

　　A. 近中斜嵴、远中斜嵴

　　B. 近中牙尖嵴、远中牙尖嵴

　　C. 近中边缘嵴、远中边缘嵴

　　D. 唇轴嵴、舌轴嵴

　　E. 近中牙尖嵴、远中牙尖嵴、唇轴嵴、舌轴嵴

22. 上颌第一恒磨牙𬌗面外形似以下哪种形状

　　A. 三角形　　　　B. 长方形

　　C. 斜方形　　　　D. 方圆形

　　E. 梯形

23. 下述上颌第二前磨牙与上颌第一前磨牙形态区别中哪个不正确

　　A. 上颌第二前磨牙的颊尖比较圆钝

　　B. 上颌第二前磨牙在近中面无近中沟

　　C. 上颌第二前磨牙𬌗面近、远中点隙相距较远

　　D. 上颌第二前磨牙多为扁形单根

　　E. 上颌第二前磨牙远中接触区略偏舌侧

24. 下列乳牙的外形特征哪项是错误的

A. 乳牙体积小,呈白垩色

B. 乳牙颈嵴突出,冠根分明

C. 第一乳磨牙体积最大,第二乳磨牙次之

D. 乳磨牙根干短,分叉大

E. 上颌乳尖牙的牙尖偏向远中

25. 区别左右上颌乳尖牙与恒尖牙最主要的标志是

　　A. 乳牙体积小,颜色白

　　B. 乳牙冠宽根窄

　　C. 乳尖牙近中斜缘大于远中斜缘,牙尖偏远中

　　D. 乳牙颈嵴最突处

　　E. 乳牙根尖偏远中并弯向唇侧

26. 轴面突度的正常生理意义不包括

　　A. 对牙龈起生理性按摩作用

　　B. 起扩展牙龈缘的作用,使其紧张有力

　　C. 在龈方被牙龈乳头充满,可保护牙槽骨和邻面

　　D. 促进自洁作用

　　E. 保证邻面接触良好,防止食物嵌塞

27. 下颌第一磨牙最高的髓角是

　　A. 近中颊侧髓角

　　B. 远中颊侧髓角

　　C. 近中舌侧髓角

　　D. 远中舌侧髓角

　　E. 远中髓角

28. 根据恒前牙髓腔特点,开髓部位在

　　A. 切端或牙尖

　　B. 切角

　　C. 冠中1/3

　　D. 舌面窝向颈方钻入

　　E. 颈1/3处

29. 发自髓室底至根分叉处的管道是

　　A. 管间吻合　　　B. 根管侧支

　　C. 根尖分歧　　　D. 侧支根管

　　E. 副根管

30. 以下关于"根管口"的解释哪个是正确的

　　A. 根管末端的开口处

　　B. 髓腔的开口处

　　C. 髓腔中根分叉的位置

　　D. 髓室和根管交界的部分

　　E. 以上都不是

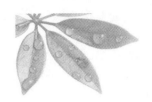

第 **3** 章
牙列、骀与颌位

1. 牙列的定义及分类。
2. 骀平面、纵骀曲线和横骀曲线。
3. 牙排列的特点及其生理意义。
4. 面部结构的关系。
5. 牙尖交错骀的定义、特证。
6. 前伸骀的定义、特点。
7. 侧方骀的定义、特证。
8. 乳牙期及替牙期骀的特证。
9. 牙尖交错位、后退接触位、下颌姿势位的定义。
10. 息止骀间隙、长正中的定义。
11. 三种基本颌位的关系。
12. 骀型。
13. 下颌功能运动和异常功能运动。
14. 下颌的三种基本运动。

第 1 节 牙 列

上、下颌牙齿按一定的规律、一定的顺序在牙槽骨上紧密地排列形成一个弓形的整体，称为牙列，也称牙弓。以位置关系，上颌者称为上牙列或上牙弓，下颌者称为下牙列或下牙弓。

一、牙 列 分 类

(一) 按照构成牙列牙的类别分类

按照构成牙列牙的类别，可将牙列分为乳牙列、混合牙列和恒牙列。

1. 乳牙列(2.5~6 岁) 20 个，全部由乳牙组成(图 3-1)。乳牙列较恒牙列短、窄，形态近似半圆形。

2. 混合牙列(6~12 岁) 由部分乳牙和部分恒牙组成，在不同发育阶段牙数有差异(图 3-2)。个别成人有乳牙滞留，属异常现象。

3. 恒牙列(12 岁以后) 28~32 个，全由恒牙组成(图 3-3)。

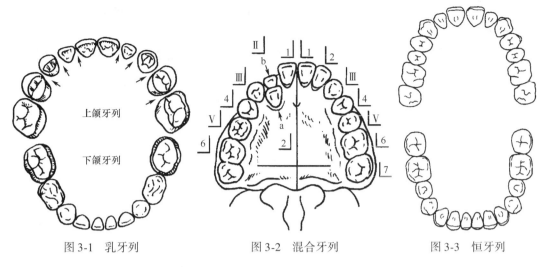

图 3-1　乳牙列　　　　　　图 3-2　混合牙列　　　　　　图 3-3　恒牙列

（二）按照牙列形态特征分类

牙列的形状在个体之间并不完全相同,但从牙合面进行观察可概括为三种类型(图 3-4)。

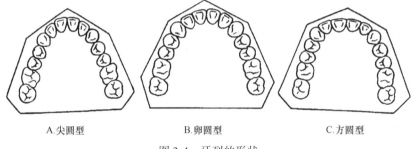

A. 尖圆型　　　　　　　　B. 卵圆型　　　　　　　　C. 方圆型

图 3-4　牙列的形状

1. 方圆型　上、下牙列中 4 个切牙的切缘连线略直,弓形牙列从尖牙的远中才开始弯曲向后,使前牙段牙列的弓形呈方圆形。

2. 尖圆型　牙列自上颌侧切牙即明显弯曲向后,弓形牙列的前牙段向前突出比较明显,使前牙段牙列向前明显突出,呈尖圆形。

3. 卵圆型　介于方圆型与尖圆型之间,弓形牙列自上颌侧切牙的远中开始,向后逐渐弯曲,使得前牙段较圆突,呈卵圆形。

牙列的外形与人的面型和牙型(上颌中切牙唇面外形)有一定联系,三者形态基本相协调一致时,则较自然美观。也有不很协调者,所以不能过于强调三者关系的一致性。

（三）按照牙列中牙的排列情况分类

按照牙列中牙的排列情况,可将牙列分为正常牙列和异常牙列。

1. 正常牙列　牙数正常,牙排列整齐,无异常。

2. 异常牙列　包括牙数异常、牙排列异常。牙数异常如牙数过多(额外牙)或过少(先天性缺额牙);牙排列异常如牙列拥挤、牙列稀疏及个别牙齿错位等。

二、牙列的生理意义

（1）牙与牙紧密相邻排列成弓形,形成一个整体,牙齿之间可互相支持,在咀嚼运动中保持牙位,而且可以保持牙弓的稳定性;同时可以防止食物嵌塞,保护牙周组织,维护牙周组织的健康。

(2)完整的牙列,在咀嚼运动中可整体承受咀嚼压力,使𬌗力分散,有利于提高咀嚼效率。

(3)完整的牙列,有利于舌的运动、发音。如牙列缺失,口唇、颊部软组织内陷,则使口腔空间变小,舌运动范围受限;如前牙部分缺失,则影响发音功能,如舌齿音"Z、C、S"等的发音。

(4)完整的牙列,可支撑颌面部软组织,使口唇、面颊丰满。否则面部塌陷,人会显得苍老。

(5)正常牙列有助于颞下颌关节(TMJ)及颌面肌正常功能的发挥。颞下颌关节位于头面部两侧,为联动关节;牙列位于面部中央;颌面肌对称性地分布于两侧;上牙列中线的位置与上唇系带一致;下牙列中线与上牙列中线正对着。这样,张、闭口运动中,下颌便不偏左也不偏右,颞下颌关节和颌面肌的正常功能也得以正常发挥。

三、牙列的大小

用数量来表示牙列的形态,对指导义齿修复,制作成品牙列和成品总义齿都有重要价值。

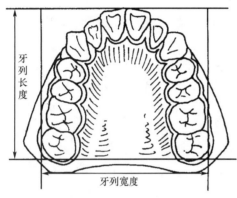

图 3-5　牙列长度与宽度

(一)牙列长度与宽度

根据对我国国人资料的研究结果显示,上下恒牙列长度或宽度呈正相关关系。上颌牙列宽 55mm 左右,长 50mm 左右;下颌牙列宽 52mm 左右,长 41mm 左右(图 3-5)。

(二)Terra 牙列指数

Terra 牙列指数是采用牙列宽度与牙列长度比值来描述上下牙列大小关系的一种方法,即:

$$牙列指数 = \frac{牙列宽度}{牙列长度} \times 100\%$$

四、牙排列的规律

牙并不都是垂直地排列在牙槽骨中,而是具有一定的倾斜方向与倾斜角度,使下颌在功能运动的过程中,上、下颌牙的咬合接触是承受接近轴向的𬌗力,即与咀嚼运动所产生的力的方向相适应,并可使唇、颊及舌等软组织能协调地行使功能,而不被牙咬伤。

1. 近远中向倾斜　从牙弓的唇侧和颊侧方向观察,前后牙具有不同的倾斜情况。一般以牙冠倾斜方向表示牙长轴的倾斜方向,牙长轴与中线相交所形成的向上的夹角,称为牙的近远中向倾斜度。角度小则倾斜度小,角度大则倾斜度大。上、下颌各牙的近远中向倾斜情况如下(图 3-6)。

上颌中切牙:牙冠略向近中倾斜。

上颌侧切牙:牙冠向近中倾斜,牙长轴与中线的交角较中切牙者为大。

上颌尖牙:牙冠亦向近中倾斜,其牙长轴与中线的交角介于上颌中切牙与上颌侧切牙之间。

上颌第一、二前磨牙:牙冠向近中倾斜,其倾斜度依次减小。

上颌第一磨牙:牙冠较直,牙长轴与中线近于平行。

上颌第二、三磨牙:牙冠向远中倾斜,其倾斜程度依次加大。

下颌中切牙:牙冠略向近中倾斜,其牙长轴几乎与中线平行。

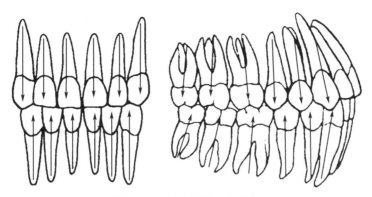

图 3-6 牙冠的近远中向倾斜

A. 前牙；B. 后牙

下颌侧切牙：牙冠向近中倾斜，其倾斜度较下颌中切牙为大。

下颌尖牙：牙冠向近中倾斜度大于下颌侧切牙。

下颌第一、二前磨牙及下颌第一磨牙：牙冠较直，牙长轴几乎与中线平行。

下颌第二、三磨牙：牙冠向近中倾斜，其倾斜程度依次加大。

2. 唇颊舌向倾斜 从牙齿的邻面观察，牙长轴与殆平面所成的交角，称为牙的唇颊舌向倾斜度。上、下颌各牙的唇颊舌倾斜情况如下（图 3-7）。

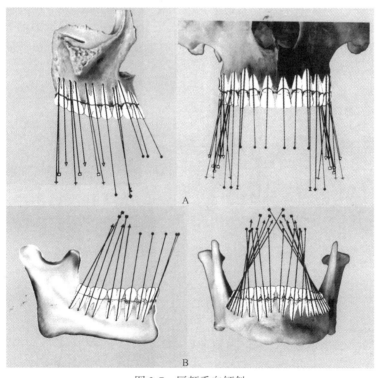

图 3-7 唇颊舌向倾斜

A. 上颌牙的唇颊舌向倾斜；B. 下颌牙的唇颊舌向倾斜

上颌切牙：牙冠向唇侧倾斜，其长轴与颌骨前端牙槽突的倾斜方向一致。

上颌尖牙：牙长轴较正，与殆平面成垂直关系。

上颌第一、二前磨牙以及上颌第一磨牙：牙长轴相对较正，与殆平面成垂直关系。

上颌第二、三磨牙:牙长轴向颊侧倾斜,与𬌗平面相交所构成的颊向角为钝角。

下颌切牙:牙冠向唇侧倾斜,其倾斜度较上颌切牙略小。

下颌尖牙:牙长轴较正,与𬌗平面成垂直关系。

下颌前磨牙以及下颌磨牙:牙长轴向舌侧倾斜。

3. 垂直向关系 为了便于描述上、下颌牙齿在垂直方向上的排列情况,需要首先设定一个参考平面,然后以此为参照来描述各牙垂直方向的位置关系,该平面即为𬌗平面。其定义是:由上颌中切牙切缘的近中切角连接两侧上颌第一磨牙的近中舌尖顶或近中颊尖顶所构成的假想平面。该平面与鼻翼耳屏线近于平行,基本上平分上、下颌的颌间距离,并与上唇缘有一定的位置关系。因此在口腔修复的临床应用中,常以此平面作为制作全口义齿𬌗堤和排列人工牙的依据。

> **链接**
>
> 𬌗平面的另外一种确定方法:即以下颌牙列为基准,连接下颌中切牙近中邻接点与下颌两侧第二磨牙远中颊尖所构成之假想平面,又称其为解剖学𬌗平面。此平面有一定倾斜度,用以表示牙列的前后端不在一个水平位置上,而是后端高于前端。

以上颌牙列为基准的𬌗平面作为参考平面,各牙与该平面的位置关系是:上颌中切牙的切缘、上颌尖牙的牙尖、上颌第一前磨牙的颊尖、上颌第二前磨牙的颊尖及舌尖、上颌第一磨牙的近中舌尖均在𬌗平面上。上颌侧切牙的切缘、上颌第一前磨牙的舌尖、上颌第一磨牙的近中颊尖及远中舌尖约高于𬌗平面0.5mm。上颌第一磨牙的远中颊尖、上颌第二磨牙的近中颊尖及远中颊尖、上颌第三磨牙的近中颊尖及远中颊尖均高于𬌗平面,其高于𬌗平面的程度依次加大(图3-8)。

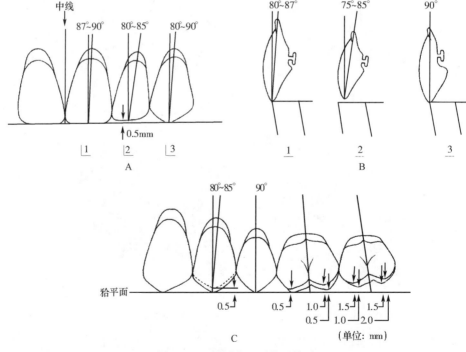

图3-8 上颌牙的上下位置关系

A、B. 上颌前牙的上下位置关系;C. 上颌后牙的上下位置关系下颌牙排列的位置关系是根据上颌牙排列的上下位置关系而确定,所以能产生良好的咬合接触,故在全口义齿的排牙过程中大多是以上颌牙的上下位关系为准则进行排列(图3-9)。

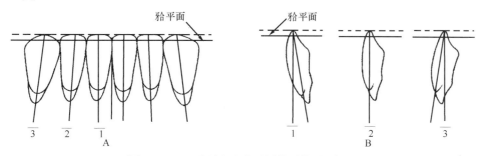

图 3-9　以上牙列为基准下颌前牙排列的标准

五、殆 曲 线

牙列殆面是由牙弓内所有牙齿的切缘及牙尖连续所形成的曲面。用以表示牙列殆面的曲线叫殆曲线。从侧面观察,所见矢状方向的殆曲线称为纵殆曲线;从前方观察,所见冠状方向的殆曲线称为横殆曲线。此曲线在上牙弓凸向下,在下牙弓凹向上。

（一）纵殆曲线（矢状曲线）

1. 上颌牙弓的纵殆曲线　为连接上颌中切牙的切缘、尖牙的牙尖、前磨牙的颊尖以及磨牙的近远中颊尖的连线所形成。由上颌中切牙切缘至上颌第一磨牙的近中颊尖段为前段,较平直;从上颌第一磨牙的近中颊尖至上颌最后磨牙的远中颊尖段为后段,其逐渐向上弯曲,形成一条凸向下的曲线,此段曲线亦称为补偿曲线(图3-10)。

2. 下颌牙弓的纵殆曲线　连接下颌切牙的切缘、尖牙的牙尖、前磨牙的颊尖以及磨牙的近远中颊尖的连线。该连线从前向后是一条凹向上的曲线,又称为Spee 曲线（curve of Spee）。该曲线的切牙段较平直,从尖牙向后经前磨牙至第一磨牙的远中颊尖逐渐降低,然后经第二、第三磨牙的颊尖又逐渐升高(图3-11)。

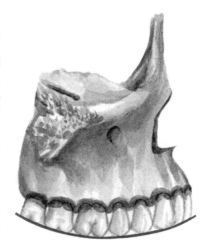

图 3-10　上颌牙弓的纵殆曲线

（二）横殆曲线

由于上颌磨牙的牙长轴向颊侧倾斜,使舌尖的位置低于颊尖,因此连接一侧磨牙的颊尖、舌尖与对侧同名磨牙的舌尖、颊尖所形成的曲线凸向下,即为上颌牙弓的横殆曲线(transverse curve of occlusion)。同样,连接下颌一侧磨牙的颊尖、舌尖与对侧同名磨牙的舌尖、颊尖所形成的曲线,称为下颌牙弓的横殆曲线。由于下颌磨牙向舌侧倾斜,颊尖比舌尖略高,因此下颌的横殆曲线凹向上(图3-12)。

上、下颌牙弓的纵殆曲线与横殆曲线在咬合时应相吻合一致。

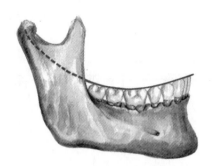

图 3-11 下颌牙弓的纵𬌗曲线

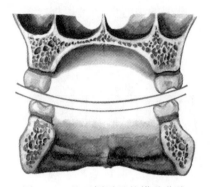

图 3-12 上下颌牙弓的横𬌗曲线

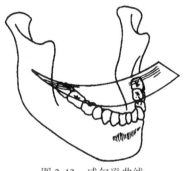

图 3-13 威尔逊曲线

威尔逊(Willson)首先发现上下牙弓的横𬌗曲线相吻合,故横𬌗曲线又称威尔逊曲线(curve of Willson)(图 3-13)。

下颌磨牙的舌尖高而陡,当下颌磨牙颊尖被磨耗后,下颌的横𬌗曲线常常不再表现为凹向上,而呈凸向上的曲线。

六、面部表面标志及面部协调关系

(一)几个重要标志(图 3-14)

1. 眶耳平面(Frankfort plane) 眶耳平面是由两侧眶下缘最低点连接外耳道上缘所形成的一个假想平面。当人端坐,头保持直立位时,该平面与地平面平行。

🔵链接

    眶耳平面常被作为描述上下牙列、下颌骨以及咬合关系相对于上颌及至颅面其他结构的位置情况和运动关系的基本参考平面,在放射投照检查中具有重要的定位参考意义,是临床最常用的参考平面之一。

2. 鼻翼耳屏线(Comper's line,Ala-tragus line) 鼻翼耳屏线是指从一侧鼻翼中点到同侧耳屏中点的连线,该线与𬌗平面近于平行,与眶耳平面成向前约15°角。牙列缺失后,常参考该线来确定𬌗平面,以期使所排列牙齿符合生理要求,恢复生理牙列位置及咬合关系。

3. 莫森球面学说(Monson spherical theory) 莫森从垂直角度连接 Spee 曲线后提出𬌗球面学说,他认为以眉间点为中心,以 10.16cm 为半径,所画出球面的一部分恰与下牙列的𬌗面相吻合,下颌即以此球面进行运动。实际上它只反映了牙列𬌗面是一个曲面,但在个体之间有很大差异,并不能代表每个人的情况。只能说明当咬合时对牙列的牙起支持和稳定作用(图 3-15)。

🔵链接

Bonwill 三角(鲍威尔三角)

    据 Bonwill 的研究,下颌骨双侧髁突中心与下颌中切牙切角接触点相连,恰构成一个等边三角形,其边长为 10.16cm,称之为 Bonwill 三角。以后有研究证实,这一个三角很少是等边形的,而等腰形者较多,等腰表明面部两侧对称,还能阐明下颌的运动,因此受到关注。现在在修复学临床上使用的𬌗架,多以鲍威尔三角为基础(图 3-16)。

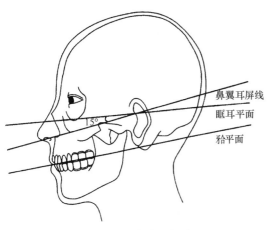
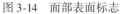

图 3-14 面部表面标志

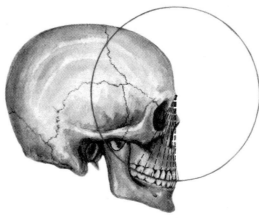

图 3-15 莫森球面

（二）面部协调关系

1. 唇齿关系 当下颌位于姿势位时，上颌切牙切缘在上唇下缘下 1～2mm，下颌切牙与下唇上缘平齐。微笑时，上切牙约显露唇面的 2/3，下切牙显露 1/2。下切牙的切缘弧度应与下唇内曲线基本一致，但不显露磨牙。唇部丰满适度，能自然闭合，口角对着上颌尖牙的远中部分或第一前磨牙的近中部分。这些特点在评价面部美观方面具有重要参考价值。

2. 牙型、牙弓型与面型的关系 牙型、牙弓型与面型三者的关系通常是相互协调的，

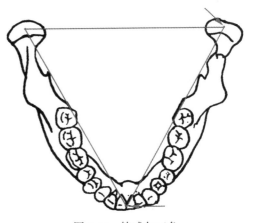

图 3-16 鲍威尔三角

即在个体发育中应表现一致。面部发育较宽者，其颅骨亦可能较宽，牙弓也较宽。这样面型与牙弓型可能有统一的方圆型或卵圆型外形。面部发育较窄者，其颅骨可能较窄，牙弓也较窄。这样面型与牙弓型就可能统一为较窄的尖圆型。牙型往往与面型一致，上颌切牙牙冠倒置形态常与面型相似，这对临床上全口义齿的修复有一定的参考价值。

⭐**链接**

若干学者曾报道过关于颅、面、颌、牙弓、牙型发育不统一的问题，认为不论在人或其他灵长类，均有发生。这是由于机体各部分在种系发育上，有其相互配合的统一性，但在个体发育上，又有其个体独特的变异性。

第 2 节 𬌗

一、概 述

下颌在各种功能运动中，上、下颌牙发生接触的现象称为𬌗或咬合。习惯上把这种接触关系称为𬌗关系或咬合关系。而咬合关系随着下颌位置的不同可产生多种接触状态，其中最稳定和最常用的咬合接触关系有三种，即牙尖交错𬌗、前伸𬌗、侧方𬌗等。下颌在进行咀嚼运动时，颞下颌关节的运动及咀嚼肌的协调舒缩，使上、下颌牙之间产生有规律的咬合

接触而保持正常的殆关系,所以任何类型的殆障碍都可引起肌收缩失调,但大多数患者可通过调殆或殆的改建使肌活动恢复正常。

殆学是一门从生理到病理,从基础到临床,理论联系实际的应用基础学科,是口腔修复学和正畸治疗的生物学基础,是诊断口颌系统功能紊乱的统一标准。故殆与颌位在口腔医学领域内,已被广大口腔医务工作者所重视。

目前,随着科学技术的发展,电子仪器广泛地应用于生理学的研究中,如肌电图、遥测术、X线电影、下颌轨迹描记、髁突运动轨迹描记、殆音记录及各种传感器的应用,为殆学的发展提供了新的有效手段,人们对殆学的研究真正进入了生物学领域,已发展成为一门新兴的富有生命力的独立学科。

二、三种基本的殆

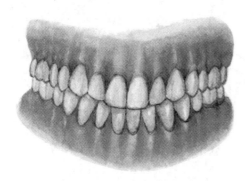

图 3-17 牙尖交错殆的接触关系

殆有三种,即牙尖交错殆、前伸殆与侧方殆。

(一) 牙尖交错殆

1. 定义 牙尖交错殆(intercuspal occlusion, ICO)是指上下颌牙牙尖相互交错,殆面接触最广的咬合接触关系(图 3-17),过去称此为正中殆。它是以牙尖交错接触为前提,此时,下颌可能居中也可能并非居中,故现已将正中殆一词改为牙尖交错殆。此时,上下颌牙齿保持最广泛、最紧密、最稳定的接触关系。整个牙列及牙周组织受力均匀,便于承受和分散咬合负荷,最大限度发挥咀嚼食物的潜能,是一种非常重要的殆关系。

2. 牙列特征

(1) 近远中向关系:上下牙列的中线相一致,并正对着上唇系带。上下颌牙齿保持着一种相对的尖凹交叉关系。如下所示:

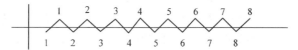

由此可以看出,除下颌中切牙、上颌第三磨牙外,其余都保持着一个牙齿与对颌相对的两个牙齿的咬合接触关系。

上下颌牙齿的这种对位关系不但使上下牙弓殆面达到了最广泛的接触面积,而且可以分散殆力,避免个别牙负担过重,不至于使对颌牙失去咀嚼功能,也不会在短时间内发生移位现象,从而保持殆关系的稳定。

1) 上下颌第一磨牙的对位关系

颊面观(图 3-17):上颌第一磨牙的近中颊尖正对上颌第一磨牙的颊沟,下颌第一磨牙的远中颊尖正对上颌第一磨牙的颊沟。

舌面观(图 3-18):下颌第一磨牙的远中舌尖正对上颌第一磨牙的远中舌沟,下颌第一磨牙近中舌尖咬在上颌第二前磨牙与上颌第一磨牙的舌楔状隙内。

图 3-18 上下颌第一磨牙的对位关系舌面观

殆面观:上颌第一磨牙的近中舌尖咬在下颌第一磨牙的中央窝

内,下颌第一磨牙的远中颊尖咬在上颌第一磨牙的中央窝内。

●链接

在口腔修复临床中,排列全口义齿,除了注意牙齿的倾斜度、上下位置关系及殆曲线外,确立上下颌第一磨牙的对位关系,对保证咀嚼效率,提高咀嚼效能起到了至关重要的作用。

安氏错殆分类:上、下颌第一磨牙是牙列中萌出最早的恒牙,因此,第一磨牙的殆关系是牙尖交错殆的重要标志,即上颌第一磨牙的近中颊尖对着下颌第一磨牙的颊沟,为"殆"之关键(图3-17)。通常将此种对位关系称为"中性殆";如果上颌第一磨牙的近中颊尖位于下颌第一磨牙颊沟的近中,称为远中殆;反之,如果上颌第一磨牙的近中颊尖位于下颌第一磨牙颊沟之远中,则称为近中殆(图3-19)。

2)上下颌尖牙的对位关系(图3-17):上颌尖牙牙尖的近中舌斜面与下颌尖牙牙尖的远中唇斜面相接触,下颌尖牙的远中缘与上颌尖牙的牙尖顶正对。

(2)唇颊舌向关系(图3-20):由于上颌牙列比下颌牙列宽大,因而在牙尖交错殆时上颌牙列盖过了下颌牙列。盖过的水平距离称覆盖,盖过的垂直距离称覆殆。

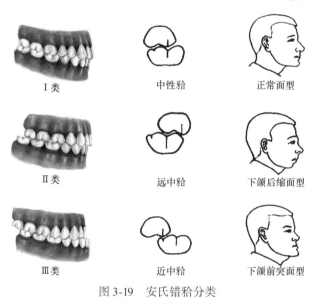

图3-19 安氏错殆分类

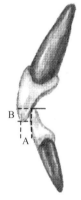

图3-20 上下颌前牙的覆盖覆殆

A. 覆盖;B. 覆殆

1)覆盖(overjet)(图3-21):又称超殆,超突,是指牙尖交错殆时,上颌牙盖过下颌牙水平方向的距离。对于前牙,它是指上前牙切缘与下前牙唇面之间前后向的水平距离。正常成人为2~4mm(平均3mm);对于后牙,它是指上后牙颊尖与下后牙颊面之间的水平距离。临床上所用的覆盖,如果没有特别说明时,均为前牙的覆盖。前牙覆盖如果超过3mm,则称为深覆盖。深覆盖的程度决定于水平距离的大小,临床上将其分为三度。

Ⅰ度:上前牙切缘至下前牙唇面的水平距离为3~5mm。

Ⅱ度:上前牙切缘至下前牙唇面的水平距离为5~7mm。

Ⅲ度:上前牙切缘至下前牙唇面的水平距离为7mm以上。

如果覆盖过大,超过下颌功能运动的范围,可造成前牙的切咬困难;过小可阻碍下颌的前伸运动及限制下颌的左右侧方运动。

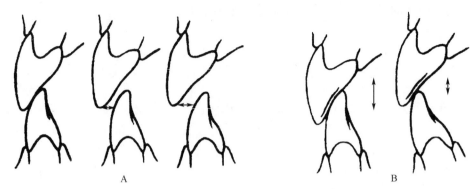

图 3-21　前牙的正常覆盖与深覆盖以及正常覆𬌗与深覆𬌗

A. 前牙的正常覆盖与深覆盖;B. 前牙的正常覆𬌗与深覆𬌗

2）覆𬌗(overbite)（图 3-21）:覆𬌗是指牙尖交错𬌗时,上颌牙盖过下颌牙垂直方向的距离。临床上一般是指前牙间覆𬌗。正常覆𬌗为下前牙切缘咬在上前牙舌面的切 1/3 以内,超过者为深覆𬌗。临床上根据下前牙切缘咬在上前牙舌面的部位可将其分为Ⅲ度。

Ⅰ度:咬在中 1/3 以内。

Ⅱ度:咬在颈 1/3 以内。

Ⅲ度:超过颈 1/3 达龈部者。

有时由于发育异常或其他原因,下颌前牙切缘突出于上颌前牙的唇面(称地包天),或下颌后牙的颊尖突于上颌后牙的颊侧,则称为反𬌗;若上下颌前牙切缘彼此相对,或上下颌后牙以颊尖相对,则称为对刃𬌗或切𬌗,对刃𬌗即无覆盖也无覆𬌗(图 3-22 和图 3-23)。

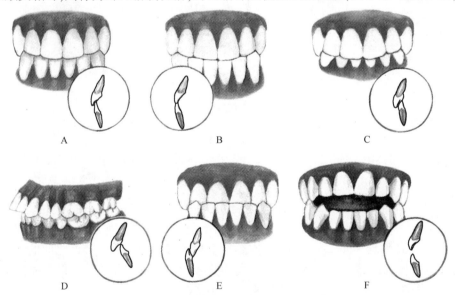

图 3-22　前牙覆盖覆𬌗分类

A. 正常𬌗;B. 对刃𬌗;C. 深覆𬌗;D. 深覆盖;E. 反𬌗;F. 开𬌗

覆盖与覆𬌗关系存在的生理意义:①因上牙弓较大,扩大了咀嚼面积,提高了咀嚼效率。②因上牙弓的切缘与颊尖覆盖着下牙弓的切缘与颊尖,使唇、颊软组织得以保护;同时在牙弓的舌侧,由于下牙弓的切缘与舌尖反覆盖着上牙弓的切缘与舌尖,这样又可保护舌边缘不被咬伤。

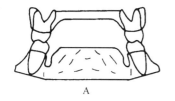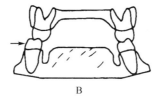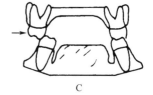

图 3-23　后牙正常殆与异常殆

A. 正常殆；B. 反殆；C. 锁殆

（二）前伸殆

1. 定义　当下颌由牙尖交错殆依切导向前、下运动的过程中，上下牙列间的咬合关系均为前伸殆（protrusive occlusion）（图 3-24）。在前伸咬合的过程中，最重要和最易重复的殆是对刃殆。在临床确定时，使下颌前牙的切缘沿着上颌前牙的舌面向前下方滑行，达到上、下切牙的切缘相对时即为对刃殆。从对刃殆直向前伸可达到最大前伸殆。对刃殆是一个重要的殆关系，前牙切咬食物时达到切缘相对，切断食物。义齿修复时需注意建立下颌前伸时的对刃殆关系。

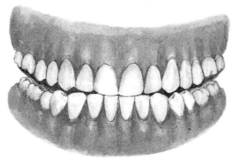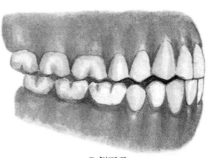

A.前面观　　　　　　　　　　　B.侧面观

图 3-24　前伸殆

2. 自然牙列对刃殆的特点　当前牙切缘相对时，后牙无接触。但是有些个体由于牙列的生理性磨耗，可以由早期的对刃殆后牙无接触，逐渐变为对刃殆后牙有接触（无早接触），形成了平衡殆。

3. 切道　切道是指在咀嚼运动过程中，下颌前伸到上、下颌切牙切缘相对后再返回到牙尖交错殆的过程中，下颌切牙的切缘所运行的轨道。

4. 切道斜度　切道斜度系指切道与殆平面所成的舌向角度。正常 40°~50°。切道斜度的大小受上、下颌切牙间所存在的覆盖与覆殆程度的影响。即覆盖越大切道斜度越小，覆殆越深切道斜度越大，故切道斜度与覆盖呈反变关系，与覆殆呈正变关系。如果覆殆深，切道斜度太大，不免会对颞下颌关节及颌面肌有所损害。所以深覆殆是一种不良殆型。尤其是覆殆大而覆盖又小者，在下颌运动中，颌面肌及颞下颌关节可能会受损害。所以既是浅覆盖又是深覆殆者，是一种危险的殆关系。对刃殆、开殆、反殆、深覆盖、浅覆盖、浅覆殆，对颞下颌关节及颌面肌功能均无明显不良后果，但对发育、外貌有所影响（图 3-25）。

（三）侧方殆

1. 定义　侧方殆（laterotrusive occlusion）是指下颌向一侧作咬合运动至该侧上下颌同

名牙尖相对,对侧上下颌异名牙尖相对时的咬合接触关系。下颌向左侧或右侧运动,所向侧为工作侧,另外一侧为非工作侧。

2. 牙列特征 此时工作侧为同名牙尖相对,即上颊尖对着下颊尖,上舌尖对着下舌尖;而非工作侧为异名牙尖相对,即上舌尖对着下颊尖,下舌尖无牙尖相接触的一种咬合状态(图 3-26)。

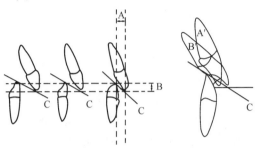
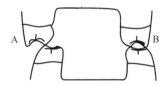

图 3-25　覆盖覆𬌗与切道斜度的关系　　　　图 3-26　侧方𬌗的牙列特征
A. 覆盖;B. 覆𬌗;C. 切道;A′. 覆盖小,切道斜度大;　　A. 非工作侧;B. 工作侧
B′. 覆盖大,切道斜度小

三、𬌗的生长发育

(一) 𬌗的建立

婴儿在牙萌出之前无𬌗关系,生后 6 个月左右乳牙萌出时才开始建𬌗,直到第三磨牙萌出才完成建𬌗。正常𬌗的建立,不仅依赖牙的正常发育、正常萌出和正常功能,还依赖颌骨、牙槽骨及面颅和脑颅的正常发育。𬌗的发育还受遗传因素、先天因素、代谢、营养及内分泌等因素的影响。

(二) 𬌗的发育阶段

1. 乳牙期间的𬌗 乳牙自出生后 6 个月开始萌出,至 2 岁半左右逐渐萌出完成。从 2 岁半至 6 岁为乳牙𬌗时期。婴儿在出生后的 1 年中,上、下颌间没有明确的牙尖交错位,此时下颌只能做前后运动而无侧方运动。由于 4 岁以后颌骨发育速度明显加快,牙槽骨迅速增大,而乳牙大小仍保持原样,因此牙量会显得不足。所以 4 岁前后乳牙𬌗特征略有不同。4 岁以前乳牙𬌗特征。

(1) 乳牙在颌骨上的位置较正,没有明显的近远中向或唇颊舌向倾斜。

(2) 𬌗曲线不明显。

(3) 上下颌第二乳磨牙的远中面常彼此平齐,成一个垂直平面,称终末平面,又称齐平末端(图 3-27A)。亦有因各种发育因素的影响呈近中梯或远中梯(图 3-27B、C)。

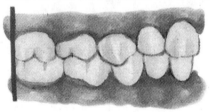

A.终末平面

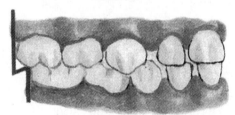

B.近中梯

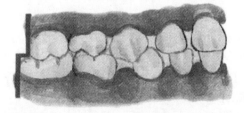

C.远中梯
图 3-27　上下颌第二乳磨牙远中面的对位关系

（4）由于乳切牙的牙长轴接近垂直，无明显唇舌向倾斜，使乳牙的覆𬌗较深，覆盖较小。

4 ~ 6 岁期间乳牙𬌗特征：

（1）随着颌骨的发育，乳牙排列逐渐稀疏，乳切牙区及乳尖牙区出现间隙，其中上颌乳尖牙近中和下颌乳尖牙远中的间隙称为灵长类间隙（图 3-28）。

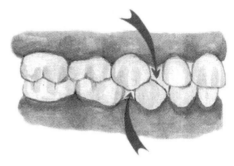

图 3-28 灵长类间隙

（2）牙的切缘及𬌗面产生一定的磨耗。

（3）上、下颌第二乳磨牙的远中面不在同一个平面，下颌第二乳磨牙移至上颌第二乳磨牙的近中。

（4）随着下颌支的发育，暂时性深覆𬌗程度可有所减小。

在上、下颌乳牙萌出完成的初期，下牙弓相对于上牙弓仍可能处于远中位置，使得上、下颌乳磨牙基本上是同名牙尖相对。随着颌骨不断增大，在乳牙弓内会产生灵长类间隙等生理性间隙。恒前牙体积大于乳牙，乳牙弓内出现自然间隙有利于恒前牙萌出，同时也有利于以后𬌗自身的调整。

2. 替牙期间的𬌗 在 6 岁左右，第一磨牙的萌出为替牙𬌗期的开始。至 12 岁左右，乳牙全部被恒牙所替换。6 ~ 12 岁左右称为替牙𬌗期。第一磨牙的萌出不仅使𬌗的咀嚼面积大为增加，而且也是维持颌面部高度及牙列近远中关系的主要支柱。此期𬌗的变化很快，一些暂时的错𬌗现象多数可自然调整至正常。暂时的错𬌗有以下几种：

（1）上唇系带位置过低：牙初萌出时，上唇系带常位于两中切牙之间，此为暂时现象，随着面部和颌骨的发育，牙根的生长，上唇系带可逐渐退缩到正常位置。因此，替牙期的上唇系带位置低不一定是异常。可以观察一段时间。

（2）上颌中切牙间隙：上颌左右中切牙的牙冠偏向远中，在两者之间形成一条明显的间隙。这多是因为尚未萌出的上颌侧切牙在牙槽骨内挤压了中切牙的牙根，迫使牙冠向远中倾斜所致。待侧切牙萌出后，一方面其对中切牙牙根的挤压作用减弱或消失；另一方面侧切牙萌出过程中对中切牙的牙冠产生挤压作用，迫使它向近中移动，这样左、右上颌中切牙间隙便会逐渐消失，中切牙位置转为正常。

（3）上颌切牙牙冠偏远中：因颌弓暂时增长不足，上颌中切牙、侧切牙的牙根分别受到来自未萌出的侧切牙、尖牙牙冠向近中的挤压力，使得牙冠向远中偏倾。待侧切牙、尖牙相继萌出，同时牙槽骨又有所增长之后，各切牙的牙体长轴可恢复正常。

（4）暂时性远中𬌗：上、下颌第一恒磨牙在建𬌗初期为远中𬌗关系。由于乳切牙、乳尖牙的宽度小于恒切牙，而其差数下颌较上颌小；乳磨牙的宽度大于前磨牙，其差数下颌较上颌大，因此，在替牙期间，下颌第一恒磨牙向近中移动的距离较上颌第一恒磨牙多，有利于建立上、下颌第一恒磨牙的中性关系。

（5）暂时性拥挤：恒切牙初萌出时，可能呈一定的拥挤状态。但由于：①乳磨牙的近远中径较前磨牙大，故乳磨牙被相应前磨牙替换后，牙槽骨量相对较多，可以为远中的磨牙提供一些向近中移动的空间，这样第一磨牙的关系便可以由原来的远中关系变为中性关系；同时尖牙也可以略向远中移动，以供前牙调整位置之用。②替牙期正值颌骨生长旺盛期，颌骨前段的宽度有所增长，这样可改善前牙的拥挤状态。③前磨牙萌出时，其位置较乳磨牙更向颊侧,恒切牙、尖牙萌出的位置也较乳切牙、乳尖牙更向唇侧。以上诸因素作用使恒牙弓增大,为恒牙调整位置,建立良好咬合关系,提供了有利的条件。

（6）暂时性深覆𬌗:有时上颌恒切牙较先萌出,与下颌恒切牙形成深覆𬌗关系。这种现象可能是暂时性的,待后牙咬合关系逐渐建立和改善后,切牙的深覆𬌗现象可以自行消失。

3. 恒牙期间的𬌗　在替牙𬌗期结束后,除第二、三磨牙外,其他的恒牙已经建𬌗。在12～14 岁左右,第二磨牙萌出称恒牙𬌗期早期。从 14 岁以后至第三磨牙萌出(在 17～21 岁)称为恒牙𬌗期晚期。此期除第三磨牙萌出的推力可导致近中牙(特别是前牙)的拥挤加重外,恒牙的位置已无自行调整的余地。

第 3 节　颌　　位

颌位即下颌骨相对上颌骨的位置。因上颌骨是相对固定的,而下颌骨则是可以活动的,故下颌骨相对于上颌骨可以有许多位置关系。但是对于临床治疗有重要参考意义的,并且相对稳定的下颌位置只有三个,即牙尖交错位、后退接触位、下颌姿势位。

一、牙尖交错位

(一) 定义

牙尖交错位(intercuspal position, ICP)是指上、下颌牙列在牙尖相互交错接触时下颌对上颌位置关系,即牙尖交错𬌗时下颌的位置(图 3-29)。由于此位与牙齿的咬合关系接触相关,故称"牙位"。牙尖交错位也称为正中𬌗位(centric occlusion position, COP),但由于此位置不一定都位于面部正中,因此,正中𬌗位这一名词改为牙尖交错位较为确切。

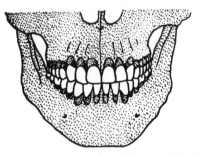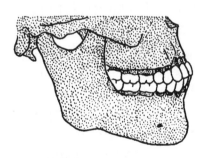

图 3-29　牙尖交错位的牙齿对位关系

(二) 牙尖交错位正常的标志

1. 上下牙弓中线相对应的关系　如果无错位牙形成牙弓中线偏左侧或右侧,则上下牙弓中线一致,这是 ICP 正常的一种标志。它表明两侧髁突位置和下颌体部都是对称的。

2. 颞下颌关节　髁突位于下颌窝的中央,即关节的前、后间隙基本相等。颞下颌关节的解剖结构正常,关节内压力正常。双侧颞下颌关节对称,从而关节运动正常。

3. 咀嚼肌　两侧位置对称,功能正常,开口度正常,下颌不偏。牙周本体感受器的反馈良好,中枢神经系统传出正常冲动至其所支配的咀嚼肌,因而其功能正常。

(三) 牙尖交错位的特点

牙尖交错位以牙尖交错𬌗为依存条件,牙尖交错𬌗有异常变化,如某些错𬌗、多个牙缺失、殆面重度磨耗等,均可使牙尖交错位发生改变。牙尖交错位随牙尖交错殆的存在而存在,随牙尖交错殆的变化而变化,随牙尖交错殆的丧失而丧失。

（四）牙尖交错位正常的意义

牙尖交错位是下颌的主要功能位,咀嚼、言语、吞咽等功能活动,均与牙尖交错位关系密切。而且牙尖交错位是最易重复的下颌位置,临床上可作为许多检查、诊断和治疗的基准位。牙尖交错位正常,则双侧咀嚼肌可发挥相对均衡、对称的收缩力,有利于下颌的各种口腔功能运动的协调与稳定,对于防止运动时产生的创伤作用,具有积极的意义。

二、后退接触位

（一）定义

下颌从牙尖交错位再向后退少许(1mm左右)的位置,称为后退接触位(retruded contact position,RCP),是下颌的生理性最后位。此时,后牙牙尖斜面部分接触,前牙不接触,从该位置开始,下颌可以做侧向运动。

该位是由韧带悬吊的一种颌位关系,故称韧带位。又因下颌具有在后退接触位时才可作沿水平轴转动的铰链运动,故又称为铰链位。此转动的假想轴则称为铰链轴。在铰链运动的范围内,下颌与上颌之间的关系称正中关系(CR)。在切牙区铰链开口运动的最大范围为18～25mm。

下颌后退接触位时,前牙无接触,后牙有接触,此时上下颌牙的接触关系称正中关系殆(图3-30)。髁突位于下颌窝的功能后位。

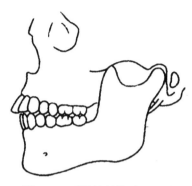

图3-30　后退接触位时上下牙的接触关系

（二）后退接触位与牙尖交错位的关系

下颌由后退接触位能直向前伸1mm左右[成人平均为(0.8±0.38)mm],达牙尖交错位,并且在此前伸过程中无咬合障碍,称为长正中(long centric)。

链接

正中关系殆至牙尖交错殆间的殆障碍,又可在熟睡时通过皮质下中枢的反射活动,产生企图磨除这些殆障碍的下颌运动,而引起夜磨牙症。引起夜磨牙症的原因还有人认为与营养缺乏有关,如缺钙、缺维生素、肠胃紊乱、便秘、寄生虫、血压改变、遗传因素等。磨牙症患者的咬合关系有一个普遍的特点:有较多的平衡接触点,工作侧和非工作侧均有较多的咬合接触。

成年人中约有92%的人可以从牙尖交错位后退约1mm至下颌后退接触位。这为牙尖交错殆最广泛接触的功能留有缓冲的余地,使牙周、关节、肌等组织不致受到创伤,是口颌系统生物力学的优越之处。因此,称此两位之间的距离为正中自由域。8%的人只有牙尖交错位,而无后退接触位,此时,颞下颌关节紊乱症患者的比例增高,后退时单侧后牙接触比例增高。因此检查后退接触位存在或正常与否,对于颞颌关节紊乱症的检查、诊断与治疗,也具有重要的价值。

（三）后退接触位的临床意义

全口牙缺失后,牙尖交错殆已不复存在,牙尖交错位也就失去了明确的标志。但是下颌后退接触位属于韧带位,并且重复性好,无牙殆患者此位仍存在,故临床上常以此标志确定无牙𬌗患者牙尖交错位,在牙尖交错位的基础上,建立牙尖交错𬌗。实践证明,以此方法确定的牙尖交错𬌗所修复的全口义齿,绝大多数是适用的。

> **链接**
>
> 下颌后退接触位常用定位方法有主动法与被动法两种。主动法是由患者自己达到的,医生在向患者说明下颌后退的要领并作示范动作后,让其反复练习,一般在练习几次之后就可达到后退接触位。或让患者头尽量后仰,然后轻轻闭口,注意有意使下颌后缩,当后牙一有接触,便停止闭口运动,保持该位,此即后退接触位。如主动法达不到目的,则可用被动法,即医生用自己的双手托住患者下颌,两拇指放在下唇中央之下方,嘱患者放松颌面部肌肉,然后轻推其下颌向后,一旦患者取得该位,即可自如重复。

三、下颌姿势位

1. 定义 当人直立或端坐时,两眼平视前方,口腔在不咀嚼、不吞咽,也不说话的时候,下颌处于休息状态,此时的颌位,即下颌姿势位(mandibular postural position,MPP)。

以前认为下颌在此位时,处于休息状态、没有功能,故称其为下颌休息位或息止颌位。但用肌电仪测量此位的颌肌肌电图,发现升颌肌的肌电图有电位活动,其最低点在张口约8.6mm时,而不是下颌休息位,因此,不再称其为休息位,改称为下颌姿势位。表明在下颌姿势位时,升颌肌仍在发挥作用,以维持下颌姿势位的平衡。在下颌姿势位时,上下牙间无接触,也就无牙咬合关系的𬌗形式。

2. 下颌姿势位的特点 下颌姿势位并不是一个完全稳定的下颌位,无论是短期或长期,都是可变的。如头位或体位的改变,不同的心理变化、咬合增高或降低、下颌骨的生理变化等,下颌姿势位可随之变化;肌功能正常与否,中枢神经的调节作用都会影响下颌姿势位的改变。但在一定条件下,或较短的时期内,下颌姿势位又是相对稳定的重要的参考位。

3. 下颌姿势位的生理意义 在下颌姿势位时,上、下颌牙间无接触,牙周、颞下颌关节均不受力,可以使牙周组织得以休息,改善血液循环,避免过度疲劳造成不必要的创伤,同时可以避免非咀嚼性磨耗。

正常人在24小时内,绝大部分时间上下牙都不接触。磨牙症患者长时间咬紧牙或磨动牙、咀嚼肌紧张,可致牙重度磨耗、头痛、颞下颌关节疼痛。

下颌在下颌姿势位时,上、下牙列自然分开,脱离𬌗接触,从前向后保持着一个楔形间隙,称为息止𬌗间隙,简称𬌗间隙(图3-31)。该间隙在前牙切缘之间为2~4mm。反之,人如果长时间咬紧牙或不停地磨牙,就是升颌肌功能亢进的表现,是一种异常现象,应予处理。所以,上下牙列之间保持一定的𬌗间隙,是人的重要生理现象。

> **链接**
>
> 下颌姿势位时,上下颌牙列不接触,此时髁状突处于颞下颌关节窝中央附近的自然位置。即使在无牙颌时下颌姿势位也不产生大的变化,因此在制作全口义齿时,它可作为牙科医师确定垂直距离的参照位置。

下颌姿势位的不稳定性:下颌姿势位无论从长期或短期的研究与观察,都是可以改变的,是不稳定的。如当躯体直立,头向前倾时,𬌗间隙就变小;反之,当头向后仰时,𬌗间隙就变大。但就个体而言,𬌗间隙变化不大。如果自然牙𬌗面过度磨耗或全口义齿修复时此

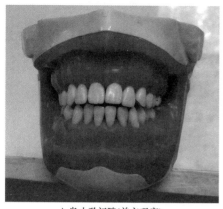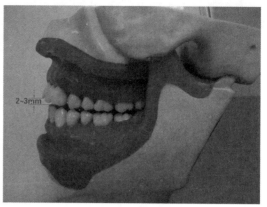

A.息止殆间隙(前方观察)　　　　　　　　B.息止殆间隙(侧方观察)

图 3-31　下颌姿势位时的殆间隙

距离恢复不当,便可导致咀嚼肌过度收缩或得不到充分休息,从而降低咀嚼效率,甚至出现颞下颌关节紊乱病。

4. 垂直距离及颌间距离　在下颌姿势位与牙尖交错位时,从鼻底到颏点之间的面下 1/3 的高度称垂直距离。而在下颌姿势位时的垂直距离中含有殆间隙。一般来说,垂直距离正常,颌面部诸肌的张力适度,表情自然,并能发挥最大的咀嚼效率。

颌间距离是指在牙尖交错位时,上下颌牙所占据的距离。

➡ **链接**

牙列缺失后,以殆托暂时恢复天然牙列时的垂直距离。殆托所占据的无牙颌上下颌间的距离即为颌间距离。临床上制作全口义齿测定垂直距离(实际为确定垂直颌位关系)时,常利用息止殆间隙法,即用直尺测量出下颌姿势位时的垂直距离,减去 2～3mm,此时的距离实际为牙尖交错殆时的垂直距离,以此作为全口义齿确定殆托高度的依据。

四、下颌三个基本颌位的关系

下颌三个基本位置包括:牙尖交错位、下颌后退接触位与下颌姿势位。三者之间的关系如图 3-32。

五、前伸殆颌位与侧方殆颌位

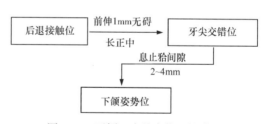

图 3-32　下颌三个基本位置的关系

下颌除了上述三个基本颌位以外,与咬合有关的颌位还有两个,即前伸殆颌位与侧方殆颌位。

1. 前伸殆颌位　下颌在保持上、下牙接触的同时向前运动,运动过程中下颌所有的位置均称为前伸殆颌位。可以重复的前伸殆颌位主要有对刃颌位和最大前伸颌位。

下颌向前运动到上、下前牙切缘相对时的位置,称为对刃颌位。对刃颌位是前牙切咬食物时的一个功能性颌位。过去常把该位称为前伸殆位,但在前伸运动过程中保持上下颌牙接触的颌位有无数个,对刃颌位仅是无数个颌位中的一个,因此,称之为对刃颌位更为贴切。

从对刃颌位下颌还可以保持咬合接触继续前伸,到达最大前伸的位置,称为最大前伸位,这是下颌前伸运动的极限位置。

2. 侧方牙合颌位 下颌在保持一侧上、下牙接触的同时向该侧运动,运动过程中下颌所有的位置均称为侧方牙合颌位。可以重复的侧方牙合颌位主要有同名牙尖相对颌位(简称尖对尖颌位)和最大侧方牙合颌位。

六、牙合 型

在自然牙列中,根据上下颌牙的接触情况,可分为单侧平衡牙合和双侧平衡牙合两型。

(一) 单侧平衡牙合

单侧平衡牙合可分为尖牙保护牙合和组牙功能牙合。

1. 尖牙保护牙合 尖牙保护牙合(canine protected occlusion)是以尖牙作支撑,对其他牙起到保护作用。在自然牙列的下颌行使侧方咀嚼运动过程中,由下颌尖牙的唇面沿着上颌尖牙的舌面运动,并对下颌的运动起到制导作用,此时全部后牙脱离接触,当下颌回到牙尖交错位时,全部后牙才发生一致性的牙合接触,食物才被压碎及磨细。尖牙行使侧方咬合之初为非轴向的牙合力,而后牙承受的是接近轴向的牙合力。

尖牙具有单独承受非轴向的牙合力而不使牙周组织遭受损伤的能力,是因为尖牙具有自身的优势:①尖牙位于牙列转弯处,在咀嚼运动中属于第三类杠杆,重臂长,故在尖牙处牙合力已明显减弱。②尖牙有粗壮而长大的牙根,因此支持牙合力的牙周膜面积大。③尖牙有比任何牙都占优势的冠根比例。④尖牙的牙周膜有丰富的感受器,对刺激感受敏感,能不断地及时做出调整反应(有报道指出尖牙具有比上颌第二磨牙大 16 倍的支持力)。

2. 组牙功能牙合 组牙功能牙合(group functional occlusion)是指在行使咀嚼运动过程中,工作侧上下牙成组的接触。这些牙共同承担在咀嚼运动过程中产生的非轴向牙合力,避免个别牙单独受力造成损伤。特点是:正中关系牙合与牙尖交错牙合相协调;在侧方咬合时,工作侧上下后牙均保持接触,而非工作侧上下后牙不接触;在前伸切咬时,上下颌前牙切缘相对而产生咬合接触,后牙则不接触。

组牙功能牙合型的特点:咀嚼面积大,虽然承受非轴向的牙合力,但是以组牙的形式行使功能,可使牙合力分散,减轻个别牙的负担,从而对牙及牙周组织的健康起保护作用。

有学者报道尖牙保护牙合比组牙功能牙合牙的动度大,亦有学者报道尖牙保护牙合比组牙功能牙合的牙周指数低(即牙石、菌斑及牙周袋的发生率低)。一般情况下,青壮年由于牙齿磨耗少,尖牙保护牙合型者较多;中老年随着年龄的增长及牙齿的磨耗,组牙功能牙合的比例逐渐增加。

(二) 双侧平衡牙合

根据牙合位的不同,可分为牙尖交错牙合平衡、前伸牙合平衡与侧方牙合平衡。

1. 牙尖交错牙合平衡 是指在牙尖交错位时,上下颌后牙间存在着广泛而均匀的点、线、面的接触,前牙间轻轻接触或不接触。

2. 前伸牙合平衡 是指由牙尖交错位,下颌前伸至前牙切缘相对时,后牙保持牙合接触关系为三点、多点或完善的接触牙合平衡。

3. 侧方牙合平衡 是指下颌作侧方咀嚼运动时,工作侧和非工作侧均有牙合接触,在非工作侧牙的接触亦分为三点、多点或完善的接触牙合平衡。

总之,对咀嚼运动中的殆平衡问题,虽然经过多年的临床实践与实验研究,尚未取得一致意见。有的殆学家认为殆平衡是必要的,倘若没有殆平衡,在咀嚼时颞下颌关节将承受产生的扭力,可引起关节的不适或病变。另外在前伸切咬食物时如无后牙支持,可造成前牙负担过重而引起创伤。但另一些学者认为殆平衡是不必要的,并指出在牙尖交错殆时,只要接触良好,工作侧殆接触均匀无碍,非工作侧无殆接触,都可以保持良好的咀嚼功能,并能维持牙及其支持组织与口颌系统的健康。但对于在咀嚼运动中的早接触,特别在平衡侧的早接触的危害,则没有异议。

第 4 节 下 颌 运 动

一、咬 合

咬合是指下颌运动时,上颌牙与下颌牙的接触关系。咬合是在咀嚼肌的作用下,通过颞下颌关节的两种运动方式,即髁突的转动和滑动运动,使下颌产生运动。此是一种动态的殆关系,所以说殆是咬合的基础,咬合是殆的应用。

二、下颌的功能运动和异常功能运动

下颌的功能运动:为下颌行使咀嚼、吞咽、言语及面部表情等功能活动时所进行的运动。

异常功能运动:为夜磨牙、咬紧牙及一切不良习惯所引起的下颌运动。此两种运动具有不同的意义。

每天殆接触时间:功能运动的殆接触时间为 4 ~ 10min/d。因咀嚼运动时殆间垫有食物,上下牙之间很少有殆面的直接接触,只有食物被嚼细或吞咽时,才出现殆接触;而异常功能运动的殆接触可达 240min/d。

每平方厘米所承受的殆力:下颌功能运动为 3 ~ 6kg/cm^2,并以轴向殆力为主;而异常功能运动可高达 45kg/cm^2,并以非轴向殆力为主。

咀嚼肌的功能特点:下颌功能运动时,咀嚼肌为等张收缩;异常功能运动时,咀嚼肌则为等长收缩。

综上所述,下颌的异常功能运动对牙、牙周组织及咀嚼肌都造成危害,这种危害一方面可使牙产生松动及殆面过度磨耗,另一方面可造成颞下颌关节的损伤。

三、下颌的三种基本运动

下颌运动时通过神经系统作用于咀嚼肌群执行和完成口颌系统的各种功能。下颌运动虽然非常复杂,但可在矢状面、水平面及冠状面三个平面上进行综合分析。下颌运动包括:开闭运动、前后运动、侧方运动三种基本形式。

(一) 开闭运动

开闭运动即下颌的降与升的运动,是两侧髁突所作的对称性运动。

1. 开颌运动 正常情况下,开口时两侧颞下颌关节运动是对称的。根据下颌下降的程度可将开颌运动分为三个阶段:小开颌运动,下颌下降约 20mm;如超过了 20mm,则为大开颌运动,最大开颌度可达 40 ~ 60mm。

2. 闭颌运动 下颌循开颌运动原轨迹做相反方向的运动即闭合运动。

（二）前后运动

1. 前伸运动 前伸运动是行使切咬功能的准备活动，也是两侧颞下颌关节对称性活动。下颌作前伸运动时，首先下颌下降脱离牙尖交错位，然后前伸。其功能性前伸范围一般为 3mm，若继续前伸，下切牙可越过上切牙切缘，最大前伸范围约为 10mm。

2. 后退运动 下颌后退时，可沿牙尖斜面的引导回到牙尖交错位，若再后退可达后退接触位。

（三）侧方运动

侧方运动是后牙行使咀嚼功能时下颌的运动。它是一种两侧不对称的运动，即下颌向一侧偏移的运动。

当下颌偏向一侧时，工作侧的𬌗关系是上下颌同名牙尖相对。此时工作侧升颌肌收缩，使下颌后牙颊尖的颊斜面沿着上颌后牙颊尖的舌斜面回到牙尖交错位，以研磨该侧后牙𬌗面上的食物，完成一次咀嚼。在侧方运动过程中，非工作侧无𬌗接触，达牙尖交错位时才恢复𬌗接触。

⊙**链接**

决定下颌的运动有五要素。第一、二要素是两侧的颞下颌关节。第三要素是牙。下颌各种功能运动均受牙斜面关系的引导，最后回到后退接触位。如果此因素要改变，可用正畸或调𬌗等手段使之相适应。第四要素是牙周膜及颞下颌关节的本体感受器所引起的神经反射活动。如𬌗面牙尖斜度过大，可经本体感受器通过保护性反射，使其采取危害性最小的近于垂直的咀嚼型。当一个牙或几个牙缺失，为了使牙所承受的力减少，该侧的运动将被控制而转向对侧。第五要素是精神因素。由于受情绪的影响可造成咀嚼肌张力增强，甚至导致咀嚼肌痉挛或诱发夜磨牙或咬紧牙，有时还可导致颞下颌关节功能紊乱。

四、下颌运动的杠杆现象

有力点、支点及重点三要素组成的杠杆现象是物理的机械现象。力点距支点的距离为力臂，重点距支点的距离为重臂。无论三要素如何组合，其力学原理均为：力×力臂＝重力×重臂。

下颌功能运动也存在杠杆现象。无论是前伸切咬运动，还是侧方咀嚼运动，支点均在髁突，力点为升颌肌的矢力，重点为前牙或后牙的功能部分，所以均为第三类杠杆（图 3-33和图 3-34）。下颌前伸切咬时，重臂明显长于力臂，故对工作面的牙槽嵴撞击力小，所以前牙虽然是单根，而后牙为两根或三根，但往往最先松动的是后牙而不是前牙。往往后牙全部松动或者拔除后，前牙仍保持正常。

综上所述可以得出如下结论：正常咀嚼运动均为第三类杠杆，而具有尖牙保护𬌗𬌗型者对牙及牙周组织的健康更具有优势。

五、干扰点造成杠杆现象的转变

1. 前伸运动时后牙干扰点造成杠杆现行的转变 前伸运动时，若后牙有干扰点，则干扰点为支点，力点为升颌肌的矢量，位于干扰点之后，重点位于支点之前。此时由正常的第三类杠杆转变为第一类杠杆，重臂变短，前牙区受到的𬌗力增大。由于前牙向唇侧倾斜，

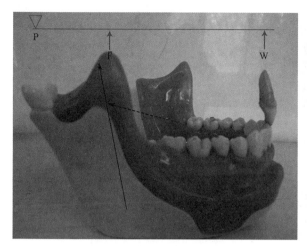
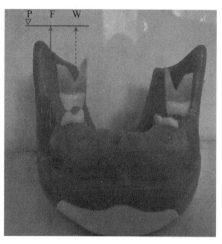

图 3-33　前伸运动时的杠杆现象　　　　图 3-34　侧方运动时的杠杆现象
P. 支点；F. 力点；W. 重点　　　　　　　P. 支点；F. 力点；W. 重点

前牙受的力与牙长轴不相一致，易造成前牙的创伤。有干扰点的后牙因力的旋转可造成牙周膜创伤。后牙的干扰点位于上颌后牙的远中牙合斜面及下颌后牙的近中牙合斜面上（图3-35）。

2. 非工作侧干扰点造成杠杆现象的转变　侧方运动时，非工作侧有干扰点，干扰点可变为支点，有支点牙的牙周膜本体感受器引起反射，使非工作侧升颌肌反射性收缩变为力点，重点则在工作侧髁突，出现支点在力点和重点之间的第一类杠杆，受损伤的是工作侧的髁突。此时为了咀嚼食物，工作侧的工作面又变为重点，工作侧升颌肌加强收缩成为力点，干扰点为支点，又出现第三类杠杆现象。下颌在此两种杠杆作用下不断的相互转换，又使非工作侧作为支点的牙受到旋转力的损伤，以至于因牙周组织被破坏而牙松动。

侧方运动时，非工作侧的干扰点位于上颌磨牙舌尖的颊斜面及下颌磨牙颊尖的舌斜面上（图3-36）。

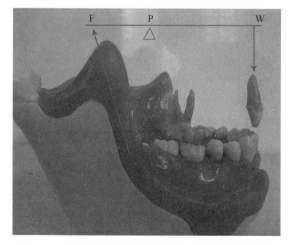
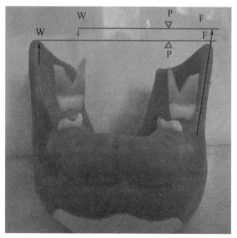

图 3-35　前伸切咬时后牙干扰点造成的杠杆现象转变　　图 3-36　非工作侧干扰点造成的杠杆现象转变
P. 支点；F. 力点；W. 重点　　　　　　　　　　　　　　P. 支点；F. 力点；W. 重点

六、正中关系𬌗与牙尖交错𬌗间的干扰点造成的杠杆现象

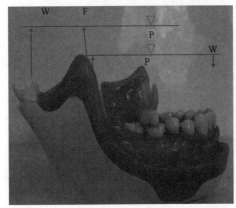

图 3-37　正中关系𬌗与牙尖交错𬌗间的𬌗障碍造成的杠杆现象

P. 支点；F. 力点；W. 重点

下颌由正中关系𬌗向前达牙尖交错𬌗时，如有干扰点，则在上颌磨牙牙尖的近中斜面及下颌磨牙牙尖的远中斜面上，可出现两种杠杆现象。①第一类杠杆：干扰点为支点，升颌肌的矢量为力点，重点在下颌骨体；②第三类杠杆：干扰点为支点，升颌肌的矢量为力点，重点为髁突（图 3-37）。

夜磨牙是因第一类杠杆现象的影响，经磨牙而去除干扰点。因第一类杠杆的力臂明显变短，增大的𬌗力可使𬌗面产生严重的磨损，牙周组织也受到创伤。作为第三类杠杆，可直接影响颞下颌关节的健康。

目标检测

A₁ 型题

1. 下列哪种曲线又称 Spee 曲线

　　A. 上颌的纵𬌗曲线　　　B. 下颌的纵𬌗曲线

　　C. 上颌的横𬌗曲线　　　D. 下颌的横𬌗曲线

　　E. 补偿曲线

2. 关于上颌切牙牙冠的倾斜情况

　　A. 既向近中又向舌侧　　B. 既向远中又向舌侧

　　C. 既向近中又向唇侧　　D. 既向远中又向唇侧

　　E. 无倾斜

3. 上颌前牙与𬌗平面接触的切缘与牙尖有哪些

　　A. 上颌中切牙切缘、侧切牙切缘、尖牙牙尖

　　B. 上颌中切牙切缘、侧切牙切缘

　　C. 上颌侧切牙切缘、尖牙牙尖

　　D. 上颌中切牙切缘、尖牙牙尖

　　E. 中切牙切缘

4. 上颌的纵𬌗曲线是

　　A. 凹向上　　　B. 凸向下　　　C. 凸向上

　　D. 凹向下　　　E. 部分凸向下、部分凹向下

5. 横𬌗曲线由哪些牙尖的连线所构成

　　A. 左、右两侧磨牙舌尖的连线

　　B. 左、右两侧前磨牙颊尖的连线

　　C. 左、右两侧前磨牙舌尖的连线

　　D. 左、右两侧磨牙颊舌尖的连线

　　E. 左、右两侧磨牙颊尖的连线

6. 覆𬌗的定义是

　　A. 牙尖交错𬌗时，上、下前牙发生重叠关系

　　B. 牙尖交错𬌗时，上颌牙盖过下颌牙唇颊面间的水平距离

　　C. 牙尖交错𬌗时，上颌牙盖过下颌牙唇颊面间的垂直距离

　　D. 牙尖交错𬌗时，上颌牙盖过下颌牙舌面间的水平距离

　　E. 前伸运动时，下前牙切缘超过上前牙切缘的水平距离

7. 在自然牙列，良好的咬合关系应具备哪些条件

　　A. 牙尖交错𬌗时上、下牙列接触广泛均匀无碍

　　B. 侧向咬合运动时，工作侧平衡侧均有接触

　　C. 前伸咬合时，前牙成组牙不接触而后牙有接触

　　D. 侧向咬合和前伸咬合时都应该有平衡接触

　　E. 牙尖交错𬌗时上下前牙间有一间隙

8. 颌位是指

　　A. 下颌静止时上、下牙的接触关系

　　B. 下颌功能运动中，上、下牙的接触关系

　　C. 下颌对上颌的位置关系

　　D. 上颌对下颌的位置关系

　　E. 下颌侧方运动时，上、下牙的接触关系

9. 息止𬌗间隙在前牙切嵴间应为

　　A. 2～4mm　　B. 4～5mm　　C. 大小不一定

　　D. 1～2mm　　E. 3～4mm

10. 颌间距离是指

　　A. 在牙尖交错位时，上、下颌牙所占据的距离

B. 在牙尖交错位时,上颌牙所占据的距离

C. 在牙尖交错位时,下颌牙所占据的距离

D. 下颌后退接触位时,上、下颌牙所占据的距离

E. 下颌姿势位时,上、下颌牙所占据的距离

11. 当下颌处于休息状态时,上下牙列自然分开,从后向前保持着一个楔形间隙,称为

    A. 颌间隙　　　　　B. 息止殆间隙

    C. 颌间距离　　　　D. 垂直距离

    E. 殆距离

12. 双侧平衡殆分为

    A. 牙尖交错殆平衡　　B. 前伸殆平衡

    C. 侧方殆平衡　　　　D. 三点平衡殆

    E. A+B+C

13. MPP 与 ICP 属于

    A. 侧向关系　　　　B. 垂直向关系

    C. 前后向关系　　　D. 水平向关系

    E. 以上都不是

14. 牙位是指

    A. 牙尖交错位　　　B. 下颌姿势位

    C. 后退接触位　　　D. 肌位

    E. 以上都不是

15. 髁突铰链运动从哪个颌位开始

    A. 牙尖交错位　　　B. 下颌姿势位

    C. 后退接触位　　　D. 肌位

    E. 以上都不是

16. 三种可重复的基本颌位是

    A. 牙尖交错位,后退接触位,下颌姿势位

    B. 牙尖交错位,肌位,下颌姿势位

    C. 牙尖交错位,牙位,后退接触位

    D. 牙尖交错位,牙位,肌位

    E. 后退接触位,牙位,肌位

17. 尖牙保护与组牙功能殆出现在哪种颌位

    A. 牙尖交错位　　　B. 后退接触位

    C. 下颌姿势位　　　D. 前伸颌位

    E. 侧方颌位

18. 功能运动每天殆接触的时间为

    A. 4~10 小时　　　B. 10~20 分钟

    C. 4~10 分钟　　　D. 240 分钟

    E. 5~10 分钟

19. 下列哪种运动属于不对称运动

    A. 开颌运动　　　　B. 前后运动

    C. 侧方运动　　　　D. 开颌和前后运动

    E. 前后和闭颌运动

A₂ 型题

20. 1 位总义齿患者,在调殆时发现,下颌前伸至上下颌前牙切缘相对时,左右侧上下颌第二磨牙有接触,左右侧下颌第一磨牙与上颌第二前磨牙也有接触,可以描述为

    A. 前伸殆三点接触殆平衡

    B. 前伸殆多点接触殆平衡

    C. 前伸殆完善接触殆平衡

    D. 前伸殆不平衡

    E. 以上都不是

21. 患者,男,30 岁。在做常规口腔检查时发现,患者正中关系殆和正中殆是同一位置,在做侧方运动时,非工作侧均无接触,但在做左侧方运动时,左侧上下颌尖牙保持接触;在做右侧方运动时,右侧上下颌的尖牙,前磨牙和磨牙都有接触,这种情况可描述为下列哪一种情形

    A. 左侧是尖牙保护殆,右侧也是尖牙保护殆

    B. 左侧是尖牙保护殆,右侧是组牙功能殆

    C. 左侧是尖牙保护殆,右侧既是尖牙保护殆,又是组牙功能殆

    D. 两侧都是组牙功能殆

    E. 以上都不是

22. 某一位 40 岁患者,在口腔检查时,被要求做以下动作:下颌自然闭合到与上颌牙齿接触,并紧咬牙,检查发现,此时他口内的所有牙都保持接触,磨耗面对合良好,此时,这个患者下颌所处的位置是

    A. 正中殆　　　　　B. 正中关系

    C. 牙尖交错位　　　D. 正中关系位

    E. 以上都不是

23. 患者,男,50 岁。因"口内多数牙齿缺失,要求修复"来医院治疗。患者端坐在治疗椅上,在检查过程中,发现患者口腔在不说话、不咀嚼,不吞咽时,上下颌牙弓脱离接触。此时,患者下颌所处的位置是

    A. 后退接触位　　　B. 正中关系

    C. 下颌姿势位　　　D. 正中殆位

    E. 以上都不是

B 型题

(24、25 题共用备选答案)

    A. 既向近中又向颊侧　　B. 既向远中又向颊侧

    C. 既向近中又向舌侧　　D. 既向近中又向颊侧

    E. 只向颊侧

24. 上颌第二、三磨牙

25. 下颌第二、三磨牙

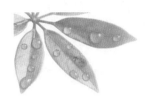

第 **4** 章
口腔颌面颈部系统解剖

1. 上颌骨的位置、形态和主要结构。
2. 颞下颌关节周围韧带名称、位置及作用。
3. 咀嚼肌的起止点和作用。
4. 颈外动脉的行程、主要分支及分布。
5. 翼静脉丛的交通、颌面部、颈部主要静脉的回流途径与范围。
6. 上、下颌神经在上、下颌牙及牙周组织的分布。
7. 面神经颅外段的分支分布。

第 1 节 骨

面颅骨共 15 块,其中成对的有:上颌骨、鼻骨、泪骨、颧骨、腭骨及下鼻甲,呈对称性排列。不成对的有:犁骨、舌骨及下颌骨。上述面颅骨构成颌面部的基本轮廓,并作为软组织的支架(图 4-1 和图 4-2)。

属于脑颅骨的蝶骨、颞骨等,因与口腔临床关系密切,一并在本节中叙述。

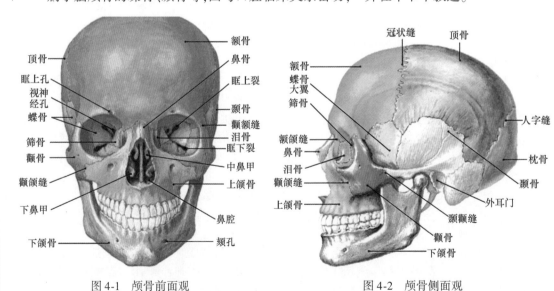

图 4-1 颅骨前面观 图 4-2 颅骨侧面观

一、上 颌 骨

上颌骨(maxilla)位于颜面中部,是面颅骨中最大的成对骨。左右各一,相互对称。与邻骨连接,参与眼眶、口腔、鼻腔、颞下窝和翼腭窝等的构成。

上颌骨可分为一体四突。

（一）上颌体

分为前、后、上、内四面,上颌体（body of maxilla）内有上颌窦。

1. 前面（anterior surface）（图 4-3）　又称脸面。上方参与形成眶下缘,内界鼻切迹,下方移行于牙槽突,后界为颧突及颧牙槽嵴与后面分界。在眶下缘中点下方约 0.5cm 处有椭圆形的眶下孔,孔内有眶下神经、血管通过。眶下孔向后上外方通入眶下管,在行眶下神经阻滞麻醉时应注意此方向。在眶下孔下方骨面有一浅窝,称尖牙窝,提口角肌起始于此处,尖牙窝一般位于前磨牙根尖的上方,与上颌窦仅有薄骨板相隔,故行上颌窦手术时常由此处进入窦腔。

2. 后面（posterior surface）　又称颞下面（图 4-3）。向后外方较突隆,参与构成颞下窝及翼腭窝前壁。在上颌体的后面与前面的移行处有突起的颧牙槽嵴,在面部和口腔前庭均可触及,是行上牙槽后神经阻滞麻醉的重要标志。后面下部有较粗糙的圆形隆起,称上颌结节,为翼内肌浅头的起始处。后面中部,即上颌结节的上方有数个小孔,称为牙槽孔,向下通入贯穿骨质的牙槽管,有上牙槽后神经、血管通过。在行上牙槽后神经阻滞麻醉时,麻醉药应注入牙槽孔周围。

3. 上面（upper surface）　又称眶面。呈三角形,构成眶下壁的大部。其后份中部有眶下沟（infraorbital groove）,向前、内、下通眶下管,该管以眶下孔开口于上颌骨体的前面。眶下管的前份和后份下壁分别发出一根牙槽管,贯穿上颌窦的前壁和外侧壁向下至牙槽,分别有上牙槽前、中神经和血管通过。因此眶下管麻醉可阻滞上述神经,眶下管长 1.3 ~ 1.5cm,故针尖刺入不可过深,以免损伤眼球,并注意进针的角度。

4. 内面（medial surface）（图 4-4）　又称鼻面。参与鼻腔外侧壁的构成。内面上有三角形的上颌窦裂孔通向鼻腔。上颌窦裂孔后方有向前下方的沟与蝶骨翼突和腭骨垂直部相接,共同构成腭大管（翼腭管）,腭大管长约 3.1cm,管内有腭降动脉及腭神经通过。临床上通过腭大管,可施行上颌神经阻滞麻醉。

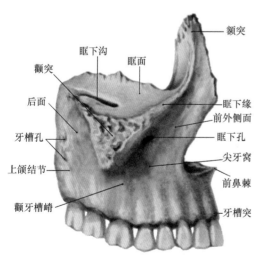

图 4-3　上颌骨前外侧面观

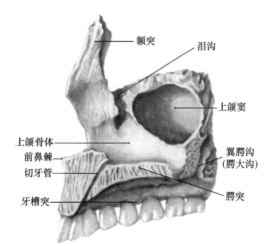

图 4-4　上颌骨内侧面观

（二）四突

上颌骨的四突为额突、颧突、腭突和牙槽突。

1. 额突（frontal process） 为一较坚实的细薄突起，位于上颌体的内上方。其上、前、后缘分别依次与额骨、鼻骨和泪骨相接。额突参与泪沟的构成，其外侧面组成眶内缘及鼻背的一部分，在上颌骨骨折累及鼻腔和眶底时，复位操作应注意保证鼻泪管的通畅。

2. 颧突（zygomatic process） 是位于上颌体前后面之间，向外上方的粗短突起，具有一个三角形的粗糙连接面向外上与颧骨相接，向下至上颌第一、二磨牙处形成颧牙槽嵴（zygomaticoalveolar ridge）。

3. 腭突（palatine process） 为上颌体与牙槽突根部腭侧向中线移形的前厚后薄的水平骨板，与对侧上颌骨腭突在中线相接，形成腭中缝，参与构成口腔顶部和鼻腔底部的大部分。腭突参与构成硬腭的前 3/4，该面有不少小孔，有小血管通过。腭突下面在上颌中切牙的腭侧、腭中缝与两侧尖牙连线的交点上有切牙孔（incisive foramen），向后上通入切牙管（incisive canal），管内有鼻腭神经、血管通过。在麻醉鼻腭神经时，麻醉药可注入切牙孔或切牙管内。腭突下面后外侧近牙槽突处，有纵行的沟或管，通过腭大血管及腭大神经。腭突后缘呈锯齿状与腭骨水平部相接。

4. 牙槽突（alveolar process） 又称牙槽骨。为上颌骨下方包绕牙根周围的突起，是上颌骨最厚的部分。两侧牙槽突在中线结合，形成蹄铁形的牙槽弓。其中容纳牙根的部分称牙槽窝；牙槽入口的边缘称牙槽嵴，略与牙颈线的外形一致。牙槽窝形态、大小、数目及深度均与所容纳的牙根一致。两牙槽之间的骨质称牙槽间隔。容纳分叉牙根之间的牙槽骨称牙根间隔。牙槽突的内、外骨板，均为骨密质，内、外板之间夹以骨松质。上颌骨牙槽突唇颊侧骨板较薄，并有许多小孔通向骨松质，故临床行上颌牙、牙龈、牙槽骨治疗或手术时，可采用局部浸润麻醉。牙槽窝周围的骨壁称为固有牙槽骨，在牙周膜的外围包绕，骨面有许多小孔，称筛状板，因其骨质致密，X 线呈现包绕在牙周膜周围的白色线状影像，又称为硬骨板。由于唇颊侧骨板较薄，在拔除前牙时，向唇侧用力则阻力小。

上颌牙槽突与腭骨水平部共同构成腭大孔（greater palatine foramen），有腭大神经通过。腭大孔一般位于上颌第三磨牙腭侧牙槽嵴顶至腭中缝弓形连线的中点。在覆盖黏骨膜的硬腭上，腭大孔的表面标志为上颌第三磨牙腭侧牙龈缘至腭中缝连线的中外 1/3 的交点上，距硬腭后缘约 0.5cm 处。

➡️**链接**

　　牙槽突为全身骨骼中变化最显著的部分。尤其是上颌骨的牙槽突，其变化与面部的发育、牙的萌出与脱落、咀嚼功能及牙移动有密切关系。该变化反映骨组织的改建过程。临床上根据牙槽骨的这种生物学特性，对牙位畸形进行正畸治疗，使其向正常位置移动，从而达到正常咬合的目的。当牙脱落，牙列缺失后，咀嚼功能减退，残留的牙槽骨不断地萎缩吸收，使其高度降低并失去原有形状。由于上颌骨牙槽突被吸收，致使牙槽弓越来越小，从而下颌骨明显地突出于上颌骨之前。

（三）上颌窦

上颌窦（maxillary sinus）（图 4-5）为位于上颌骨体内的锥形空腔，是鼻旁窦中最大的一对，平均容积为 13 ml。上颌窦的前壁为上颌体的前面，其中份即尖牙窝处，骨质最薄，常作为手术入路，炎症时，此处可有压痛；后壁为上颌体的后面；上壁为眶下壁，亦较薄，上颌窦炎症或肿瘤可经此壁累及眶腔；下壁为牙槽突，由前向后盖过 $\underline{8\sim5|5\sim8}$ 的根尖，此处骨

质菲薄,且约有20%牙槽窝与窦底相通,尤以第一、二磨牙多见,故牙根感染常引起牙源性上颌窦炎。在拔除上述各牙及摘除断根时,应避免穿通窦壁造成口腔上颌窦瘘,或者把断根推入上颌窦内;内侧壁邻近中、下鼻道,下鼻道上份骨质较薄,临床常经下鼻道前部进行上颌窦穿刺。上颌窦开口于中鼻道半月裂孔,由于开口位于其内侧壁最高处,所以上颌窦炎症化脓时,易致积脓。

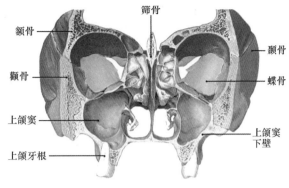

图 4-5　上颌骨内侧面

（四）支柱及支架结构（图4-6）

上颌骨与咀嚼功能关系密切,在承受咀嚼压力明显的部位,骨质比较厚,以利于将咀嚼压力传导至颅底,由此形成三对支柱,均起自上颌骨牙槽突,上达颅底。

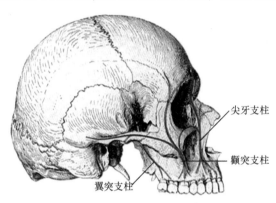

图 4-6　颌面骨支柱结构

1. 尖牙支柱　将前牙的咀嚼压力经起自尖牙区的牙槽突向上沿上颌骨额突及眶内缘传至额骨。

2. 颧突支柱　将磨牙和前磨牙的咀嚼压力经起自第一磨牙的牙槽突、颧牙槽嵴向上传至颧骨后分为两支,一支经眶外缘至额骨,另一支向外后经颧弓至颅底。

3. 翼突支柱　主要承受磨牙区的咀嚼压力,由蝶骨翼突与上颌骨牙槽突的后端连接而构成。

在上述的支柱间有横行的连接支架,诸如眶上弓、眶下弓、鼻骨弓等。这些结构使上颌骨及其邻骨能够承受相当大的咀嚼压力,但在受到暴力的情况下,常可造成上颌骨及其邻骨的同时破损,甚至波及颅脑。上颌骨骨折时,骨折线亦与上述结构特点有关。

● 链接

上颌骨内有上颌窦腔,四周与眶、鼻腔、口腔等相邻,又因骨质疏密厚薄不一、连接的骨缝多、牙槽窝的深浅大小不一等因素,产生了解剖结构上的薄弱环节,主要有三处:

1. 从梨状孔下部平行牙槽突底部经上颌结节至蝶骨翼突,即临床上的上颌骨 Le Fort Ⅰ 型骨折线。

2. 通过鼻骨、泪骨、颧骨下方至蝶骨翼突,即临床上的上颌骨 Le Fort Ⅱ 型骨折线。

3. 通过鼻骨、泪骨、眶底、颧骨上方至蝶骨翼突,即临床上的上颌骨 Le Fort Ⅲ 型骨折线。

（五）上颌骨的神经支配、血液供应及淋巴引流

上颌骨的神经分布来自三叉神经第二支——上颌神经;上颌骨血液供应主要来自上颌动脉的分支眶下动脉、上牙槽后动脉、腭降动脉、蝶腭动脉等,由于血液供应较下颌骨丰富,故抗感染能力强,骨折愈合也较下颌骨迅速,但外伤后出血也较多。淋巴引流甚广,可至咽后、下颌下及颈外侧深淋巴结。

二、下 颌 骨

下颌骨(mandible)位于面部下 1/3,是颌面部骨中唯一能活动的骨,呈马蹄形,分为下颌体和下颌支。

(一) 下颌体

下颌体(mandiblar body)呈弓形,位于下颌骨的中间部,有上、下两缘及内、外两面。

1. 下缘(inferior border)　圆钝,为下颌骨骨质最致密、坚实处。常作为颈部的上界及下颌下区手术切口的标志。

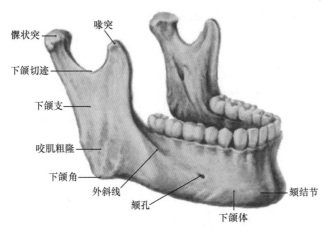

图 4-7　下颌骨外侧面观

2. 上缘(upper border)　即牙槽突。与上颌骨牙槽突相似,有容纳下颌牙的牙槽,牙槽间以牙槽间隔相隔。牙槽突的内、外板均由较厚的骨密质构成。除切牙区外,骨壁上很少有通向骨松质的小孔,所以在拔除下颌牙或进行牙槽的外科手术时,除切牙区可采用浸润麻醉外,一般均采用阻滞麻醉。上缘较下缘体积小。

3. 外面(lateral surface)(图 4-7)中线处可见正中联合。正中联合两旁近下颌体下缘处,左右各有一个隆起,称为颏结节。自颏结节向后上方有一条与下颌支前缘相连的骨嵴,称为外斜线,有降下唇肌和降口角肌附着,此线后段较明显。在外斜线上方,下颌第二前磨牙或第一、二前磨牙之间的下方,下颌体上、下缘之间略偏上方处有颏孔,孔内有颏神经、血管通过,为颏神经阻滞麻醉的部位。成人颏孔多朝向后、上、外方。儿童在第一恒磨牙萌出前,颏孔位于下颌第一乳磨牙的下方,距下颌体下缘较近。老年人或牙列缺失者因牙槽突萎缩吸收,颏孔位置相对上移。经颏孔行颏神经阻滞麻醉时,应注意进针方向。

4. 内面(medil surface)(图 4-8)　近中线处,有上、下两对突起,分别称为上、下颏棘。上颏棘为颏舌肌的附着点,下颏棘为颏舌骨肌的附着点。自下颏棘下方斜向后上与外斜线相应的骨嵴,称为内斜嵴(线)或下颌舌骨线,有下颌舌骨肌附着。内斜嵴将下颌体内面分为上、下两部分。内斜嵴上方,颏棘两侧有舌下腺窝,容纳舌下腺;内斜线下方,中线两侧近下颌体下缘处有不明显的卵圆形凹陷,称为二腹肌窝,为二腹肌前腹的起点。二腹肌窝的后上方有下颌下腺窝,容纳下颌下腺。

(二) 下颌支

下颌支(mandibular ramus)为长方形骨板,可分为内、外两面,前、后两缘及喙突、髁突两个突起。

1. 喙突(coracoid process)　又称冠突。呈扁三角形,有颞肌和咬肌附着,颧骨骨折可压迫喙突,影响下颌运动。

2. 髁突(condylar process)　又称关节突。上端膨大部为下颌头,与颞骨下颌窝和关节

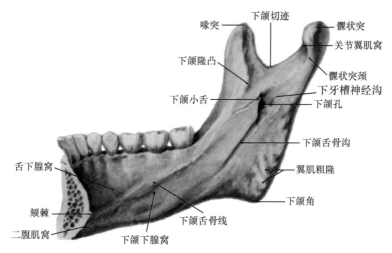

图 4-8　下颌骨内侧面观

结节构成颞下颌关节。髁突下部变细,称为髁突颈部,其前上方有小凹陷,称为关节翼肌窝,为翼外肌下头附着处。喙突与髁突之间借 U 形的下颌切迹分隔,中间咬肌神经和血管通过。有髁突顶部有关节面。髁突是下颌骨的主要生长中心之一,如该处在发育完成之前受到损伤或破坏,将影响下颌骨的生长发育,导致颌面部畸形。

3. 内面(图 4-8)　其中央略偏后上方处有下颌孔(mandibular foramen),呈漏斗状,开口朝向后上方。孔的前方有下颌小舌(mandibular lingula),为蝶下颌韧带附着处。孔的后上方有下牙槽神经沟,下牙槽神经、血管通过此沟进入下颌孔。下颌神经沟的位置相当于下颌磨牙殆平面的上方 1cm 处。行下牙槽神经阻滞麻醉经口内注射时,为了使针尖避开下颌小舌的阻挡,接近下牙槽神经,注射器针尖应到达下颌孔上方约 1cm 处。在下颌孔的前上方,有下颌隆突,它是由喙突向后下和髁突向前下汇合而成的骨嵴。此处由前向后有颊神经、舌神经和下牙槽神经越过。下颌孔的下方有一向前下的沟称为下颌舌骨沟(mylohyoid groove),沟内有下颌舌骨神经、血管经过。下颌小舌的后下方骨面比较粗糙,称为翼肌粗隆,为翼内肌的附着处。在内侧面的前部,可见由喙突内侧面起始的骨性隆起,向前下一分为二到达最后磨牙的牙槽后缘,称为颊肌嵴,为颊肌起点之一。由二分的颊肌嵴与牙槽后缘之间所围成的三角,称为磨牙后三角。

4. 外面(图 4-6)　外面上中部相当于下颌孔上方前后区域有突起或骨嵴称下颌支外侧隆突,为下颌支截骨手术的重要标志。外面的下方骨面比较粗糙,称为咬肌粗隆,为咬肌的附着处。下颌支后缘与下颌体下缘的移行处名为下颌角(mandibular angle),此处有茎突下颌韧带附着。

(三) 下颌管

下颌管(mandibular canal)(图 4-9)为位于下颌骨骨松质间的骨密质管道。在下颌支内,该管行向前下,至下颌体内则几乎呈水平向前,在经过下

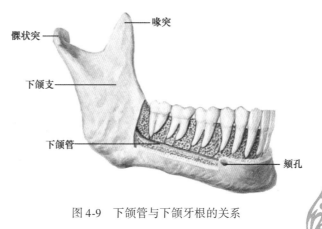

图 4-9　下颌管与下颌牙根的关系

颌诸牙槽窝下方时,发出小管到各个牙槽窝,有下牙槽神经、血管通过。最后经颏孔穿出,内通颏神经、血管。下颌管与下颌磨牙根尖比较接近,特别是下颌第三磨牙根尖,在拔牙或摘除断根时应注意避免损伤下颌管内的下牙槽神经。

🔘 链接 ──────────────

下颌管从下颌孔至第一磨牙的位置的特点

1. 下颌管距下颌骨内板要比外板近,下颌骨内板常构成下颌管的内壁。

2. 下颌管在下颌支内走行时,距下颌支前缘要比后缘近(除下颌孔及其下方 1~2mm 外)。

3. 下颌管距下颌体下缘要比牙槽嵴近。

在行下颌骨矢状劈开或斜行截骨术及下颌后牙种植手术时,应注意下颌管的位置关系,以免损伤下牙槽神经。

──────────────────────────────

🔘 链接 ──────────────

牙力轨道与肌力轨道(图 4-10)

下颌骨表层为骨密质,内部为骨松质,骨松质在一定部位按一定的规律排列。如在下颌骨牙槽窝底部周围,骨松质包绕该处并斜向后上,通过下颌支到达髁突,形成牙力轨道,咀嚼压力即通过这一轨道传至颅底。

咀嚼肌收缩产生的力,直接作用于下颌骨,逐渐形成肌力轨道,此轨道一部分见于下颌角区,另一部分从髁突延至下颌体。

在下颌体前部,两侧骨小梁彼此交错几乎呈直角,从一侧的下颌下缘至对侧的牙槽突,以增加抗力。

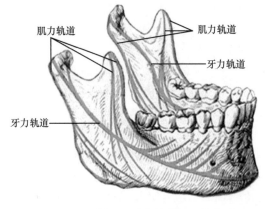

肌力轨道 肌力轨道
牙力轨道
牙力轨道

图 4-10 下颌骨的牙力轨道与肌力轨道

(四) 下颌骨的薄弱部位

下颌骨是颌面诸骨中体积最大、面积最广、位置最突出者,在结构上存在易于发生骨折的薄弱部位。

1. 正中联合 是胚胎发育时两侧下颌突的连接处,位置最为突出。

2. 颏孔区 此处有颏孔,又有下颌前磨牙的牙槽窝位于其间,骨量较少。

3. 下颌角 骨质较薄,且有下颌第三磨牙牙槽窝位于其间,如下颌第三磨牙阻生,则骨质更薄。

4. 髁突颈部 比较细小,其上下均较为粗大,无论直接或间接的暴力打击时,均可发生骨折。

三、腭　骨

腭骨(palatine bones)(图 4-11)为一 L 形骨板,位于鼻腔后部,上颌骨与蝶骨翼突之间,分为水平部和垂直部两部分。水平部构成硬腭的后 1/4,其外侧缘与上颌骨牙槽突共同构成腭大孔;两侧水平部的内缘在中线处相连。垂直部构成鼻腔的后外侧壁,其外侧面有腭大沟,与上颌体内面和蝶骨翼突前面的沟,围成腭大管。

四、蝶　骨

蝶骨(sphenoid bone)(图4-12 和图4-13)位于颅底中部,包括体部、小翼、大翼和翼突四部分。

1. 蝶骨体　蝶骨体居蝶骨中部,体内有空腔称为蝶窦。蝶骨体上面是蝶鞍,蝶鞍中部有凹陷的垂体窝。

2. 小翼　小翼为成对的三角形骨板,构成眶顶的一部分,以上、下两根与蝶骨体前上部相连,两根之间为视神经孔,有视神经和眼动脉通过。

3. 大翼　大翼由蝶骨体的两侧伸向外上方较大三角形骨板,大翼有四个面:大脑面、颞面、颞下面及眶面。近蝶骨体的两侧有圆孔,向前通翼腭窝。圆孔的后外侧为卵圆孔,向下通颞下窝。再向后外侧为较小的棘孔。蝶骨大翼、小翼之间的裂隙为眶上裂。

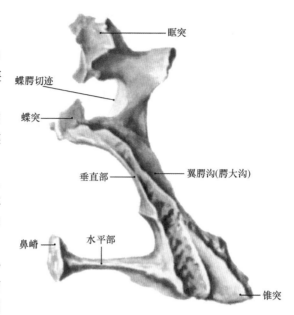

图 4-11　腭骨后面观

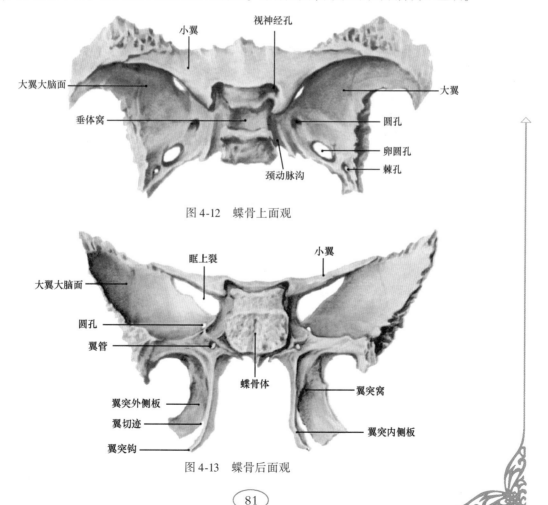

图 4-12　蝶骨上面观

图 4-13　蝶骨后面观

4. 翼突 翼突为一对从蝶骨体与大翼连接处伸向下方的突起,由外板和内板构成。内、外板之间的窝为翼突窝,为翼内肌的起始处。外板宽而薄,其外侧面朝向前外方为翼外肌下头的起始处,也作为上、下颌神经阻滞麻醉定位的标志。内板窄而长,其下端较尖并弯向外下方,形成翼突钩,有腭帆张肌肌腱呈直角绕过,行先天性腭裂手术松弛腭帆张肌时应注意此解剖特点。翼突上部前面与上颌体后面之间的裂隙称为翼上颌裂,上颌动脉的末端经此处进入翼腭窝。

五、颞　骨

颞骨(temporal bones)(图 4-14 和图 4-15)成对,位于蝶骨顶骨与枕骨之间,分为颞鳞、乳突、岩部和鼓板四部分。

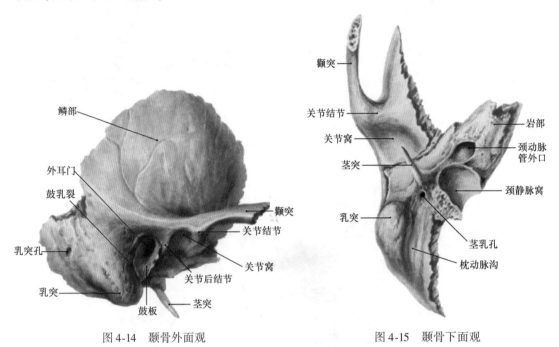

图 4-14　颞骨外面观　　　　　　　图 4-15　颞骨下面观

1. 颞鳞 颞鳞为鳞片状骨板,分为内外两面。外面其下部有伸向前方的颧突,与颧骨的颞突相接构成颧弓。颧弓根部下面的深窝为下颌窝,窝的前缘特别突起,称关节结节。内面又称大脑面,其下界为岩鳞裂。

2. 乳突 乳突为颞骨后部的一尖朝下的突起。为胸锁乳突肌的附着处。乳突内侧的深沟为乳突切迹,为二腹肌后腹的起始处。

3. 岩部 岩部呈锥体形,岩部的大脑面有三叉神经压迹,小脑面有内耳门,岩部下面有颈动脉管外口,岩尖有颈动脉管内口。岩部内有面神经管,开口于茎乳孔,管内有面神经通过。

4. 鼓板 鼓板参与外耳门和外耳道的构成,其后内侧有细长的茎突,伸向前下方。茎突与乳突之间为茎乳孔,面神经由此出颅。

六、颞下窝与翼腭窝

1. 颞下窝(infratemporal fossa) 是颅骨侧面颧弓平面以下、上颌骨体和颧骨后方的不规则间隙。颞下窝向上与颞窝相通，其内侧部上壁为蝶骨大翼的颞下面，前壁为上颌骨体的颞下面，内侧壁为蝶骨翼突外侧板，外侧壁为下颌支，下壁与后壁缺如。此窝向上借卵圆孔和棘孔与颅中窝相通；向前借眶下裂通眶；向内侧借上颌骨与蝶骨翼突之间的翼上颌裂通翼腭窝。窝内有颞肌的下部、翼内肌、翼外肌、上颌动脉、翼丛及下颌神经等。

2. 翼腭窝（perygopalatine fossa） 为上颌骨体、蝶骨翼突和腭骨之间的间隙，深藏于颞下窝内侧。其前壁为上颌骨体的后面；后壁为蝶骨翼突根部前面及大翼下部的前面；内侧壁为腭骨的垂直部；上壁是蝶骨体下面。此窝向外借翼上颌裂通颞下窝；向前借眶下裂通眶；向内侧借蝶腭孔通鼻腔；向后借圆孔通颅中窝；借翼管通颅底外面；向下移行于腭大管，并经腭大孔通口腔。窝内有上颌神经、翼腭神经节及上颌动脉的分支。

第2节 颞下颌关节

颞下颌关节（temporomandibular joint）简称下颌关节，是颌面部唯一的左右双侧联动关节，具有一定的稳定性和多方向的活动性。在肌肉作用下产生与咀嚼、吞咽、语言及表情等有关的各种重要活动。

一、颞下颌关节的组成

颞下颌关节（图4-16）由下颌骨髁突、颞骨关节面、居于二者之间的关节盘、关节周围的关节囊和关节韧带所组成。

（一）下颌骨髁突

下颌骨髁突略呈椭圆形，内外径长，前后径短，其向内突出多，向外突出少。内外径是前后径的3倍。两侧髁突的水平轴与下颌支表面垂直，但并不平行而略偏向背侧。从侧面观，有一横嵴将髁突顶分为前后两个斜面。前斜面较小为功能面，是关节的负重区，许多关节病最早破坏此区。

髁突颈部明显变细，并稍弯向腹侧，是下颌骨骨折的好发部位之一。当颏部或下颌体部受到外伤，而力的方向朝向头颅时，髁突颈的骨折是对颅中窝损伤的一种缓冲，也可理解为是一种安全装置。

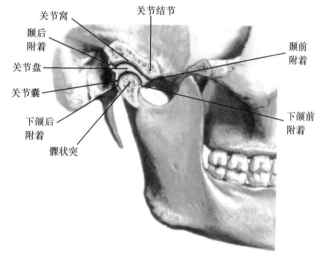

图4-16 颞下颌关节的组成

（二）颞骨关节面

包括关节面的凹部即关节窝和关节面的凸部即关节结节。

1. 关节窝 关节窝形似三角形，它比髁突大，这使髁突无论在向前或侧方运动时都非常灵活，能在较大的窝内做回旋运动。这种回旋运动对用后牙磨碎食物所完成的𬌗运循环即下颌研磨运动有重要意义。在牙尖交错位时，髁突位于下颌窝的中央、关节窝的后位。

在下颌后退接触位时,髁突位于关节窝的最后位。

关节窝顶与颅中窝之间仅有薄骨板相隔,其颅腔面多数有脑膜中动脉越过,因此关节窝顶部的外伤或手术造成的创伤使脑膜中动脉破裂,可引起颅内出血,甚至危及生命。关节窝与外耳道和中耳紧密相邻,幼儿期仅隔一层软组织,因而中耳与颞下颌关节的感染可互相蔓延。

2. 关节结节 关节结节位于颧弓根部,有前、后两个斜面。前斜面是颞下窝的延长,斜度较小,便于髁突在最大开口时,可越过关节结节的嵴顶再向前滑行。后斜面是关节的负重区,颞下颌关节的负重区不在髁突顶部的横嵴与关节窝顶部,而在髁突的前斜面和关节结节的后斜面所构成的一对负重区。

● 链接

关节结节在出生时是平的。因为婴儿时期下颌的吮吸动作只是单纯的前后滑动运动。随着牙的萌出和咀嚼功能的发展,关节结节高度逐渐增加。开口时,当髁突沿着关节结节滑动时,髁突向下移动的程度取决于关节结节的高度。在混合牙列时期,关节结节是低的。因此开口时𬌗间分开的距离很小,尤其在第一磨牙处的𬌗间距更小,所以儿童时期的夜磨牙症可使萌出不久的第一磨牙和乳磨牙很快磨耗变平。这是由于此时期关节结节低的缘故。关节结节的发育约在12岁才基本完成。其斜度与髁突运动、𬌗关系、牙尖斜度有密切关系。

(三) 关节盘

关节盘在关节窝和髁突之间,呈卵圆形,内外径大于前后径。关节盘的厚度不是均匀一致的,从前到后可见前带、中间带、后带和双板区四个清晰的分区。

1. 前带(anterior band) 较厚,前后径窄,由胶原纤维和弹性纤维组成。其前方有两个附着,即颞前附着和下颌前附着。颞前附着起自关节盘上方前缘,止于关节结节的前斜面;下颌前附着起自关节盘下方前缘,止于髁突前斜面的前端。

2. 中间带(intermediate zone) 该区最薄,前后径窄。由胶原纤维和弹性纤维组成。介于关节结节后斜面和髁突前斜面之间,是关节的负重区,无血管和神经,也是关节盘穿孔、破裂的好发部位。

3. 后带(posterior band) 最厚,前后径宽。介于髁突横嵴和关节窝顶之间。后带的组织学和中间带相似,没有血管和神经,表面有滑膜覆盖。

4. 双板区(bilaminar region) 分为上层和下层。上层又称颞后附着,由胶原纤维和粗大的弹性纤维构成,止于鳞鼓裂;下层止于髁突后斜面的后端,即下颌后附着,属韧带性质。上、下层之间充满有丰富神经血管的疏松结缔组织,是关节盘穿孔、破裂的好发部位,也是临床上关节区疼痛的主要部位之一。

● 链接

颞下颌关节盘在组织学、解剖和功能结构方面有以下特点,在关节运动中产生着重要的生物力学效应:①关节盘由纤维组织(或纤维软骨)组成,具有抗压碎力和抗剪力。②关节盘大于髁突,却又小于关节窝,这样就弥补了由于关节窝明显大于髁突可能产生的不稳定性,使关节运动既灵活又稳定。③关节盘从前后矢状剖面看呈双凹形。凹面分别对着呈微微突起的关节结节后斜面和髁突的前斜面,协调着两个凸起的关节面,使关节运动灵活又稳定。④关节盘各部的厚度不同,并可以弯曲。这种不均质体和可弯曲的性质巧妙地调节着由于髁突从关节窝向前滑动所产生变化的关节间隙,在髁突运动中起稳定作用。

（四）关节囊和关节间隙

关节囊（articular capusle）为结缔组织构成的韧性强、松而薄的纤维囊，是人体中唯一没有外力便可以脱位、而脱位时关节囊并不撕裂的关节。

关节盘四周与关节囊相连，把关节腔分为两个互不相通的上、下腔。上腔大而松，容量为 1.0 ~ 1.2ml，允许关节盘和髁突做滑动运动，因此把关节盘和颞骨关节面之间构成的关节称为滑动关节，又称盘-颞关节；下腔小而紧，容量为 0.5 ~ 0.8ml，只允许髁突在关节盘下做转动运动，因此把关节盘和下颌骨髁突之间构成的关节称为铰链关节，又称盘-颌关节。关节囊存在多种感受器，与关节感觉、体位、运动感受有关。

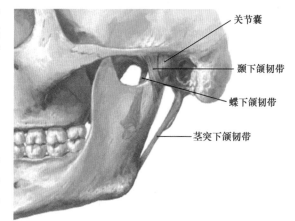

图 4-17　颞下颌韧带

（五）关节韧带

关节韧带（图 4-17 和图 4-18）每侧有三条，即颞下颌韧带、茎突下颌韧带和蝶下颌韧带。其功能主要是悬吊下颌，限制下颌运动于正常范围。

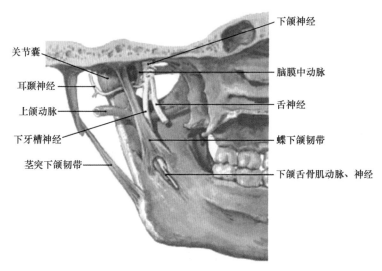

图 4-18　颞下颌关节内侧面

1. 颞下颌韧带（temporomandibular ligament）　起于颧弓根部外侧及关节结节下缘，斜向后下，止于下颌颈外侧及后缘。此韧带可加强关节囊的外侧壁，并限制髁突后退，防止髁突向外侧移位。

2. 蝶下颌韧带（sphenomandibular ligament）　位于关节囊的内侧，为一层扁状薄带，起自蝶棘，向下止于下颌骨内侧面和下颌小舌。当下颌过度前伸时，颞下颌韧带松弛，蝶下颌韧带起悬吊下颌骨的主要作用。

3. 茎突下颌韧带（stylomandibular ligament）　上端附着于茎突尖，下端附着于下颌角和下颌支后缘。下颌前伸时，此韧带紧张，可防止下颌过度向前移位。

颞下颌关节的神经来自咬肌神经及耳颞神经的前支。其血液供应主要来自颞浅动脉和上颌动脉的分支。淋巴回流至耳前淋巴结、腮腺深淋巴结及颈外侧深淋巴结。

二、颞下颌关节的运动

颞下颌关节的运动可分为三种基本功能运动,即开闭运动、前后运动和侧方运动。这三种基本功能运动是通过颞下颌关节的两种运动方式即转动(rotary movement)和滑动(gliding movement)行使的。

(一) 开闭运动中的颞下颌关节运动

1. 开颌运动 正常情况下,两侧颞下颌关节的运动是对称的,为叙述方便,可将开颌运动分为三个阶段。

(1) 小开颌运动:下颌下降不超过20mm,髁突仅作转动运动,活动发生在下腔。

(2) 大开颌运动:下颌下降为20～39mm,髁突不仅作转动运动,同时还有滑动运动。在小开颌运动的基础上,髁突带动关节盘协调地沿关节结节后斜面向前下方滑动,活动既发生在下腔又发生在上腔。髁突可滑到关节结节处或稍前方。

(3) 最大开颌运动:下颌下降40～60mm。如在打哈欠时的下颌运动,是在大开颌运动的基础上,髁突在关节结节处或稍前方继续作转动运动,活动发生在下腔,开颌运动达到最大限度。

2. 闭颌运动 大致循开颌运动原轨迹做相反方向运动。

(二) 前后运动中的颞下颌关节运动

1. 前伸运动 前伸运动也是两侧髁突的对称性运动。前伸运动时髁突和关节盘沿关节结节后斜面向前下方滑动,活动发生在上腔。

2. 后退运动 大致循前伸运动原轨迹做相反方向运动。

(三) 侧方运动中颞下颌关节运动

侧方运动是一种不对称运动。一侧髁突滑动,另一侧基本上做转动运动。咀嚼时,工作侧髁突基本上为转动运动,髁突沿髁突-下颌升支后缘的垂直轴做转动运动,而非工作侧的髁突为滑动运动。髁突从关节窝沿关节结节后斜面向前下向内做滑动运动。临床上不少关节病或关节手术后,翼外肌功能遭到破坏,常不能做侧方运动,从而明显地降低了咀嚼功能。

● 链接

颞下颌关节功能解剖特点

1. 颞下颌关节有转动和滑动两种运动形式。转动是由关节盘和髁突组成的盘-颌关节完成,活动发生在下腔;滑动是由关节盘和颞骨关节面组成的盘-颞关节完成,活动发生在上腔。

2. 在转动和滑动的关节运动中形成多个运动轴心。如小开颌运动时,两侧髁突的内、外径为其运动轴心;大开颌运动时,运动轴心则在下颌孔附近;侧方运动时,转动侧以髁突-下颌支后缘为其运动轴心。

3. 颞下颌关节是1个左右联动关节。因此有人称之为颅下颌关节。

4. 颞下颌关节的结构和功能与𬌗密切相关。咀嚼运动是颞下颌关节和𬌗两者协同作用下进行的,因此把𬌗和关节可以看做一个功能整体。𬌗可被看做一种特殊的关节,是颞下颌关节的延伸;而颞下颌关节也可被看做一种特殊的𬌗,是牙列的延伸。

综上所述,颞下颌关节是左右两侧4个关节,即2个铰链关节和2个滑动关节组成的复合关节,它和𬌗、咬合协同作用形成功能整体,具有转动运动和滑动运动多个瞬间运动轴的左、右联动关节。

第 3 节　肌

口腔颌面部的肌群包括表情肌、咀嚼肌、咽部肌和颈部肌。本节主要介绍与口腔颌面部关系密切的表情肌、咀嚼肌。

一、表　情　肌

表情肌为扁而薄的皮肌,位置表浅,大多起自面颅骨骨面或筋膜,止于皮肤。主要位于面部孔裂的周围呈环状和放射状排列,其运动由面神经支配。协同运动时可表达喜、怒、哀、乐等表情。可分为口周围肌上组、口周围肌下组、口轮匝肌和颊肌(图 4-19)。

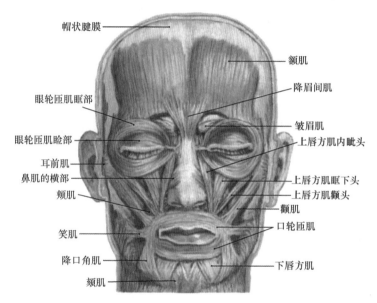

图 4-19　表情肌

（一）口周围肌上组

包括笑肌、颧大肌、上唇方肌、提口角肌。

1. 笑肌　起自腮腺咬肌筋膜,向前下越过咬肌止于口角的皮肤。功能为牵引口角向外侧活动,呈现微笑面容。支配神经为面神经颊支。

2. 颧大肌　起自颧骨颞面的后部,肌束斜向下内方,止于口角皮肤及颊黏膜,功能为牵引口角向外上。支配神经为面神经颊支及颧支。

3. 上唇方肌　起始部有三个头。①提上唇鼻翼肌(内眦头):起自上颌骨额突下部,斜向下外分成内外两束,内侧束止于鼻翼软骨和皮肤,外侧束与眶下头共同参与口轮匝肌的组成。作用:牵引上唇及鼻翼向上。②提上唇肌(眶下头):最宽,居该肌的中部,起自上颌骨眶下缘,肌束向下内,与口轮匝肌纤维交织,止于上唇外侧部皮肤。作用:牵引上唇向上。③颧小肌(颧头):起自颧骨外侧面与颧大肌并行伸入上唇,止于口角内侧的上唇皮肤。作用:牵引口角向外上。

上唇方肌颧小肌可牵口角向外上,提上唇肌和提上唇鼻翼肌分别牵引上唇及鼻翼向上。支配神经为面神经颊支及颧支。

4. 提口角肌(尖牙肌) 位于上唇方肌的深面。起自上颌骨尖牙窝,肌纤维向下,集中于口角,部分肌纤维止于口角皮肤,部分肌纤维至下唇,移行于口轮匝肌。功能为上提口角。支配神经为面神经颊支及颧支。

（二）口周围肌下组

1. 降口角肌(三角肌) 位于口角下部的皮下。起自下颌骨体的外侧面(颏结节至第一磨牙之间的部分),肌纤维向口角集中,部分肌纤维止于口角皮肤,部分肌纤维参与口轮匝肌的组成,功能为拉口角向下,产生悲伤、不满及愤怒的表情。支配神经为面神经下颌缘支。

2. 降下唇肌(下唇方肌) 位于降口角肌内侧。起自下颌骨体前面,参与口轮匝肌的组成,止于下唇皮肤及黏膜。功能为拉下唇向下。支配神经为面神经下颌缘支。

3. 颏肌 位于降下唇肌深面并与之交织。此肌在平下颌侧切牙的牙根处,起自下颌体前面,肌束斜向下内伸入颏部皮肤。功能为上提颏部皮肤,以助下唇靠近牙龈并前伸下唇。支配神经为面神经下颌缘支。

（三）口轮匝肌

口轮匝肌呈扁环行,由围绕口裂的数层不同方向的肌束组成。部分肌纤维由唇的一侧至对侧,是它的固有束,构成口轮匝肌的浅层;部分肌纤维来自颊肌唇部,构成口轮匝肌的深层;口轮匝肌中层由颧大肌、上唇方肌、提口角肌、降口角肌和降下唇肌等肌束参与组成。

口轮匝肌由面神经颊支支配,其主要作用是使口裂闭合,并参与咀嚼发音等功能。

（四）颊肌

颊肌位于面的颊部,呈四边形,构成颊部的基础,内面贴于口腔黏膜。颊肌起点呈弧形,起自上颌骨牙槽突后外侧、下颌骨颊肌嵴及两者之间的翼下颌韧带,肌纤维向前参与口轮匝肌的组成。其上份肌纤维进入下唇;其下份肌纤维进入上唇;其最上和最下肌纤维不交叉,分别进入上下唇。功能为牵引口角向后,并使颊部更贴近上下颌牙,以帮助咀嚼和吮吸。支配神经为面神经颊支。

二、咀 嚼 肌

狭义咀嚼肌是指咬肌、颞肌、翼内肌、翼外肌。广义咀嚼肌还应包括舌骨上肌群。

1. 颞肌(temporalis)(图4-20) 位于颞窝的皮下,为扇形的扁肌。起自颞窝,肌纤维向下,逐渐集中通过颧弓深面,止于下颌骨冠突。功能为上提下颌骨,产生闭口动作,也参与下颌的侧方运动。由颞深神经支配。

2. 咬肌(masseter)(图4-20) 位于下颌支外侧的皮下。起自颧弓下缘及其深面,肌纤维下降,止于下颌支外面的咬肌粗隆。功能为上提下颌骨,参与下颌骨的前伸运动。由咬肌神经支配。

3. 翼内肌(medial pterygoid)(图4-21) 位于颞下窝和下颌支的内侧面,具有深、浅两个头。深头起自翼突外板的内面、翼窝;浅头起自上颌结节。肌纤维斜向后外下方,止于下颌角内侧面的翼肌粗隆。功能为上提下颌骨。由翼内肌神经支配。

4. 翼外肌(lateral pterygoid)(图4-21) 位于颞下窝,起始部有两个头。上头较小,起于蝶骨大翼的颞下嵴及颞下面;下头较大,起自翼突外板的外面。肌纤维水平向后外方逐渐集中,部分肌纤维止于颞下颌关节囊和关节盘,大部分肌束止于下颌颈前内侧的翼肌窝。

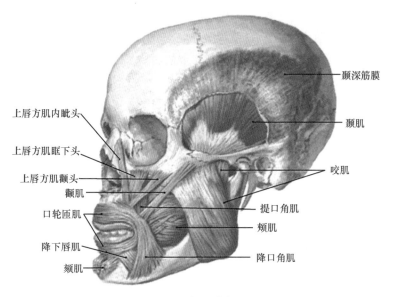

图 4-20 面部肌肉侧面观

功能为牵引髁突和关节盘向前,使下颌前伸并有降下颌的作用。单侧收缩使下颌向对侧运动。由翼外肌神经支配。

三、舌骨上肌群

舌骨上肌群(图 4-22)位于舌骨与下颌骨之间,主要包括:

1. 二腹肌 由前后两腹和中间腱组成。后腹起自颞骨乳突切迹,向前下止于中间腱;前腹起自下颌骨二腹肌窝,向后下止于中间腱。二腹肌后腹由面神经的分支支配,前腹由下颌舌骨肌神经支配。

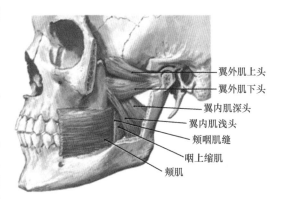

图 4-21 面部深侧肌肉

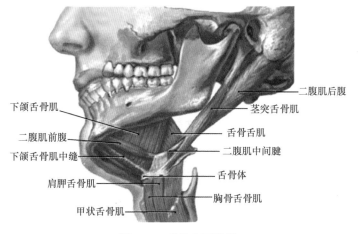

图 4-22 舌骨上下肌群

2. 下颌舌骨肌　起自外斜线,向后内,在中线与对侧同名肌汇合构成肌性口底,其最后部的纤维止于舌骨体的前面。由下颌舌骨肌神经支配。

3. 颏舌骨肌　位于中线两侧,舌的下方和下颌舌骨肌的上方。起自颏棘,向后止于舌骨体上部。由舌下神经支配。

4. 茎突舌骨肌　起自茎突,止于舌骨体和舌骨大角的连接处。由面神经的分支支配。

舌骨上肌群的主要功能为:二腹肌牵拉颏部向后下,参与张口运动。茎突舌骨肌牵拉舌骨向后以延伸口底。下颌舌骨肌参与口底的构成,收缩时抬高口底,在闭口时,抬高口底可增加舌向上的压力,使之能压迫食物向后由口咽部进入喉咽部,下颌舌骨肌也可降下颌骨。颏舌骨肌牵拉舌骨向前移动,是茎突舌骨肌的拮抗肌,当舌骨相对固定时也可降下颌骨。

舌骨下肌群位于喉、气管、甲状腺前,经前正中线两侧,舌骨与胸骨之间,主要有胸骨舌骨肌、肩胛舌骨肌、胸骨甲状肌和甲状舌骨肌。其共同作用是下拉舌骨。神经支配都由舌下神经袢降支支配。

第4节　脉　管

一、动　脉

口腔颌面颈部的血运十分丰富,其动脉来源于颈总动脉和锁骨下动脉。锁骨下动脉是供应颈部下份深层结构及大脑后 1/3 的主要动脉。颈总动脉在颈部分为颈内动脉和颈外动脉,颈内动脉经颈动脉管至颅腔,主要分布于脑和视器。颈外动脉的分支主要分布于颈前部、面部、颅顶及硬脑膜等处,与口腔颌面部关系十分密切。颈内、外动脉之间、两侧动脉之间,及其与锁骨下动脉之间均有大量的吻合。这一解剖上的构筑特点是其血运非常丰富的原因(图4-23)。

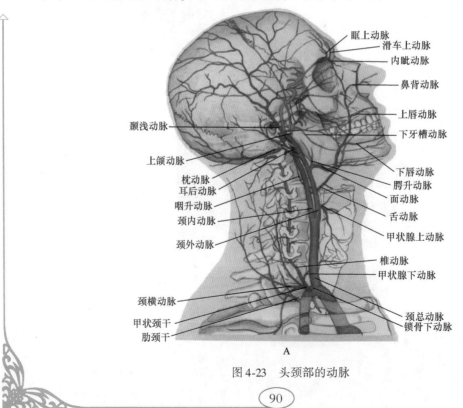

A

图4-23　头颈部的动脉

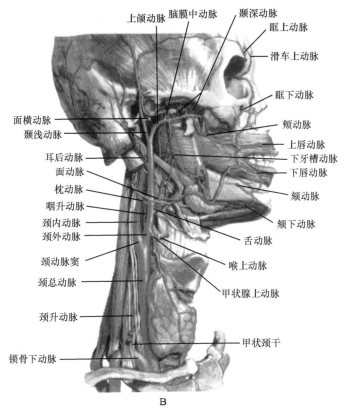

图 4-23 头颈部的动脉(续)

（一）颈总动脉

左颈总动脉起自主动脉弓,右颈总动脉起自头臂干。两侧颈总动脉(common carotid artery)（图 4-23）在甲状软骨的上缘高度分为颈内动脉和颈外动脉。颈总动脉分叉处有两个重要结构,即颈动脉窦和颈动脉体。

1. 颈动脉窦(carotid sinus) 为颈总动脉分叉处或颈内动脉起始处的膨大部,窦壁内含有特殊压力感受器。当动脉压升高或受到其他压力刺激时,可反射性地引起心率减慢,末梢血管扩张,使血压降低。临床上在颈总动脉分叉处附近进行手术时,常用利多卡因进行局部封闭,以避免由于压迫颈总动脉或不慎累及颈动脉窦,导致心率减慢,血压降低之颈动脉窦综合征。

2. 颈动脉体(carotid body) 为一个棕色的椭圆形扁平小体,由结缔组织连于颈总动脉分叉处的后壁或其附近。颈动脉体内含有丰富的毛细血管网和感觉神经末梢,属于化学感受器。能感受血液中二氧化碳的含量,当血液中二氧化碳浓度升高时,可反射性地使呼吸运动加快加深。

（二）颈外动脉

颈外动脉在甲状软骨上缘自颈总动脉分出后,略向前弯曲居颈内动脉前内侧向上行,然后跨其前方绕至其前外侧上行进入腮腺内,上达下颌颈高度分为颞浅动脉及上颌动脉两终支。颈外动脉的分支有:

1. 甲状腺上动脉(superior thyroid artery)（图 4-24） 相当于舌骨大角稍下方,起自颈外

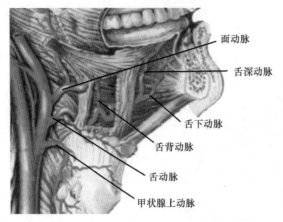

面动脉

舌深动脉

舌下动脉

舌背动脉

舌动脉

甲状腺上动脉

图 4-24 舌动脉及其分支

动脉前内侧壁,分支供应甲状腺、喉黏膜和喉肌。

2. 舌动脉(lingual artery)(图 4-24)在甲状腺上动脉起点的上方,平舌骨大角处起于颈外动脉。其主要分支包括:①2～3 支舌背动脉向上分布于舌根、腭扁桃体等处。②舌深动脉,是舌动脉的直接延续,分支供应舌肌及舌黏膜。③舌下动脉,供应舌下腺、口底黏膜、邻近诸肌及下颌牙龈等处。

舌下动脉于口底前磨牙区或第一磨牙处紧贴黏膜,当在该处使用锐器或牙科砂片不慎损伤口底黏膜时,可累及舌下动脉而导致严重出血。

3. 面动脉(facial artery) 又称颌外动脉。平舌骨大角稍上方起自颈外动脉,行向前内方,经下颌下腺深面,急转向外,在咬肌止点前缘绕下颌骨下缘到面部,经口角、鼻翼的外侧上达内眦,移行为内眦动脉。面动脉在绕下颌骨下缘处位置表浅,由体表可摸到动脉搏动。在颌面部外伤出血时,可在咬肌前缘处向下颌骨压迫面动脉止血。

面动脉的主要分支有:

(1)腭升动脉:其分支分布于软腭及腭扁桃体等处。

(2)颏下动脉:为面动脉在颈部的最大分支。在面动脉将要绕过下颌骨体下缘时发出,分支分布于舌下腺、颏部各肌与皮肤,并与舌下动脉、下唇动脉、颏动脉相吻合。

(3)下唇动脉:起自面动脉近下唇处,迂曲前行走向口轮匝肌深部纤维之间,至正中线处与对侧同名动脉相吻合。分支供应下唇黏膜、腺体和肌。

(4)上唇动脉:起自面动脉近上唇处,在口轮匝肌深面走向中线与对侧同名动脉相吻合。供应上唇等处。

(5)内眦动脉:是面动脉的终支。经鼻的外侧上行,分支分布于鼻背和鼻翼。动脉终端行至眼内眦,与眼动脉的分支吻合。

4. 上颌动脉(maxillary artery)(图 4-25) 又称颌内动脉,为颈外动脉的终支之一。经下颌颈与蝶下颌韧带之间进入下颌窝,继续前行进入翼腭窝。动脉全程可分三段:

(1)下颌段:在下颌颈与蝶下颌韧带之间。此段的主要分支有:

1)脑膜中动脉:经棘孔入颅腔,分布于硬脑膜。

2)下牙槽动脉:与下牙槽神经一起经下颌孔入下颌管。分支供应下颌牙髓腔、牙槽突、牙周膜、牙龈、颏部及下唇。

(2)翼肌段:通常经翼外肌下头的浅面(有时在肌的深面),斜向前上,行于颞肌深面,继经翼外肌两头之间至翼上颌裂。该段的分支主要供应咀嚼肌、颊肌以及颞下颌关节囊等结构。

(3)翼腭段:为上颌动脉的末段,经翼上颌裂进入翼腭窝。其分支有:

1)上牙槽后动脉:由上颌动脉进入翼腭窝之前发出,经牙槽孔进入牙槽管分布于上颌磨牙、前磨牙及其牙槽突、颊侧黏膜和牙龈。

2)眶下动脉:经眶下裂至眶腔,然后伴随眶下神经一起经眶下沟、眶下管出眶下孔至面

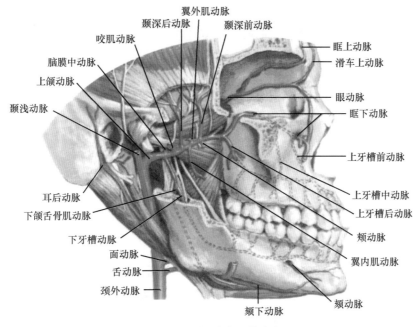

图 4-25　上颌动脉及其分支

部。其终支供应上唇、下睑、泪囊以及鼻的外侧面。

眶下动脉行经眶下沟及眶下管的过程中,在沟或管内发出上牙槽中动脉及上牙槽前动脉。上牙槽中动脉沿上颌窦外侧壁内的牙槽管下降至尖牙部,上牙槽前动脉沿上颌窦前壁内的牙槽管下降至上颌切牙、尖牙部位及上颌窦黏膜。

3) 腭降动脉:在翼腭窝中发自上颌动脉,分为腭大动脉和腭小动脉。腭大动脉自腭大孔穿出,分布于硬腭黏膜、黏液腺及腭侧牙龈。腭小动脉出腭小孔,分支供应软腭及腭扁桃体。临床上腭大管麻醉时应注意回抽,以免将局麻药注入腭降动脉。

4) 蝶腭动脉:是上颌动脉的终支,经蝶腭孔至鼻腔,分支供应鼻腔外侧壁、鼻旁窦及鼻中隔。

5. 颞浅动脉(superficial temporal artery)(图 4-23B)　也是颈外动脉的终支之一,其较大的分支有:

(1) 额支:分支营养额部。

(2) 顶支:分支供应颅顶部软组织。

(3) 面横动脉:分支供应腮腺、颞下颌关节、咬肌及邻近皮肤。

(4) 颧眶动脉:分支供应眼轮匝肌。

颞浅动脉在颧弓根部上方,解剖位置恒定,位置表浅,仅位于皮肤和筋膜之下,在此能摸到动脉搏动,常用于测脉和压迫止血。

与颌面颈部供血有关的动脉还包括颈内动脉和锁骨下动脉,此处从略。

二、静　　脉

口腔颌面颈部的静脉分浅静脉和深静脉两类,浅静脉接受口腔颌面颈部浅层组织血液,注入深静脉,再通过颈外静脉和颈内静脉向心脏回流。静脉的行径、分布大多与动脉一致,但分支多而细,变异较多,吻合更丰富,常呈现网状。

（一）口腔颌面部浅静脉（图 4-26）

1. 面静脉（facial vein） 又称面前静脉。起始于内眦静脉，与面动脉伴行，注入颈内静脉。面静脉收集面前部软组织的静脉血，还通过面深静脉引流由翼丛而来的面深部的静脉血。面深静脉起于翼丛，经咬肌深面向前下注入面静脉。

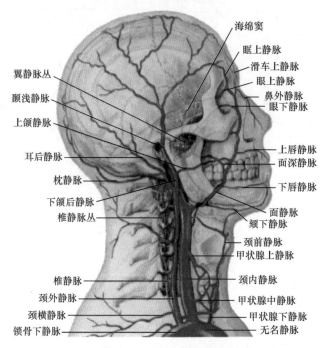

图 4-26 头颈部浅静脉

面静脉以有瓣膜者为多，约占 70% 。尤其是在口角平面以下其出现率逐渐增高。但这些瓣膜不能很好地阻止血液逆流，当面部发生化脓性感染时，尤其是上唇和鼻根部炎症，易在面静脉内形成血栓，若处理不当或挤压，其感染源或栓子可经内眦静脉、眼上静脉而逆流至颅内的海面窦，或经面深静脉而至翼丛，再达海绵窦，导致颅内严重的海绵窦化脓性、血栓性静脉炎。故临床上常将鼻根部和两侧口角连成的三角区称为面部危险三角区。

2. 颞浅静脉（superficial temporal vein） 起于头皮内的静脉网，由额支和顶支在颧弓上方汇合而成，于颧弓根浅面穿入腮腺。沿途接纳来自腮腺、颞下颌关节及耳郭的小静脉，最后于下颌骨髁突颈后方与上颌静脉合成下颌后静脉。

（二）口腔颌面部深静脉（图 4-27）

1. 翼丛（pterygoid plexus） 位于颞下窝内，分布于颞肌及翼内、外肌之间。凡与上颌动脉分支伴行的静脉均参与此丛的构成。该丛最后汇集成上颌静脉，在施行上牙槽后神经阻滞麻醉时，应正确掌握注射进针的方向、角度及深度，避免刺破翼丛发生血肿。

2. 上颌静脉（maxillary vein） 位于颞下窝内，起于翼丛的后端，短而粗，在下颌骨髁突颈部的后方与颞浅静脉汇合形成下颌后静脉。

3. 下颌后静脉（retromandibular vein） 由颞浅静脉和上颌静脉在腮腺内于下颌骨髁突颈部后方合成，在腮腺下端穿出，继续下行在下颌角后方分为前后两支，前支向前下，在下颌角的后下方注入面静脉；后支向后下与耳后静脉汇合而成颈外静脉。

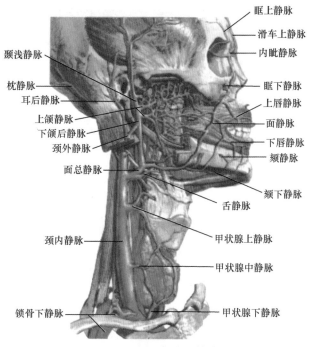

图 4-27　颌面部浅深静脉

三、淋巴结及淋巴管

口腔颌面颈部的淋巴结(lymphatic nodes)和淋巴管(lymphatic duct)较为丰富,共同组成此部的防御系统(图 4-28)。

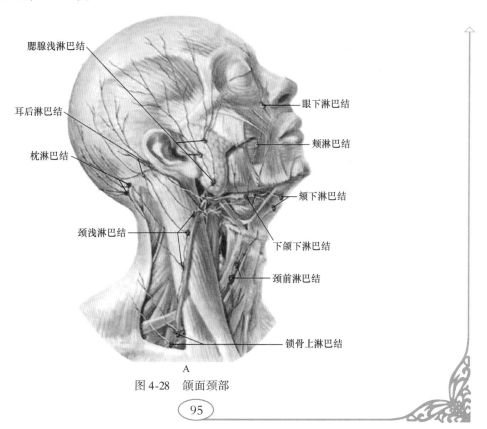

图 4-28　颌面颈部

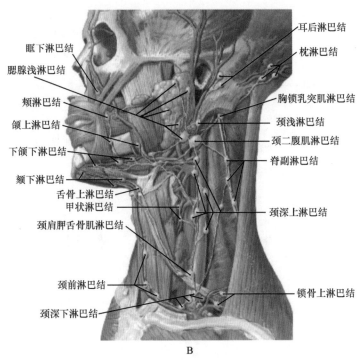

图 4-28 颌面颈部(续)

A. 浅淋巴结;B. 深淋巴结

在正常情况下,淋巴结与软组织硬度相似,一般不易触及,但当其淋巴结所收纳的范围内有炎症时,该淋巴结就会肿大和疼痛。如系肿瘤浸润,淋巴结多呈无痛性肿大,质地由软变硬,逐渐固定并可触及。加之口腔颌面部原发恶性肿瘤大多沿淋巴管转移,因而,掌握淋巴结的所在部位、收集范围、淋巴流向,特别是淋巴结的状态,对炎症或肿瘤的诊断和治疗以及预后的判断均具有极其重要的临床意义。

与颌面部有关的淋巴结主要有:

1. 腮腺淋巴结(parotid lymphatic nodes) 一般有 20 个左右,可分为腮腺浅淋巴结和腮腺深淋巴结。腮腺浅淋巴结主要收集来自颞区、额区以及耳郭、外耳道、上下睑的外侧部及鼻根部的淋巴,其输出管入腮腺深淋巴结和颈深上淋巴结。腮腺深淋巴结主要收集腮腺与腮腺相应的面部皮肤、眼睑外侧、外耳道、咽鼓管和鼓室黏膜的淋巴,其输出管入颈深上淋巴结。

2. 面淋巴结(facial lymphatic nodes) 一般位于面部皮下蜂窝组织内,表情肌的浅面。主要收集眼睑内侧、眶内侧及鼻等处的淋巴,还接纳上唇、颊部和颧部内侧的淋巴。其输出管主要至下颌下淋巴结。

3. 颏下淋巴结(submental lymphatic nodes) 1~4 个,位于两侧二腹肌前腹和舌骨之间的颏下三角蜂窝组织内。主要收集下唇中部、颏部、口底前部、下颌切牙及舌尖等处的淋巴。其输出管入下颌下淋巴结或颈深上淋巴结。

4. 下颌下淋巴结(submandibular lymphatic nodes) 3~10 个,在下颌下三角内。口腔颌面部的大部分淋巴引流至下颌下淋巴结,该节不仅接纳颏下淋巴结的输出管,而且还引流下颌下腺、舌下腺、上唇、下唇的外侧、颊部、鼻、牙龈、上下颌牙(下颌切牙除外)、眼睑内侧部、软腭和舌前 2/3 等处的淋巴。其输出管入颈深上淋巴结。

在颈外侧深上淋巴结中,有两处淋巴结在口腔科临床上有重要意义。①颈内静脉二腹肌淋巴结(角淋巴结):位于二腹肌后腹、面静脉和颈内静脉之间。主要收纳舌后部、鼻咽部、腭扁桃体的淋巴管。口腔内器官、鼻部发生癌肿转移时,常首先侵入此淋巴结。②颈内静脉肩胛舌骨肌淋巴结:位于肩胛舌骨肌中间腱与颈内静脉交叉处的附近,为一个大淋巴结。当舌癌、下颌鳞癌、口底癌等转移时,常侵及此淋巴结。

第 5 节　神　　经

口腔颌面颈部的神经与口腔医学关系密切者主要有三叉神经、面神经,以及舌下神经、舌咽神经、迷走神经、副神经、颈丛、臂丛及颈交感干等。

本节主要叙述与口腔颌面颈部关系密切的三叉神经、面神经、舌下神经、舌咽神经及迷走神经。

一、三 叉 神 经

三叉神经(trigeminal nerve)(图 4-29)为最大的一对脑神经,是口腔颌面部的主要感觉神经和咀嚼肌的运动及本体感觉神经。三叉神经为以感觉为主的混合性神经,含有两种纤维成分。①感觉纤维:三叉神经感觉根在颞骨岩部尖端扩展为扁平的半月神经节,节内含有假单极感觉神经细胞的胞体。其中枢突形成感觉根,周围突分别聚集成眼神经、上颌神经和部分下颌神经。②运动纤维:起自脑桥中部的三叉神经运动核,运动纤维加入下颌神经,出卵圆孔,支配咀嚼肌。

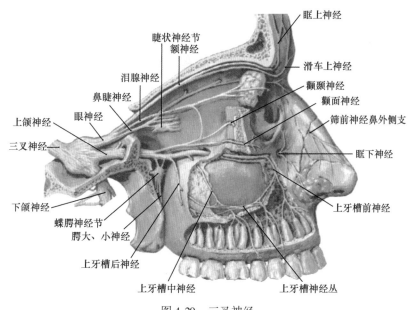

图 4-29　三叉神经

因此,在三叉神经中,只有下颌神经为混合性神经,眼神经和上颌神经均为感觉神经。三叉神经感觉纤维在面部的分布约以眼裂、口裂为分界(图 4-30)。

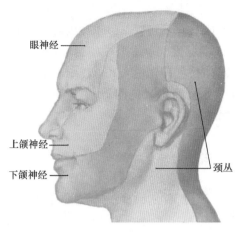

图4-30 三叉神经感觉纤维在面部的分布

（一）眼神经

眼神经（ophthalmic nerve）（图4-29）是三叉神经中最细小者，起自半月神经节的前内侧，在近眶上裂处分为泪腺神经、额神经及鼻睫神经三支，后经眶上裂入眶，分布于泪腺、眼球、眼睑、眼裂以上前额皮肤、鼻的大部皮肤以及部分鼻黏膜。

（二）上颌神经

上颌神经（maxillary nerve）（图4-29和图4-31）为感觉神经，形似扁带。起于半月神经节前缘的中部，沿海绵窦外侧壁的下方，向前穿圆孔进入翼腭窝上部，斜向前外经眶下裂入眶改称为眶下神经，行于眶下沟、眶下管内，出眶下孔达面部。

依其行程，可将上颌神经分为四段。

1. 颅中窝段 发出脑膜中神经，分布于硬脑膜。

2. 翼腭窝段 发出颧神经、蝶腭神经和上牙槽后神经。

（1）颧神经：经眶下裂入眶，分布于颧、颞部皮肤。

（2）蝶腭神经：起自上颌神经干，分为鼻支和腭神经两支（图4-29）。

1）鼻支（nassal branches）：经蝶腭孔入鼻腔，分布于鼻甲和鼻中隔的黏膜。其中一支称为鼻腭神经，分布于鼻中隔，然后出切牙孔，分布于 $\underline{3 \sim 1 \mid 1 \sim 3}$ 的腭侧黏骨膜及牙龈。

2）腭神经（palatine nerve）（图4-29）：在腭大管内下降，分为腭大、中、小神经。腭大神经出腭大孔向前行，分布于 $\underline{8 \sim 3 \mid 3 \sim 8}$ 的腭侧黏骨膜及牙龈。腭中、小神经均出小孔，分布于软腭及腭扁桃体。

（3）上牙槽后神经：2~3支，经翼上颌裂出翼腭窝，进入颞下窝，在上颌结节后面发出上牙龈支至上颌磨牙颊侧的黏膜及牙龈，另有分支与上牙槽后动脉伴行进入牙槽孔，经上颌窦后壁的牙槽管下行，分布于一侧上颌磨牙（除上颌第一磨牙近中颊根外）的腭根、远中颊根及其牙周膜、牙槽骨和上颌窦黏膜，并在 $\underline{6 \mid 6}$ 的近中颊根与上牙槽中神经吻合。

3. 眶内段 上颌神经进入眶下裂后改称眶下神经，在眶下管内由后向前依次发出上牙槽中神经、上牙槽前神经。

（1）上牙槽中神经：分布于 $\underline{54 \mid 45}$ 和 $\underline{6 \mid 6}$ 的近中颊根及其牙周膜、牙槽骨、颊侧牙龈及上颌窦黏膜，并与上牙槽前、后神经吻合，组成上牙神经丛。

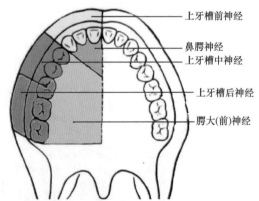

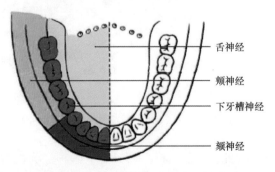

图4-31 上、下颌神经在口腔内的分布

（2）上牙槽前神经：距眶下孔6~10mm处发自眶下神经，分布于 321｜123 牙周膜、牙槽骨、唇侧牙龈及上颌窦黏膜。上牙槽前神经发出鼻支，分布于下鼻道外侧壁前区及鼻腔底的黏膜。

上述1、2、3神经在上颌骨牙槽突基底部交互吻合形成上牙神经丛，由该丛再发出终支至上颌牙、牙周膜及牙龈。

4. 面段 眶下神经出眶下孔后，分支分布于下睑皮肤、鼻侧部及鼻前庭皮肤及上唇皮肤和黏膜。

临床上可将注射针头经眶下孔刺入眶下管，行眶下神经阻滞麻醉（麻醉上牙槽前、中神经）。在上颌骨体后方上颌结节上方可行上牙槽后神经阻滞麻醉。

（三）下颌神经

下颌神经（mandibular nerve）（图4-29）系三叉神经最粗大的分支，是由感觉根纤维和运动根纤维组成的混合性神经，经卵圆孔出颅，其主要分支如下。

1. 脑膜支（meningeal branch） 经棘孔入颅，分布于硬脑膜。

2. 翼内肌神经（medial pterygoid nerve） 自翼内肌深面进入该肌，分布于翼内肌。

3. 下颌神经前干 大部分为运动纤维，唯一的感觉纤维为颊神经。

（1）颞深神经（deep temporal nerves）：前后各一，分别称为颞深前神经和颞深后神经，分布于颞肌。

（2）咬肌神经（masseteric nerve）：分布于咬肌。

（3）翼外肌神经（lateral pterygoid nerve）：分布于翼外肌上下头。

（4）颊神经（buccal nerve）：分布于下颌第二前磨牙及磨牙的颊侧牙龈及颊部的黏膜和皮肤。

4. 下颌神经后干 分为三条神经即耳颞神经、舌神经和下牙槽神经。

（1）耳颞神经（auriculotemporal nerve）：通常以两根包绕脑膜中动脉合并为一干，向后走行。其主要分支有关节支、外耳道支、腮腺支及颞浅支，分布于颞下颌关节、耳郭前上部及外耳道、腮腺及颞区的皮肤。因此，在下颌及舌附近的疼痛可涉及耳。

（2）舌神经（lingual nerve）：主要分布于下颌同侧舌侧牙龈、舌前2/3黏膜、口底黏膜和舌下腺。舌神经收纳面神经的鼓索，将味觉纤维分布于舌前2/3的味蕾；将副交感纤维导入下颌下神经节，交换神经元后的节后纤维分布于舌下腺及下颌下腺。

（3）下牙槽神经（inferior alveolar nerve）：与下牙槽动、静脉伴行经下颌孔入下颌管，在前磨牙的下方分为两个终支，一支为颏神经，出颏孔，分布于下颌中切牙的唇侧至第一前磨牙的颊侧牙龈、下唇黏膜和皮肤及颏部皮肤；另一支在下颌管内继续前行称为切牙支，分布于下颌第一前磨牙、尖牙及切牙。下牙槽神经在下颌管内发出一系列分支，相互吻合形成下牙神经丛，由此丛再发出终支分布于下颌牙的牙髓及其牙周膜、牙槽骨。此外，下牙槽神经在进入下颌孔前还发出下颌舌骨肌神经，该神经沿下颌舌骨沟向前下行，分布于下颌舌骨肌及二腹肌前腹。

（四）上、下颌神经

上、下颌神经在口腔内的分布见图4-31和表4-1。

表 4-1　上、下颌神经在口腔的分布表

神经名称		分布部位
上颌神经	鼻腭神经	双侧上颌 1~3 的腭侧黏骨膜及牙龈
	腭大神经	双侧上颌 3~8 的腭侧黏骨膜及牙龈
	上牙槽后神经	双侧上颌 78 及 6 的腭根及远中颊根、牙周膜、牙槽骨、颊侧牙龈
	上牙槽中神经	双侧上颌 45 及 6 的腭根及远中颊根、牙周膜、牙槽骨、颊侧牙龈
	上牙槽前神经	双侧上颌 123 及 6 及其牙周膜、牙槽骨、唇侧牙龈
下颌神经	颊神经	双侧下颌 5~8 的颊侧牙龈、颊部的皮肤和黏膜
	舌神经	双侧下颌 1~8 的舌侧牙龈、黏膜、舌下腺和下颌下腺
	下牙槽神经	双侧下颌 1~8 及其牙周膜、牙槽骨
	颏神经	双侧下颌 1~4 的唇颊侧牙龈及下唇黏膜、皮肤及颏部皮肤

（1）下颌中切牙可受双侧下颌神经分支支配,故拔除一侧下颌中切牙时,除作传导阻滞麻醉外,尚需在同侧作局部浸润,以麻醉对侧来的吻合支。

（2）上牙槽前神经的分布区可后延至上颌前磨牙或第一磨牙区。

（3）上牙槽中神经约有 40% 缺如,其分布范围则由上牙槽后神经和（或）上牙槽前神经所代替。

（4）上牙槽后神经的分布区可前伸至前磨牙或尖牙区。

（5）颊神经在颊侧牙龈的分布可前伸至下颌尖牙或后延至下颌第二磨牙区。

（6）颊神经可被上牙槽后神经的分布或下牙槽神经入下颌孔以前分出的一支所代替。

（7）颊神经可参与支配下颌前磨牙和第一磨牙。

（8）颊神经有时可代替上牙槽后神经的上牙龈支。

（9）舌神经在下颌舌侧牙龈的分布有时止于尖牙区,其变更的范围由对侧舌神经支配。

（10）下颌舌骨肌神经内有时混有感觉纤维,由下颌骨正中内面进入下颌骨,其分支直接分布下颌切牙和牙龈或参与同侧或对侧的下颌切牙神经。

（11）颈皮神经的上部分支可经下颌骨内面前磨牙的舌侧骨孔进入该骨,分布于前磨牙区。故有时施行下牙槽神经阻滞麻醉时,前磨牙仍有麻醉不全之感。

二、面　神　经

面神经（facial nerve）（图 4-32）为混合性神经,含有三种纤维:

1. 运动纤维　起于脑桥下部网状结构腹外侧部的面神经核,支配面部表情肌、颈阔肌、镫骨肌、二腹肌和茎突舌骨肌。

2. 副交感纤维　为分泌纤维,起自上延核。一部分经岩大神经至蝶腭神经节,节后纤维分布至泪腺、腭及鼻腔黏膜的腺体;另一部分通过鼓索经舌神经至下颌下神经节,节后纤维支配舌下腺和下颌下腺。

3. 味觉纤维　其神经元胞体位于面神经管内的膝神经节内,神经元的周围突经鼓索加入舌神经至舌,司舌前 2/3 的味觉;其中枢突止于延髓的孤束核。

面神经于脑桥延髓沟的外侧出脑后进入内耳门,穿内耳道底行于颞骨岩部的面神经管内,出茎乳孔,向前穿过腮腺后内侧面,形成腮腺丛。以茎乳孔为界,可将面神经分为面神经管段及颅外段。

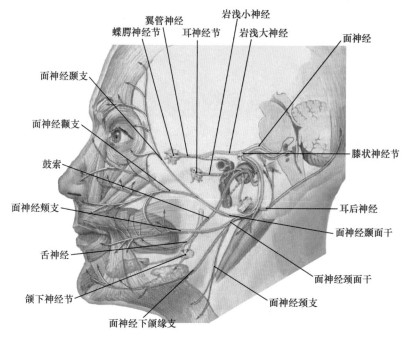

图 4-32　面神经及其分支

（一）面神经管段的分支

面神经管段的各分支见图 4-33。

1. 岩大神经（greater petrosal nerve）　主要含有两种纤维：①管理腭部的味觉纤维；②副交感纤维，至蝶腭神经节交换神经元，节后纤维支配泪腺、鼻和腭黏膜的腺体。

2. 镫骨肌神经（stapedial nerve）支配镫骨肌。

3. 鼓索（chorda tympani）　在茎乳孔上方 6mm 处自面神经发出，包含两种纤维：①味觉纤维，分布于舌前 2/3 的

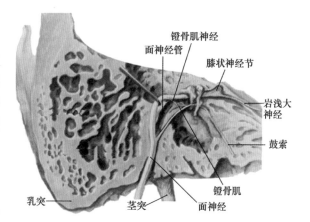

图 4-33　面神经管段的分支

味蕾；②副交感纤维，经下颌下神经节交换神经元，节后纤维支配下颌下腺及舌下腺。

（二）面神经颅外段及其分支

面神经颅外段及其分支见图 4-34，损伤后表现见表 4-2。

1. 面神经主干在进入腮腺前发出

（1）耳后神经（poster auricular nerve）：支配耳后肌和枕肌。

（2）二腹肌支（digastric branch）：支配二腹肌后腹。

（3）茎突舌骨肌支（stylohyoid branch）：支配茎突舌骨肌。

2. 面神经干在腮腺内的分支

（1）颞支（temporal branches）：有 1～2 支，由颞面干分出，分布于额肌、眼轮匝肌上份、耳前肌和耳上肌。该支受损，临床上可出现同侧额纹消失。

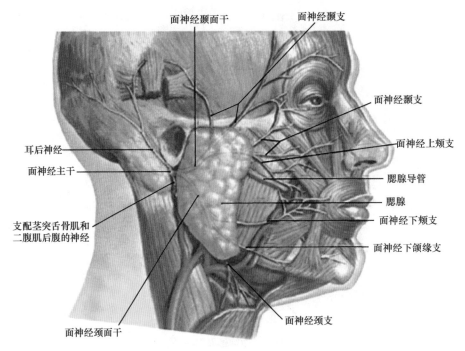

图 4-34 面神经管段的分支

表 4-2 面神经颅外段分支、分布和损伤表现

分支	起源	支数	出腮腺位置	分布	损伤后表现
颞支	颞面干	1 ~ 2	腮腺上缘	支配额肌、眼轮匝肌上份、耳前肌和耳上肌	额纹消失
颧支	颞面干	2 ~ 3	腮腺前上缘	眼轮匝肌、颧大肌、颧小肌、提上唇肌和提上唇鼻翼肌	眼睑不能闭合
颊支	颞面干 颈面干	3 ~ 5	腮腺前缘	支配颧大肌、笑肌、颧小肌、提上唇肌和提上唇鼻翼肌、提口角肌和颊肌	鼻唇沟变浅或消失、上唇动力减小或偏斜、颊部积存食物
下颌缘支	颈面干	1 ~ 3	腮腺下前缘	降下唇肌、降口角肌和颏肌	口角下垂、流口水等
颈支	颈面干	1 ~ 3	腮腺下极	支配颈阔肌	无明显症状

（2）颧支（zygomatic branches）：有 2 ~ 3 支，由颞面干分出，经腮腺上缘和前缘穿出。分布于眼轮匝肌、颧大肌、颧小肌、提上唇肌和提上唇鼻翼肌。颧支损伤后，眼睑不能闭合。颧支对保护眼球起重要作用。

（3）颊支（buccal branches）：有 3 ~ 5 支，由颈面干分出或同时来自颞面干和颈面干，出腮腺前缘，以腮腺导管为界分为上颊支和下颊支，分布于颧大肌、笑肌、颧小肌、提上唇肌、提上唇鼻翼肌、提口角肌、切牙肌、口轮匝肌、鼻肌及颊肌。颊支损伤，可出现鼻唇沟变浅或消失、上唇运动力减弱或偏斜以及食物积存于颊部等症状。

（4）下颌缘支（marginal mandibular branch or branches）：有 1 ~ 3 支，较细，自颈面干分出，穿经腮腺的途径较长，位置变异较大，支配降口角肌、降下唇肌及颏肌。下颌缘支损伤，可导致患侧口角下垂，流口水。

（5）颈支（cervical branch or branches）：有 1 ~ 3 支，从腮腺下端穿出，分布于颈阔肌。

三、舌咽神经

舌咽神经（glossopharyngeal nerve）（图 4-35）为混合性神经，含有四种纤维：①运动纤维支配茎突咽肌；②一般感觉纤维分布于咽、咽鼓管、舌后 1/3、鼓室等处的黏膜及颈动脉窦和颈动脉体；③副交感纤维控制腮腺的分泌；④味觉纤维分布于舌后 1/3 的味蕾。

舌咽神经同迷走神经和副神经一起自颈静脉孔出颅，发出主要分支为：鼓室神经、颈动脉窦支、咽支、肌支、扁桃体支及舌支。

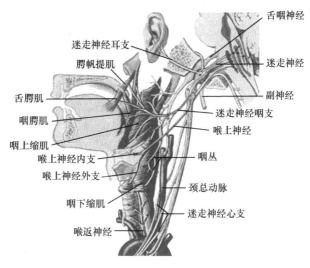

图 4-35　舌咽、迷走神经及其分支

四、舌下神经

舌下神经（hypoglossal nerve）（图 4-36）为舌的运动神经。由延髓内舌下神经核发出，经延髓前外侧沟出脑，穿舌下神经管出颅，支配全部舌内肌和舌外肌。

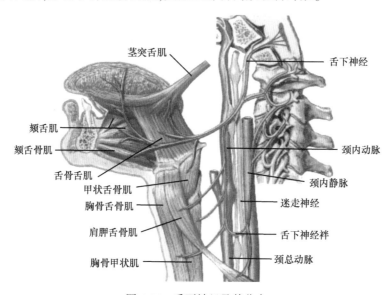

图 4-36　舌下神经及其分支

一侧舌下神经损伤，受伤侧舌肌瘫痪，继而舌肌萎缩，伸舌时舌尖歪向伤侧。

五、迷 走 神 经

迷走神经（vagus nerve）（图 4-35）是行程最长、分布最广的脑神经，为混合性神经。分有五种纤维成分：

1. 副交感纤维　分布于胸、腹脏器，控制心肌、平滑肌及腺体的活动。

2. 运动纤维（特殊内脏运动纤维） 支配咽喉肌、软腭肌和食管上部肌。

3. 一般躯体感觉纤维 分布于耳后及外耳道的皮肤及颅后窝的硬脑膜。

4. 一般内脏感觉纤维 分布于颈动脉窦、颈动脉体、咽、喉、食管、支气管、肺、心及胸、腹腔器官。

5. 味觉纤维（特殊内脏感觉纤维） 分布于会厌及腭的味蕾。

目 标 检 测

A₁ 型题

1. 颜面部中 1/3 最大的骨块是

   A. 鼻骨   B. 颧骨

   C. 腭骨   D. 上颌骨

   E. 下颌骨

2. 颧牙槽嵴常位于哪一牙的上方

   A. 上颌第一前磨牙   B. 上颌第二前磨牙

   C. 上颌第一磨牙   D. 上颌第二磨牙

   E. 上颌第三磨牙

3. 下牙槽神经阻滞麻醉处是

   A. 颏隆凸   B. 上颌结节

   C. 下颌隆凸   D. 磨牙后三角

   E. 颏结节

4. 对于颞下颌关节,下列哪一项描述是错误的

   A. 又称下颌关节

   B. 是颅骨中唯一能动的关节

   C. 关节窝即颞下窝

   D. 参与咀嚼、语言等重要功能

   E. 有关节盘

5. 下颌关节窝是下述何骨的一部分

   A. 颞骨   B. 蝶骨

   C. 上颌骨   D. 枕骨

   E. 腭骨

6. 茎突下颌韧带附着于

   A. 下颌体   B. 下颌角

   C. 髁状突   D. 喙突

   E. 下颌切迹

7. 下列哪项不属于颞下颌关节的结构

   A. 关节面   B. 关节囊

   C. 关节腔   D. 关节盘

   E. 翼下颌韧带

8. 关于咬肌,错误的是

   A. 位于下颌支外侧的皮下

   B. 为长方形扁肌

   C. 起自上颌结节

   D. 止于下颌支外侧面的咬肌粗隆

   E. 分为深浅两层

9. 参与形成肌性口底的肌肉主要是

   A. 下颌舌骨肌   B. 颏舌骨肌

   C. 舌骨舌肌   D. 二腹肌

   E. 茎突舌骨肌

10. 下列哪项不是面动脉的分支

    A. 腭升动脉   B. 下唇动脉

    C. 上唇动脉   D. 颏动脉

    E. 内眦动脉

11. 供应上颌磨牙血液的主要动脉是

    A. 上牙槽后动脉   B. 眶下动脉

    C. 蝶腭动脉   D. 下牙槽动脉

    E. 舌动脉

12. 颏动脉属于下列哪支动脉的分支

    A. 面动脉   B. 甲状腺上动脉

    C. 蝶腭动脉   D. 下牙槽动脉

    E. 舌动脉

13. 引流面深部血液的静脉是

    A. 面静脉   B. 下颌后静脉

    C. 面深静脉   D. 颞浅静脉

    E. 眼静脉

14. 临床上行上牙槽后神经阻滞麻醉时,若进针过深,易刺破哪个结构引起血肿

    A. 翼丛   B. 上颌静脉

    C. 海绵窦   D. 面深静脉

    E. 面总静脉

15. 上颌神经

    A. 经棘孔出颅   B. 经眶上裂出颅

    C. 分布于下唇皮肤   D. 分布于上颌牙齿

    E. 分出颊神经

A₂ 型题

16. 髁突颈部完全性骨折,造成髁突向前内方移位的原因为

    A. 患侧嚼肌的牵拉   B. 患侧颞肌的牵拉

C. 患侧翼内肌的牵拉　D. 患侧翼外肌的牵拉

E. 患侧蝶下颌韧带的牵拉

17. 右侧下颌角完全性骨折,骨折线由磨牙后斜向下前方,此时骨折片移位情况为

A. 短骨折段向后下移位

B. 长骨折段向前上移位

C. 常无移位

D. A+B

E. 短骨折段向前上外移位,长骨折段向后下方移位

18. 上唇及鼻根部炎症,若处理不当可使感染源或细菌栓子逆流入颅而导致海绵窦化脓性血栓性静脉炎,下列其可能的逆流途径中哪个是错误的

A. 面静脉—内眦静脉—眼上静脉—海绵窦

B. 面静脉—面深静脉—翼丛—眼下静脉—眼上静脉—海绵窦

C. 面静脉—面深静脉—翼丛—破裂孔导血管—海绵窦

D. 面静脉—面深静脉—翼丛—卵圆孔网—海绵窦

E. 面静脉—面深静脉—翼丛—上颌静脉—脑膜中静脉—海绵窦

19. 拔除上颌第一磨牙时,需麻醉

A. 上牙槽后神经、腭大神经

B. 上牙槽后神经、腭大神经、上牙槽中神经

C. 上牙槽后神经、上牙槽中神经

D. 上牙槽中神经、腭大神经

E. 上牙槽后神经、上牙槽中神经、鼻腭神经

20. 某患者患下颌骨恶性肿物,进行性张口困难,下唇麻木,出现这些症状的可能原因为

A. 颊神经及颞下颌关节受累

B. 下颌缘支及升颌肌群受累

C. 下牙槽神经及升颌肌群受累

D. 颊神经及升颌肌群受累

E. 下颌缘支及颞下颌关节受累

21. 某患者出现左侧鼻唇沟平坦、口角下垂,鼓腮漏气,但两侧额纹对称,其原因可能为

A. 左面神经颞支、颧支、颊支受累

B. 左面神经颞支、颧支、颊支、下颌缘支受累

C. 左侧上颌神经、面神经颊支、下颌缘支受累

D. 左侧面神经核下瘫

E. 右侧面神经核上瘫

22. 颌间结扎的患者用吸管进流食,流食主要经何种途径自口腔前庭进入固有口腔

A. 牙间隙

B. 𬌗间隙

C. 舌下间隙

D. 翼下颌皱襞与最后磨牙之间的间隙

E. A+B

23. 临床在行颞颌关节手术时,需注意保护位于髁突颈部深面的哪一动脉

A. 上颌动脉　　　　B. 上牙槽后动脉

C. 颞浅动脉　　　　D. 面横动脉

E. 嚼肌动脉

B 型题

(24～28 题共用备选答案)

A. 平舌骨大角尖

B. 平舌骨大角稍下方

C. 平甲状软骨上缘

D. 平舌骨大角稍上方

E. 平下颌骨髁突颈部

24. 颞浅动脉自何处由颈外动脉发出

25. 面动脉自何处由颈外动脉发出

26. 上颌动脉自何处由颈外动脉发出

27. 舌动脉自何处由颈外动脉发出

28. 甲状腺上动脉自何处由颈外动脉发出

(29～31 题共用备选答案)

A. 上颌静脉与颞浅静脉汇合而成

B. 下颌后静脉前支与面静脉汇合而成

C. 下颌后静脉后支与耳后静脉汇合而成

D. 面静脉与上颌静脉汇合而成

E. 耳后静脉与颞浅静脉汇合而成

29. 面总静脉是由

30. 颈外静脉是由

31. 下颌后静脉是由

(32～35 题共用备选答案)

A. 运动神经　　　　B. 感觉神经

C. 交感神经　　　　D. 副交感神经

E. 混合性神经

32. 面神经为

33. 眼神经为

34. 上颌神经为

35. 下牙槽神经为

A. 圆孔　　　　　　B. 卵圆孔

C. 棘孔　　　　　　D. 茎乳孔

E. 破裂孔

（36～38 题共用备选答案）

36. 上颌神经出

37. 下颌神经出

38. 面神经出

（39～41 题共用备选答案）

    A. 颞支   B. 颧支

    C. 颊支   D. 下颌缘支

    E. 颈支

39. 面部刀砍伤患者临床检查发现同侧额纹消失，考虑为哪一支面神经受损

40. 该患者临床检查发现同侧眼睑闭合困难，考虑为哪一支面神经受损

41. 面部刀砍伤患者临床检查发现笑时对侧口角高，考虑为哪一支面神经受损

（42～44 题共用备选答案）

    A. 咬肌神经   B. 翼内肌神经

    C. 下牙槽神经   D. 颊神经

    E. 耳颞神经

42. 在面侧深区内，从翼外肌两头之间穿出的神经为

43. 在面侧深区内，从翼外肌上缘穿出的神经为

44. 在面侧深区内，从翼外肌下缘穿出的神经为

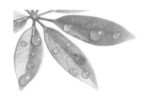

第 5 章
口腔颌面颈部局部解剖

1. 颌面部境界、分区。
2. 颌面部表面解剖标志。
3. 皮纹及皮肤分裂线的定义及二者的区别。
4. 口腔的境界及分部。
5. 口腔前庭的位置及其表面标志。
6. 唇的境界、表面标志及层次。
7. 腭的各解剖结构。
8. 舌乳头的形态及作用。
9. 舌下区的境界及层次。
10. 腮腺咬肌区的境界及层次。
11. 腮腺的形态、位置及腮腺导管的走向。
12. 面侧深区境界及层次。
13. 眶下间隙、颊间隙、咬肌间隙的境界及感染来源。
14. 翼颌间隙的境界及内容。
15. 颈部境界、分区及体表标志。
16. 下颌下区的境界及重要结构。

　　口腔颌面颈部是指上界以眉间点、眶上缘、颧弓、乳突、上项线及枕外隆突的连线,下界以胸骨柄颈静脉切迹、胸锁关节、锁骨、肩峰和第七颈椎棘突的连线之间的部位,后界是胸锁乳突肌、乳突及二腹肌后腹的前缘。

第 1 节　口腔颌面部浅表标志

一、颌面部分区

　　颌面部为颜面部的一部分。所谓颜面部系指上至发迹,下达下颌骨下缘,两侧至下颌支后缘之间的区域。临床上以通过鼻根及鼻底的两水平线为界,将颜面部分为上、中、下三部分。颌面部由颜面部的中、下部组成。

　　根据颌面部解剖特点并结合临床应用需要,可将其分为眶区、眶下区、颊区、颧区、鼻区、唇区、颏区、腮腺咬肌区及面侧深区(图 5-1)。

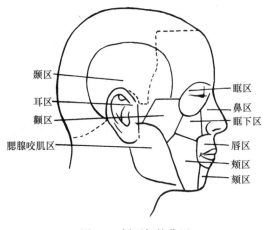

图 5-1　颌面部的分区

二、颌面部表面解剖标志（图 5-2）

1. 鼻点　在鼻根额鼻缝横过正中线的交点,相当于眉间下最凹处,常作为面部测量的标志。

2. 外鼻　为颌面部最突出的部分,易受损伤。外鼻上端连于额部者称为鼻根;前下端隆起处称鼻尖;鼻根与鼻尖之间为鼻背。锥形外鼻之底称鼻底,鼻底左右各有一卵圆孔,称鼻前孔。

3. 鼻小柱和鼻翼　两侧鼻前孔之间的隆嵴称鼻小柱;鼻前孔外侧的隆起称鼻翼。

4. 鼻唇沟　鼻外侧的长形凹陷为鼻面沟,上唇与颊部之间的斜形凹陷为唇面沟,鼻面沟与唇面沟合称为鼻唇沟。在此处做手术切口,愈合后瘢痕不明显。

5. 鼻下点　鼻小柱与上唇连接点称鼻下点。

6. 人中　为上唇皮肤表面正中由鼻小柱向下至唇红缘的纵形浅沟。在人中正中线的上、中 1/3 交点处是人中穴,为抢救危急病人的常用穴。

7. 口裂　为上唇与下唇之间的横行裂隙。

8. 口角　口裂两端为口角,其正常位置约相当于尖牙与第一前磨牙之间,施行口角开大或缩小手术时应注意此关系。

9. 颏唇沟　为下唇与颏部之间的横行凹陷。

10. 颏前点　为颏部最前点。

11. 颏下点　为颏部最低点,常用以测量面部距离的标志。

12. 耳屏　为外耳道前方之结节状突起。

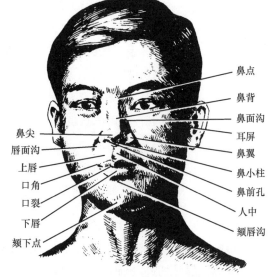

图 5-2　颌面部表面解剖标志

临床常在其前方,颧弓根部之下,检查下颌骨髁状突的活动情况。在耳屏前方约 1cm 处可触及颞浅动脉的搏动。

13. 眶下孔　位于眶下缘中点下方 0.5～1.0cm 处,相当于鼻尖至外眼角连线的中点。眶下孔是眶下神经阻滞麻醉的进针部位。

14. 颏孔　位于下颌体外侧面,第二前磨牙或第一、二前磨牙之间的下方,下颌骨上下缘中点略上方,距前正中线 2.5～3cm。颏孔为颏神经阻滞麻醉的进针部位。

15. 腮腺导管的体表投影　为耳垂至鼻翼与口角间中点连线的中 1/3 段。

三、皮纹及皮肤分裂线

1. 皮纹　皮肤表面有各种深浅不同的凹凸皱褶所呈现的纹理即皮纹。皮纹遍布全身的皮肤表面,在肉眼下即可清楚辨出,凹者称皮沟,凸者称皮嵴。

2. 皮肤分裂线 皮肤分裂线实质上就是皮肤张力线,是由真皮网状层内的胶原纤维大部分按张力线方向平行排列成束而形成的(图5-3)。

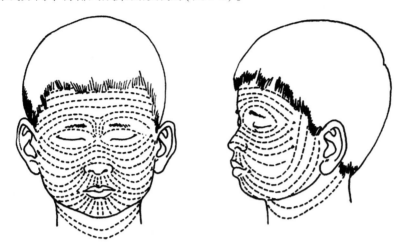

图5-3 面颈部皮肤分裂线

分裂线与皮纹的方向有的相近似,有的却截然不同。对皮纹及皮肤分裂线的了解,在口腔颌面外科临床应用方面具有重要的意义,外科手术时,皮肤切口应与分裂线平行,这样对组织破坏较少,伤口张开的程度较小,故伤口愈合快,瘢痕也细小。如果切口与分裂线交叉,则皮肤切口对组织破坏较大,伤口张开程度较大,伤口愈合慢,瘢痕亦较显著。

第2节 口 腔

一、口 腔

口腔(oral cavity)为消化道的起始部。向前经上、下唇围成的口裂通向外界,向后借咽峡与咽相连。

当闭口时,口腔由上、下牙弓及牙槽突、牙龈分为两部。前外侧部为口腔前庭(oral vestibule),后内侧部为固有口腔(oral cavity proper)。在牙尖交错位时,口腔前庭与固有口腔之间仅借第三磨牙后方的间隙相通。在牙关紧闭或颌间固定的患者,可经此间隙插管或输入营养物质。

二、口腔前庭及其表面标志

口腔前庭是位于唇、颊与牙弓及牙槽突、牙龈之间的蹄铁形潜在腔隙。其上下界分别为上下前庭沟;前外侧界为唇、颊;后内侧界则为上、下牙弓及牙槽突、牙龈。在口腔前庭各壁上,可以看到以下的表面标志。

1. 口腔前庭沟 口腔前庭沟又称唇、颊龈沟,为唇颊黏膜移行于牙槽黏膜的沟槽。呈蹄铁形,为口腔前庭的上下界。

2. 上、下唇系带 为分布在前庭沟中线上的扇形或线形黏膜小皱襞。上唇系带常较下唇系带明显。义齿制作过程中注意唇系带所在区域的基托应形成切迹,避免压伤。儿童上唇系带偶见较为宽大者,一般可随年龄增长而逐渐缩小,若唇系带宽大持续存在,影响上颌中切牙的排列,可考虑手术治疗。

3. 颊系带 为分布在口腔前庭沟相当于上、下尖牙或前磨牙区域的扇形黏膜皱襞。其数目不恒定,一般上颊系带较下颊系带明显。义齿制作过程中颊系带所在区域的基托应形成切迹,避免压伤。

4. 腮腺乳头 在平对上颌第二磨牙牙冠的颊黏膜上的一个乳头状突起,即为腮腺乳头,左右各一,为腮腺导管的开口处。

5. 磨牙后三角及磨牙后垫

(1)磨牙后三角:位于下颌第三磨牙的后方,由下颌骨内、外斜线向上相交所形成。该三角的底朝前,为下颌第三磨牙远中面的颈缘,其尖朝向后方。

(2)磨牙后垫:为覆盖于磨牙后三角的软组织垫,在下颌第三磨牙冠周炎时,此处呈现明显的红肿。

6. 翼下颌皱襞 为延伸于上颌结节后内侧与磨牙后垫后方之间呈垂直位的黏膜皱襞,其深面为翼下颌韧带。此皱襞是下牙槽神经阻滞麻醉的重要标志。

7. 颊脂垫尖 大张口时,平对上、下颌后牙殆面间颊黏膜上有一三角形隆起,称颊脂垫。其尖称颊脂垫尖,向后邻近翼下颌皱襞前缘。当大张口时,此尖约相当于下颌孔平面,为下牙槽神经阻滞麻醉的重要标志。

三、唇

(一) 唇的境界及表面标志

1. 唇的境界 唇(lips)的上界为鼻底,下界为颏唇沟,两侧为唇面沟,其中部有横行的口裂将唇分为上唇和下唇两部分。口裂两端为口角,其正常位置约相当于尖牙与第一前磨牙之间。

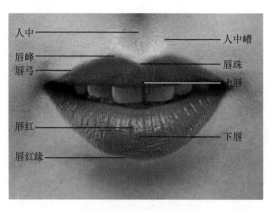

图 5-4 唇部表面解剖标志

2. 唇的表面标志(图 5-4)

(1)唇红:上、下唇的皮肤向黏膜移行的部分,称为唇红。

(2)唇红缘:皮肤与唇红的交界处称为唇红缘。

(3)唇弓:上唇的唇红缘呈弓背状,称唇弓。

(4)人中切迹:唇弓在正中线处稍低并向前微突,称此为人中切迹(人中点)。

(5)唇峰:人中切迹两侧唇弓的最高点称唇峰。

(6)唇珠:在上唇唇红正中有呈珠形结节向前下突出,称唇珠(上唇结节)。

(7)人中:在上唇皮肤部正中,可见由鼻小柱向下至唇红缘的纵行浅沟,称为人中。人中的上、中 1/3 交点处为人中穴,是抢救昏迷患者常用的穴位。

(8)人中嵴:人中两侧各有一条从鼻底延至唇峰的嵴,称人中嵴。

上述解剖结构,在唇裂手术及唇部外伤修复时,均为重要标志。

（二）唇的层次

唇部由外向内可分为五层（图 5-5）。

1. 皮肤　较厚，与浅筋膜和表情肌结合紧密，富含皮脂腺、汗腺、毛囊，在上唇毛囊尤为发达，是皮脂腺囊肿与疖肿的好发部位。成年男性还长有胡须。该区域位处"危险三角区"内，故发生感染时，严禁热敷、挤压，以免感染向颅内扩散。

2. 浅筋膜　较疏松，炎症时易出现明显水肿。

3. 肌层　较厚，主要为环绕口裂的口轮匝肌，由浅层、中层和深层不同方向的肌束所组成。

4. 黏膜下层　含有孤立的唇腺腺体以及上、下唇动脉的分支。

5. 黏膜　有唇腺开口，排出黏液，润滑黏膜。

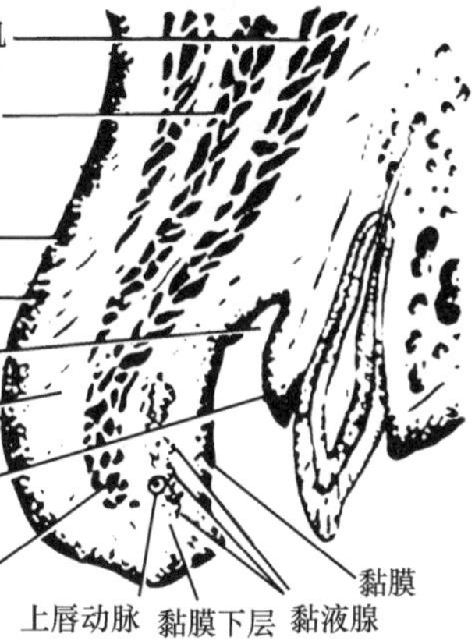

图 5-5　唇的层次

（三）唇的血管、淋巴管及神经

唇的血液供应主要来源于面动脉的分支上、下唇动脉。静脉血经面静脉回流。唇的淋巴管丰富，其淋巴管主要注入下颌下淋巴结、耳前淋巴结、颈深上淋巴结和颏下淋巴结。唇的感觉神经来自上、下颌神经的分支，运动由面神经支配。

四、颊

（一）颊的境界

颊（cheeks）的上界为颧骨与颧弓下缘，下界为下颌骨下缘，前内侧界为唇面沟，后界为咬肌前缘。

（二）颊的层次

颊部由外向内分为皮肤、皮下组织、颊筋膜、颊肌、黏膜下层和黏膜共六层。

1. 皮肤　薄而柔软，富有弹性。含丰富的皮脂腺、汗腺及毛囊，是皮脂腺囊肿和疖的好发部位。

2. 皮下组织　较疏松，炎症时易出现明显水肿。在颊肌表面和颊肌与咬肌之间，有一团被筋膜包裹的脂肪，称为颊脂垫。

3. 颊筋膜　覆盖于颊肌表面。

4. 颊肌　较厚，占据上、下颌骨之间。肌纤维向前加入口轮匝肌中。

5. 黏膜下层　含有颊腺，腮腺导管末段经此层开口于腮腺乳头。

6. 黏膜　上有腮腺乳头。

（三）颊的血管、淋巴管及神经

颊部的血液供应比较丰富，主要来自面动脉，眶下动脉和面横动脉，彼此之间有众多的吻合支。静脉血回流主要通过面静脉。淋巴管注入下颌下淋巴结。感觉神经为上、下颌神经分支，运动为面神经支配。

五、牙　龈

牙龈（gums）是指附着在牙槽突边缘区及牙颈部周围的口腔黏膜，呈粉红色，表面有光泽,质坚韧。它向内与腭及口底、向外与牙槽黏膜相连。牙龈的边缘称为龈缘,突于牙间的部分称龈乳头,二者相连成波浪状。牙龈无黏膜下层,固有膜直接与骨膜相结合,坚韧而无活动性。牙龈手术时,应将黏膜及骨膜作为一层切开,自骨面将其完整剥离。在口腔内进行浸润麻醉时,药物应注入口腔前庭黏膜下,而不是注入牙龈下,以免引起疼痛或牙龈撕裂。

六、腭

腭部(palate)即口腔顶部,分隔鼻腔和口腔。腭包括前 2/3 的硬腭和后 1/3 的软腭两部分。

(一) 硬腭

硬腭(hard palate)呈穹隆状,是以骨腭为基础,上覆黏膜而构成。

1. 硬腭的表面解剖标志(图 5-6)

(1)腭中缝:在正中线处的硬腭黏膜呈纵行隆起,称为腭中缝。

(2)切牙乳头(腭乳头):为位于腭中缝前端相当于切牙孔处的黏膜小隆起。切牙乳头位于左右上颌尖牙连线与腭中缝交界处,其深部为切牙孔,是鼻腭神经局部麻醉的表面标示。

(3)腭皱襞:在硬腭前部,自腭中缝向两侧有数条呈辐射状的软组织嵴,其形态不规则,即为腭皱襞。

(4)上颌硬区及上颌隆突:硬腭中央部分,黏膜薄而缺乏弹性,称上颌硬区。在硬区前部有时可出现不同程度的骨质隆起,即上颌隆突。

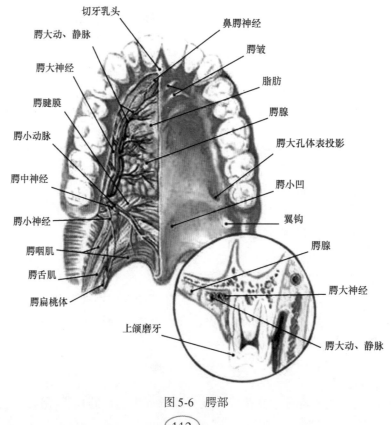

图 5-6　腭部

（5）腭大孔：位于上颌后牙腭侧，肉眼观察此处黏膜稍显凹陷，其深部为腭大孔。定位为腭中缝至上颌第三磨牙龈缘直线连线之外、中 1/3 处，或者腭中缝至上颌第三磨牙牙龈缘弓形连线中点处，为腭大神经麻醉的表面标志。

2. 硬腭的层次及结构特点　硬腭除腭中缝处无黏膜下层外，其余部分均被覆黏膜及黏膜下层。硬腭软组织具有以下特点：①黏膜下层在前后部各不相同，前部含有少量脂肪，无腺体；后部则有较多的腭腺。②硬腭的黏膜和黏膜下层较紧密地附于硬腭的骨膜。③黏骨膜不具活动性，能耐受摩擦力和咀嚼压力。手术时，常将此三层作为一层切开，故统称黏骨膜。④黏膜在腭中缝处较薄，而在两侧近牙槽骨处显著增厚，其内尚含有神经、血管等。

（二）软腭

软腭（soft palate）为一能动的肌性膜样膈，厚约 1cm，附着于硬腭后缘并向后下延伸，将口腔与咽作不完全分隔。

1. 软腭的表面解剖标志

（1）腭小凹：在软腭前端的中线两侧，左右各有一对称的黏膜小凹陷，即为腭小凹，可作为全口义齿基托后缘的参考标志。

（2）腭帆、腭垂：软腭后缘游离，斜向后下，称为腭帆，其中央伸向下方的指状突起，称腭垂又称悬雍垂。

（3）腭舌弓、腭咽弓：软腭后部向两侧形成前后两条弓形皱襞，前方者向下移行于舌根，称腭舌弓；后方者移行于咽侧壁，称腭咽弓。

（4）扁桃体窝：位于腭舌弓与腭咽弓之间的三角形凹陷，称扁桃体窝，容纳腭扁桃体。

（5）咽峡：由腭垂、两侧腭舌弓和舌根共同参与围成咽峡，它是口腔和咽的分界。

2. 软腭的层次　软腭主要由黏膜、黏膜下层、腭腱膜及腭肌等构成。此处黏膜与硬腭黏膜相延续。黏膜下层中含有较多的腭腺。黏膜下层在腭垂、腭舌弓及腭咽弓处特别疏松，炎症时易于水肿。黏膜下层的深面为腭腱膜及腭肌。腭腱膜位于软腭的前 1/3，构成软腭的支架。腭肌细小，位于软腭的后 2/3，前续腭腱膜，共计 5 对（图 5-7 和图 5-8）：

（1）腭帆提肌（腭帆举肌）：其作用为上提软腭。

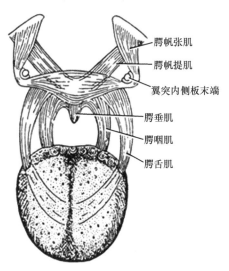

图 5-7　腭肌模式图

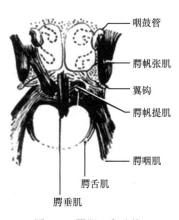

图 5-8　腭肌（后面观）

（2）腭帆张肌：其作用为紧张软腭，开大咽鼓管。

（3）腭舌肌：其作用为下降软腭，上提舌根，紧缩咽峡。

（4）腭咽肌：其作用为上提咽喉。并使两侧腭咽弓接近。

（5）腭垂肌：其作用为上提腭垂。

腭、咽各肌协调运动，在控制腭咽闭合，吞咽、呼吸、言语等功能中起着重要的作用。

七、舌

舌（tongue）位于口腔底部。以骨骼肌为基础，表面覆以黏膜。舌为口腔内重要器官，具有协调咀嚼、搅拌、吞咽食物、感受味觉及辅助发音等功能。

（一）舌的形态

舌的上面圆隆为舌背（图 5-9），舌背以其后面的倒"V"形沟为界沟，分为前 2/3 的舌体和后 1/3 的舌根。界沟的尖端有一小凹，称为舌盲孔，是胚胎时甲状舌管的遗迹。舌体前端称舌尖，为舌活动较大的部分。舌下面又称舌腹。

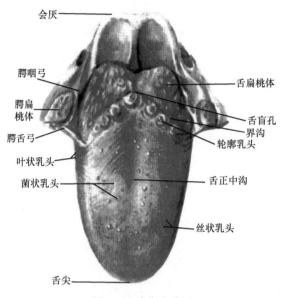

图 5-9 舌背及舌根

1. 舌背黏膜 被覆于舌的表面，呈淡红色。在舌体上面及舌边缘可见许多小突起，称舌乳头，按形态可分为四种类型。

（1）丝状乳头：数量最多，体积最小，呈丝绒状。广泛分布于舌体上面，管理一般感觉。

（2）菌状乳头：数目较少，呈红色圆点状，分散于丝状乳头之间，内有味蕾。

（3）叶状乳头：为 5~8 条并列皱襞，位于舌侧缘后部，含味蕾，管理味觉。

（4）轮廓乳头：一般 7~9 个，体积最大，排列于界沟前方，内有味蕾，管理味觉。

舌根的黏膜无舌乳头，但有许多结节状的淋巴组织，称舌扁桃体。

2. 舌腹黏膜 黏膜薄而平滑，与舌下区的黏膜相延续，并在中线形成舌系带。舌系带活动性很大，舌系带过短或附着过前常造成吮吸、咀嚼、语言障碍，制作义齿时可能会产生不利影响，必要时需进行手术治疗。舌系带两侧各有一条黏膜皱襞称伞襞，向前内方行向舌尖。

（二）肌层

舌肌为骨骼肌，分为舌内肌和舌外肌。

1. 舌内肌 起止均在舌内。包括舌上纵肌、舌下纵肌、舌横肌和舌垂直肌，肌纤维纵、横、垂直交织，收缩时可改变舌的形态（图 5-10 和图 5-11）。

2. 舌外肌 起自舌外止于舌内。包括颏舌肌、舌骨舌肌及茎突舌肌，收缩时可改变舌的位置（图 5-12）。

（三）舌的神经、血管及淋巴管

1. 舌的神经 舌的运动神经为舌下神经。舌的感觉神经为舌神经和舌咽神经。其中，舌前 2/3 的一般感觉由舌神经支配，味觉由参与舌神经的鼓索味觉纤维管理；舌后 1/3 的一般感觉及味觉由舌咽神经支配(但舌后 1/3 的中部则由迷走神经管理)(图 5-13)。

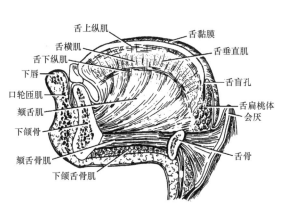

图 5-10　舌内肌(正中矢状切面)

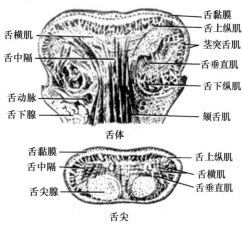

图 5-11　舌内肌(横切面)

2. 舌的血管　舌的血液供应主要来自舌动脉,此外,舌后 1/3 尚有来自咽升动脉的分支。舌的静脉有舌动脉伴行静脉及舌下神经伴行静脉,二者均向后注入舌静脉。

3. 舌的淋巴管　极为丰富,主要起自黏膜下层及肌层。其中,舌前部的淋巴管引流至颏下淋巴结或直接汇入颈深上淋巴结。舌中央部的淋巴管可直接汇入颈深上淋巴结或穿过下颌舌骨肌引流

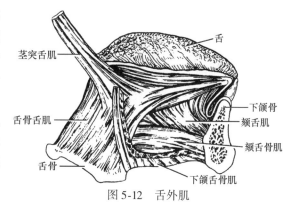

图 5-12　舌外肌

至下颌下淋巴结;近中线处的淋巴管,有部分可交叉至对侧。舌侧部淋巴管可引流至下颌下淋巴结或颈深上淋巴结。舌后部淋巴管可注入两侧颈深上淋巴结。熟悉舌的淋巴流向,对于舌癌的诊断及治疗有重要的临床意义(图 5-14)。

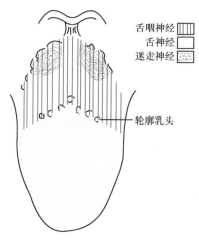

图 5-13　舌的感觉神经分布(示意图)

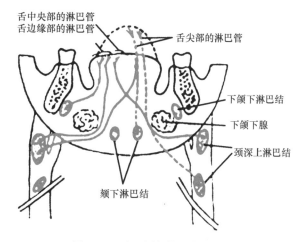

图 5-14　舌不同部位的淋巴回流

八、舌 下 区

（一）境界

舌下区（sublingual region）位于口底黏膜和舌体下方，其底由下颌舌骨肌及舌骨舌肌构成，前面及外侧面为下颌骨体部的内侧面，后部止于舌根。

（二）表面解剖标志

当舌向上方翘起时，可见舌系带两侧的口底黏膜上各有一小突起，称舌下阜（sublingual caruncle），是下颌下腺导管及舌下腺大管的共同开口处。舌下阜两侧各有一条向后外斜行的舌下襞（sublingual fold），是舌下腺小管的开口部位，也是下颌下腺导管的表面标志（图5-15）。舌系带延长手术时应注意勿损伤腺管口及其附近的血管神经。

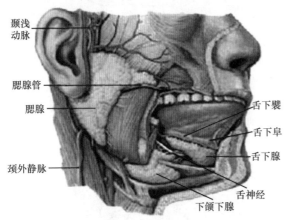

图5-15 唾液腺

（图中标注：颞浅动脉、腮腺管、腮腺、颈外静脉、舌下襞、舌下阜、舌下腺、舌神经、下颌下腺）

（三）舌下区的重要结构

具体见图5-15。

1. 舌下腺 舌下腺（sublingual gland）位于口底舌下襞的深面，由蜂窝组织鞘所包绕。舌下腺呈扁杏核状，较小，有两种排泄管，分别开口于舌下阜和舌下襞。舌下腺前端与对侧舌下腺相接，后端与下颌下腺的深部相邻，外侧为下颌骨舌下腺窝。

2. 下颌下腺导管及舌神经 下颌下腺导管位于舌下腺内侧，由后向前走行，开口于舌下阜。舌神经在舌骨舌肌前缘处，绕下颌下腺导管下方分布于舌。一般感觉纤维布于舌前2/3黏膜、口底黏膜及牙龈；味觉纤维布于舌前2/3的味蕾。

3. 舌下神经 舌下神经（hypoglossal nerve）与其伴行静脉越过舌骨舌肌浅面，发出分支布于舌外肌；经舌骨舌肌前缘进入舌内，布于舌内肌。

4. 舌动脉 在平对舌骨大角处起于颈外动脉，行向内上，继而弯向前下，于舌骨舌肌深面进入舌内，发出分支营养舌、腭扁桃体和舌下腺等。

此外，舌下区还与下颌下三角紧密相邻，在施行下颌下三角内手术时，亦应注意舌下区内的解剖毗邻关系。

第3节 腮腺咬肌区及面侧深区

一、腮腺咬肌区

（一）腮腺咬肌区境界

具体见图5-16。前界为咬肌前缘，后界为胸锁乳突肌、颞骨乳突及二腹肌后腹的前缘，上界为颧弓及外耳道，下界为下颌骨下缘。

（二）层次

由浅入深依次为：

1. 皮肤。

2. 皮下组织 内含颈阔肌上部。在腮腺区有耳前淋巴结及耳大神经,在咬肌区有面神经分支及腮腺导管。

3. 腮腺咬肌筋膜 来自颈深筋膜浅层,筋膜在腮腺后缘分为浅、深二层,包被腮腺,形成腮腺鞘。在腺体前缘筋膜复合为一,形成咬肌筋膜,向前覆盖于咬肌表面直达该肌前缘。

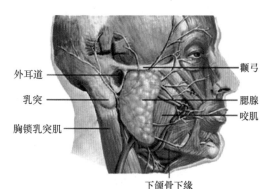

图 5-16 腮腺咬肌区境界

（外耳道　乳突　胸锁乳突肌　颧弓　腮腺　咬肌　下颌骨下缘）

➡**链接**

　　腮腺鞘浅层致密,深层薄弱,因此腮腺化脓时,脓液不易向浅层穿破。且由于腮腺鞘向腮腺腺体内发出许多间隔,将其分为多数小叶,致腮腺化脓时形成独立散在的小脓灶,切开引流时应注意分开各腺叶的脓腔,以利引流通畅。另外,腮腺鞘上部与外耳道紧密相连并相通,并发出索状纤维束,伸入外耳道前下壁软骨部的裂隙(santorini fissure)中,腮腺内的小动、静脉及神经经该裂隙进入外耳道,外耳道前下部的淋巴亦经此裂隙流入腮腺区的耳前淋巴结。故化脓性感染可在腮腺与外耳道之间互相蔓延。

4. 腮腺

（1）腮腺的形态及分叶:腮腺为唾液腺中最大的一对,尖向下略呈不规则的三角形,其长 4~6cm,上部宽 3~3.5cm,厚 2~2.5cm。临床常以面神经主干和分支平面为界,将腮腺分为浅深两叶,分别位于面神经主干和分支的浅面和深面。此种分法有其实用意义,因临床作腮腺切除保留面神经手术时,通常是按面神经主干和分支平面,分离腮腺浅、深两叶。

（2）腮腺的位置及毗邻（图 5-17）:腮腺位于腮腺间隙内。上面较小且凹陷,邻外耳道及颞下颌关节后面;前内面邻近咬肌、下颌支及翼内肌后部;后内面与乳突、胸锁乳突肌、二腹肌后腹、茎突及茎突诸肌、颈内动静脉和第Ⅸ~Ⅻ对脑神经相毗邻。

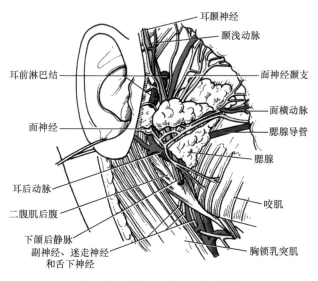

图 5-17 腮腺内主要血管及神经

（耳颞神经　颞浅动脉　耳前淋巴结　面神经颞支　面横动脉　面神经　腮腺导管　耳后动脉　腮腺　二腹肌后腹　咬肌　下颌后静脉　副神经、迷走神经和舌下神经　胸锁乳突肌）

（3）腮腺导管:长 3.5~5.0cm,管径约 0.3mm,从腮腺浅叶前缘伸出,在颧弓下约 1.5cm 处向前与颧弓平行,横过咬肌的表面,至咬肌前缘弯向内侧,穿过颊脂垫及颊肌,开口于腮腺乳头。在腮腺手术中,为了避免损伤面神经等重要结构,可经腮腺乳头注入染料如亚甲蓝等染色,染蓝腮腺组织可与银白色的面神经分支相鉴别,以利于手术操作。

此外,在腮腺导管附近常有形态不定、大小不一的副腮腺,其出现率约为 20%,其排泄管也注入腮腺导管内。

（4）腮腺与神经血管的关系（图 5-17 至图 5-19）

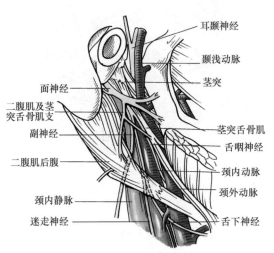

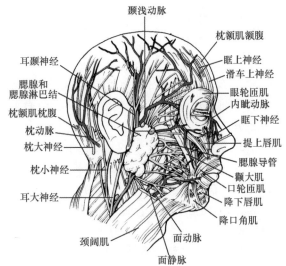

图 5-18　腮腺深侧的毗邻关系　　　　图 5-19　腮腺与面神经分支

1）腮腺浅叶：腮腺浅叶上缘出入的结构由后向前依次为颞浅静脉、耳颞神经、颞浅动脉、面神经颞支及颧支。

腮腺浅叶前缘出入的结构：由上向下依次为面横动脉、面神经颧支、面神经上颊支、腮腺导管、面神经下颊支及下颌缘支。

腮腺浅叶下端出入的结构：由前向后依次为面神经下颌缘支、面神经颈支、下颌后静脉及其至颈外静脉的交通支。

2）贯穿腮腺实质的主要神经血管（图 5-19）：根据腮腺实质内神经血管的走向，可将其分为纵行和横行两组。纵行组为颞浅动静脉、耳颞神经、下颌后静脉及颈外动脉；横行组为面神经、上颌动静脉及面横动脉。颈外动脉上行于下颌支中、下 1/3 交界处进入腮腺，位于下颌后静脉的前内侧。面神经出茎乳孔后，从腮腺后上部进入腮腺，由后向前越过上、下行走的下颌后静脉及颈外动脉浅面。由于上述解剖关系，故腮腺炎症或肿瘤，除使腮腺肿大外，亦可产生压迫症状。

⊙链接

因面神经与腮腺的关系极为密切，从而给腮腺手术增加了难度。临床上在进行腮腺切除术时，常根据肿瘤所在部位，采用不同的方法解剖面神经以切除腮腺，从而尽可能地保留面神经的完整性或减少损伤。如面神经损伤，可出现口角歪斜等症状，影响面容美观。

3）腮腺深叶深面的神经血管：腮腺深叶的深面与茎突诸肌及围以蜂窝组织的深部血管神经（颈内动、静脉和第Ⅸ～Ⅻ对脑神经）相毗邻。上述结构称为"腮腺床"。

5. 咬肌　位于腮腺咬肌筋膜深面，在咬肌表面有面横动、静脉，腮腺导管，面神经分支经过，在其表面做切口时应注意勿伤及以上结构。在咬肌深面与下颌支之间为咬肌间隙。

二、面侧深区

（一）境界

前界为上颌骨的后面，后界为腮腺鞘，内界为翼外板，外界为下颌支。该区亦即颞下间隙及翼颌间隙的范围。

（二）层次

面侧深区位于腮腺咬肌区前部的深面,其中有大量的血管和神经位于下颌支、翼肌与翼突外侧板之间,并为蜂窝组织所包绕。血管、神经互相交错或伴行（上颌动脉分支与下颌神经分支）,层次排列不很明显,由浅入深分层如下（图 5-20）：

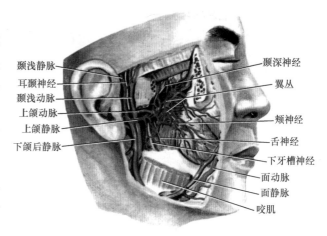

图 5-20 面侧深区

1. 翼丛 位于下颌支深面、翼外肌的周围。翼丛的前部接近下颌骨颞下面,施行上颌结节阻滞麻醉时,应注意翼丛的位置关系,以免刺破翼丛导致血肿。

2. 上颌动脉 伴随其下方的上颌静脉,贴邻下颌颈的深面向前走行,该动脉越过翼外肌浅面（少数在深面）,经翼外肌两头间入翼腭窝。在上颌动脉周围有面深淋巴结。

➡ **链接**

临床上作高位颞颌关节成形术或下颌骨切除时,应注意保护下颌颈深面的上颌动脉。当下颌颈骨折时,亦可能伤及上颌动脉。行上颌骨切除时,可在翼外肌二头之间显露和结扎上颌动脉,以代替结扎颈外动脉。

3. 下颌神经与翼外肌 下颌神经与翼外肌关系密切,该神经出卵圆孔后即位于翼外肌的深面,在此发出许多分支（详见三叉神经）。颞下颌关节手术和腮腺手术时应注意勿伤及此神经。

第 4 节 口腔颌面部蜂窝组织间隙及其通连

口腔颌面部蜂窝组织间隙是指位于筋膜与肌肉间、肌肉与骨膜间,以及骨膜与骨膜之间的潜在间隙。间隙内除蜂窝组织外,还有血管与神经在其间穿行,某些间隙还含有唾液腺及淋巴结。疏松结缔组织伴随神经血管束,从一个间隙进入另一个间隙,使相邻的间隙彼此相通（图 5-21）。

（一）眶下间隙

眶下间隙（infraorbital space）位于眼眶前部的下方,上界为眶下缘,下界为上颌骨牙槽突,内侧界为鼻侧缘,外以颧肌为界。以尖牙窝为中心的上颌骨前壁构成眶下间隙的底,浅面有面部表情肌覆盖。

眶下间隙内有蜂窝组织和出入眶下孔的眶下神经、血管,有时还有眶下淋巴结。上颌前牙及前磨牙、鼻侧部

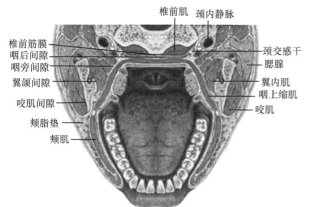

图 5-21 颌面部部分筋膜间隙

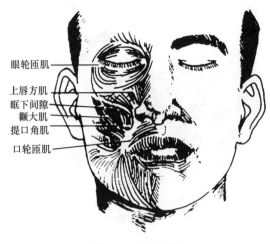

眼轮匝肌
上唇方肌
眶下间隙
颧大肌
提口角肌
口轮匝肌

图 5-22　眶下间隙

及上唇的感染,可侵及该间隙。其中,大多是由牙源性感染引起的。此间隙向后可达颊间隙,并有面静脉及面动脉经过,面静脉连于内眦静脉经眼静脉与海绵窦相通,炎症可由此蔓延至海绵窦(图 5-22)。

（二）颊间隙

颊间隙(buccal space)位于颊肌与咬肌之间,略呈倒立的锥形,前界为咬肌前缘,后界为下颌支前缘及颞肌前缘。间隙内有颊神经、颊动脉、面深静脉及脂肪组织。颊间隙与翼颌间隙、咬肌间隙、眶下间隙、颞下间隙及颞间隙等处的脂肪组织相连,成为感染相互扩散的途径。该间隙与磨牙邻近,磨牙根尖的感染可侵及该间隙(图 5-23)。

（三）咬肌间隙

肌间隙(masseteric space)又称咬肌下间隙或咬肌下颌间隙,位于咬肌与下颌支之间。前界为咬肌前缘,后界为下颌支后缘或腮腺组织,上界为颧弓下缘,下界为咬肌附着于下颌支处。间隙内含有少量疏松结缔组织及咬肌血管、神经。间隙感染多来自下颌第三磨牙。咬肌间隙与翼颌、颊、颞及颞下等诸间隙相连通(图 5-24)。

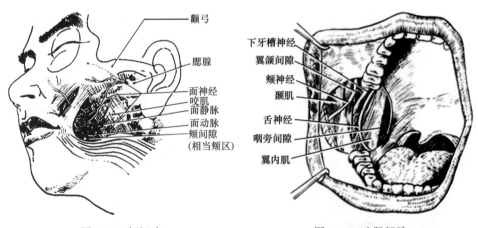

颧弓
腮腺
面神经
咬肌
面静脉
面动脉
颊间隙
（相当颊区）

下牙槽神经
翼颌间隙
颊神经
颞肌
舌神经
咽旁间隙
翼内肌

图 5-23　颊间隙　　　　　图 5-24　咬肌间隙

（四）翼颌间隙

翼颌间隙(pterygomandibular space)又称翼下颌间隙,位于下颌支内侧面与翼内肌之间。前界为颞肌及颊肌,后界为腮腺,上界为翼外肌下缘,下界为翼内肌附着于下颌支处。间隙内有舌神经、下牙槽神经、血管通过。该间隙感染常来自下颌磨牙的炎症;在进行下牙槽神经阻滞麻醉时,可因消毒不严将感染源带入而波及此间隙。该间隙与咽旁、咬肌、舌下、下颌下、颞及颞下等诸间隙相连通(图 5-21)。

（五）其他蜂窝组织间隙

1. 颞下间隙(infratemporal space)　位于颞下窝内。颞下间隙和翼颌、颊、颞、翼腭及咽旁等诸间隙相连通,并经眶下裂与眶内相通,经卵圆孔和棘孔与颅内相通。因此,临床很少见单独的颞下间隙感染,常与相邻间隙感染同时存在。上颌第二、三磨牙的急性炎症常可并发颞下间隙感染。

2. 颞间隙(temporal space)　可分为颞浅间隙和颞深间隙两部分。颞浅间隙位于颞深筋膜与颞肌之间;颞深间隙位于颞肌与颞窝之间。颞间隙可与颊、咬肌、翼颌及颞下等间隙相通。

3. 腮腺间隙(parotid space)　位于腮腺鞘内,该间隙被腮腺及通行于腺体内的血管、神经及淋巴结所充满。腮腺间隙内侧面直接与咽旁间隙和翼颌间隙相通。

4. 咽旁间隙(parapharyngeal space)　又称咽侧间隙,位于翼内肌、腮腺深叶与咽侧壁之间,呈倒立的锥体形。咽旁间隙与翼颌、颞下、舌下、下颌下、腮腺及咽后等间隙相通,炎症可在各间隙相互蔓延。

5. 翼腭间隙(pterygopalatine space)　又称翼腭窝,位于眶尖的下方,颞下窝的内侧,为一个三角形间隙。翼腭间隙向前经眶下裂通眶,向内经蝶腭孔通鼻腔,向下经腭大管通口腔,向后经圆孔通颅腔。

6. 舌下间隙(sublingual space)　位于舌下区,呈蹄铁形。舌下间隙向后通下颌下间隙,向后上通翼腭间隙,向后通咽旁间隙。在下颌前牙及第一前磨牙发生牙源性感染时,一旦破坏下颌骨的内侧骨板,感染即可蔓延至舌下间隙。

第 5 节　颈　　部

一、境界与分区

(一) 境界

颈部上界为下颌骨下缘、颞骨乳突、上项线及枕外隆突的连线。下界为胸骨颈静脉切迹、胸锁关节、锁骨上缘和肩峰至第 7 颈椎的连线。颈部以斜方肌前缘为界分为颈前部和颈后部。

(二) 分区

颈部以胸锁乳突肌为界,划分为颈前区、胸锁乳突肌区和颈外侧区(图 5-25)。

1. 颈前区　又名颈内侧三角。由胸锁乳突肌前缘、下颌骨下缘与颈部正中线围成。此三角又被二腹肌和肩胛舌骨肌上腹分为四个三角。

(1) 下颌下三角:即下颌下区。

(2) 颏下三角:是两侧二腹肌前腹与舌骨体围成的三角区。其上界为下颌骨下缘中央部分;下界为舌骨;两侧界为二腹肌前腹。该区除含有颏下淋巴结、颏下血管的分支外,无其他重要结构。

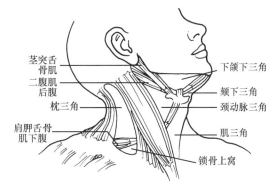

图 5-25　颈部分区

茎突舌骨肌
二腹肌后腹
枕三角
肩胛舌骨肌下腹
下颌下三角
颏下三角
颈动脉三角
肌三角
锁骨上窝

(3) 肌三角:位于胸锁乳突肌、肩胛舌骨肌上腹及颈前正中线之间。

(4) 颈动脉三角:位于胸锁乳突肌、肩胛舌骨肌后腹及肩胛舌骨肌上腹之间。

> 🔗链接

颈动脉三角是颈部大血管较集中的部位。其中最主要的血管为颈总动脉。颈总动脉位于颈动脉三角的下部,在行至平甲状软骨上缘处,分为颈内、外动脉。此外,颈动脉三角内还有颈内静脉、面总静脉、舌下神经等重要解剖结构。临床行颈外动脉结扎术,均在颈动脉三角内施行。术者必须熟悉该动脉三角的解剖结构,除注意保护该区的重要血管、神经外,还应特别注意辨认颈内、外动脉。

2. 胸锁乳突肌区 相当于胸锁乳突肌所在部位。

3. 颈外侧区 即颈外侧三角。由胸锁乳突肌后缘、斜方肌前缘和锁骨围成。此三角又被肩胛舌骨肌下腹分为上方的枕三角和下方的锁骨上三角。

二、颈部体表标志

在颈部可见到或触及以下具有临床意义的体表标志(图5-26):

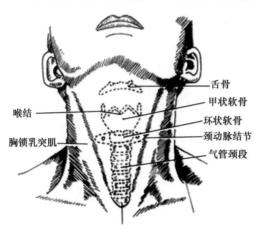

图5-26 颈部的体表标志

1. 舌骨 位于颈前部的软组织内,其高度平对第3、4颈椎的椎间盘。舌骨大角是寻找和结扎舌动脉的重要标志。

2. 喉结 位于舌骨下方,男性较明显。在其上缘有甲状软骨上切迹。甲状软骨上缘平第4颈椎上缘,两侧即颈总动脉的分叉处。

3. 环状软骨 位于甲状软骨的下方,为一个完整的软骨环,其后方正对第6颈椎平面。

4. 气管颈段 位于颈部正中,在环状软骨下缘至胸骨静脉切迹之间可以触及。

5. 颈动脉结节 即第6颈椎横突前结节。颈总动脉行经其前方。在胸锁乳突肌前缘中点,即平环状软骨弓向后压迫,可以阻断颈总动脉的血液,作为头颈部的暂时止血措施。

6. 胸锁乳突肌 位于颈侧部,是颈部外科的重要肌性标志,当头向对侧旋转时,该肌更加明显。该肌的前、后缘是颈部分区的境界,其后缘中点又是颈神经丛皮支阻滞麻醉的重要标志。

7. 锁骨上窝 位于锁骨中1/3上方,在此窝的锁骨上缘处,可触及锁骨下动脉的搏动。

8. 胸骨上窝 为位于胸骨颈静脉切迹上方的凹陷处,是触诊气管的部位。

三、颈筋膜、筋膜间隙及其连通

（一）颈筋膜

颈部结构关系复杂,若按筋膜层的分布进行观察则较易理解。在临床上,筋膜是手术分层的标志,筋膜之间存在着潜在的筋膜间隙,可为炎症蔓延的途径。颈筋膜(图5-27)由浅入深可分为五层。

1. 颈浅筋膜 为全身浅筋膜的一部分,呈一薄层,包绕颈部,颈阔肌在此层内。颈阔肌在手术中是分层的标志,颈部浅层的颈丛皮神经、颈外动脉和颈浅淋巴结即在其深面与颈筋膜浅层之间。缝合切口时,应将切断的颈阔肌及其筋膜对位缝合,以免瘢痕明显。

2. 颈深筋膜浅层 上方附着于下颌骨下缘、颧弓、乳突基底、上项线及枕外隆突;下方附着于胸骨柄的前缘、锁骨、肩峰及第7颈椎棘突。该筋膜形成一个完整的封套包围颈部,故又称为颈深筋膜封套层或包围层。除颈阔肌及浅层的脉管神经外,几乎包被着颈部全部结构。此层筋膜除在斜方肌、胸锁乳突肌、腮腺及下颌下腺四处分为两层包被上述结构外,其余部分均为一层。

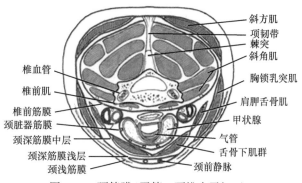

图 5-27　颈筋膜(平第 7 颈椎水平切面)

斜方肌
项韧带
棘突
斜角肌
胸锁乳突肌
肩胛舌骨肌
甲状腺
气管
舌骨下肌群
颈前静脉

椎血管
椎前肌
椎前筋膜
颈脏器筋膜
颈深筋膜中层
颈深筋膜浅层
颈浅筋膜

3. 颈深筋膜中层　为一层梯形筋膜屏障,上连舌骨,两侧至肩胛舌骨肌外缘,向下附着于锁骨和胸骨柄的后缘,并包被舌骨下肌群,形成其肌鞘。

4. 颈脏器筋膜　包绕颈部脏器如喉、气管、甲状腺、咽及食管等。该筋膜分为脏、壁两层:脏层贴附于上述各脏器的表面;壁层包于全部脏器的外围并形成颈鞘。

颈鞘或称颈动脉鞘、颈血管鞘,呈管状。该鞘上方附着于颅底颈静脉孔和颈动脉管外口周缘的颅骨外膜;下方止于锁骨胸骨端和胸锁关节的深面。由鞘向内伸出间隔,分割鞘内诸内容。在鞘内,颈内静脉居外侧,颈内动脉或颈总动脉位于内侧,迷走神经走行于上述动、静脉之间的后方。

5. 椎前筋膜　又名颈深筋膜深层,覆盖于椎前肌和斜角肌的浅面,上达颅底,下续胸内筋膜。该筋膜将其浅面的颈深淋巴结、颈鞘内的大血管、神经与其深面的膈神经、颈交感神经干及颈丛神经隔开。在外下方,还形成锁骨上窝的底,并包被锁骨下血管和臂丛,该筋膜随大血管进入腋腔形成腋鞘。颈淋巴清扫时,手术即在椎前筋膜的浅面进行,只要不切开此层筋膜,就不致伤及该筋膜深面重要的神经和血管。

（二）颈部筋膜间隙及其交通

在颈深筋膜各层之间,存在着潜在筋膜间隙,主要有下列数处:

1. 下颌下间隙　下颌下间隙主要位于下颌下三角内,由颈深筋膜浅层在下颌下腺处分为浅、深两层所形成。浅、深两层向上分别附下颌骨下缘和内斜线。因此,下颌下间隙的上界较下颌下三角为高。深层筋膜在下颌舌骨肌与舌骨舌肌的裂隙处变为疏松,下颌下间隙借此与舌下间隙相通。下颌下间隙内含有下颌下腺、下颌下淋巴结、面静脉及面动脉。下颌下间隙与舌下、颏下、翼颌及咽旁诸间隙相交通。由于下颌磨牙及下颌第二前磨牙的根尖多位于内斜线的下方,因此,上述诸牙根尖的炎症,可穿破下颌骨舌侧骨板,侵入下颌下间隙。

2. 颏下间隙　系位于舌骨与两侧二腹肌前腹之间的颏下三角内的间隙。下颌舌骨肌形成此间隙的底,借此与舌下间隙分隔,颈深筋膜浅层形成此间隙的顶,该间隙内主要有颏下淋巴结。

因下颌舌骨肌在下颌体前部的附着处位于下颌前牙及第一前磨牙根尖之下,故颏下间隙牙源性感染较少,但颏下淋巴结收集下唇中部、颏部、下颌切牙及舌尖等处回流的淋巴,上述部位的感染可侵及颏下淋巴结,故腺源性间隙感染较多见。

3. 内脏周围间隙　包括咽旁间隙、内脏旁间隙、气管前间隙、咽后间隙及食管后间隙等(图 5-28)。

（1）咽旁间隙:或称咽侧间隙、翼咽间隙或咽翼间隙等。它位于翼内肌、腮腺深叶与

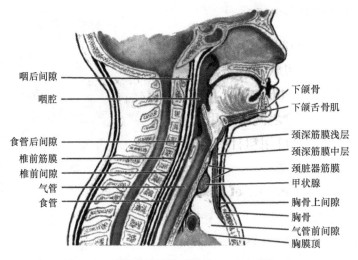

图 5-28　颈筋膜及颈筋膜间隙(正中矢状切面)

咽侧壁之间,呈倒立的锥体形,上达颅底,下至舌骨平面。前界翼下颌韧带,后界椎前筋膜的外侧份。舌骨舌肌将它与下颌下腺及其鞘分开。咽旁间隙由茎突及茎突诸肌将其分为前后两部:前部称咽旁前间隙(或称茎突前间隙);后部称咽旁后间隙(或称茎突后间隙)。

1)咽旁前间隙:较小,内含蜂窝组织,隔咽上缩肌与腭扁桃体相邻。腭扁桃体周围脓肿可向外直接穿破咽侧壁,进入咽旁前间隙。

2)咽旁后间隙:较大,内有颈内动、静脉及第Ⅸ～Ⅻ对脑神经和颈深上淋巴结,手术时应避免伤及上述重要血管神经。

咽旁间隙与翼颌、颞下、舌下、下颌下、腮腺和咽后诸间隙相通,血管神经束上通颅内,下经内脏旁间隙等连通纵隔,成为炎症蔓延的途径。

(2)内脏旁间隙:为咽旁间隙向下的延续,该间隙前连气管前间隙,后通食管后间隙。

(3)气管前间隙:为颈脏器筋膜脏、壁两层在气管前方围成的潜在间隙,中含淋巴结及血管等(见气管颈段)。此间隙向下通前纵隔;前纵隔的气肿亦可上行扩散至颈部。

(4)咽后间隙:位于咽后壁与椎前筋膜之间,该间隙上起颅底,下通食管后间隙;外侧以颈鞘为界。咽后间隙感染因易于扩散至纵隔而特别危险,故又称"危险地带"。

(5)食管后间隙:为咽后间隙向下的延续。

4. 椎前间隙　位于椎前筋膜与椎骨骨膜之间。

四、下 颌 下 区

(一)境界

下颌下区(submandibular triangle)又称下颌下三角。位于下颌骨下缘与二腹肌前、后腹之间,还称二腹肌三角。该三角浅面为顶,由颈深筋膜浅层构成,其表面覆盖有皮肤、浅筋膜与颈阔肌;深面为底,由下颌舌骨肌、舌骨舌肌及其筋膜等构成,并借肌间隙与舌下区相通。

（二）重要结构（图 5-29）

1. 下颌下腺　呈卵圆形，为下颌下区的主要内容物，表面包有下颌下腺鞘，腺体与鞘之间连以蜂窝组织，易于分离。腺体的浅面，上部与下颌体内侧面的下颌下腺窝邻接，下部越过下颌骨下缘；腺体深面与下颌舌骨肌、舌骨舌肌等相邻。腺体内侧有一深部（延长部）及下颌下腺导管，从舌骨舌肌浅面，经下颌舌骨肌深面进入舌下区，下颌下腺导管开口于口底的舌下阜。

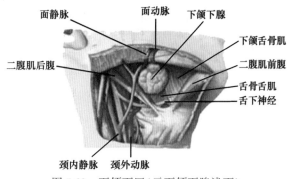

图 5-29　下颌下区（示下颌下腺浅面）

2. 下颌下淋巴结　3～6 个，主要位于下颌下腺鞘内、下颌下腺与下颌骨体之间，或埋在腺实质内及腺鞘的浅面。下颌下淋巴结与下颌下腺关系密切，在口腔颌面部恶性肿瘤转移时，常将其与下颌下腺一起摘除。

3. 面动脉及面静脉　面动脉在茎突舌骨肌及二腹肌后腹深面进入下颌下区，经下颌下腺的深面和上面的沟中走行，发出腺支营养下颌下腺。在咬肌附着端的前缘，钩绕下颌骨下缘至面部。面静脉在面动脉稍后方与之并行咬肌附着端前缘，越过下颌骨下缘，穿下颌下腺鞘浅层，向后下方行于下颌下腺后部的浅面，经二腹肌后腹的浅面，进入颈动脉三角。

4. 舌神经、下颌下腺导管及舌下神经　三者均位于下颌下腺的深面，在舌骨舌肌浅面，自后向前经下颌舌骨肌的深面进入舌下区。在舌骨舌肌浅面，自上而下依次排列为：舌神经、下颌下腺导管及舌下神经。

5. 其他内容　下颌后静脉在下颌下腺表面与面静脉汇合；下颌下神经节位于下颌下腺深部上方和舌神经下方，连于舌神经。

五、颏 下 区

颏下区又称颏下三角。位于舌骨上区内。由左、右二腹肌前腹与舌骨体围城。该三角浅面为皮肤、浅筋膜及颈深筋膜浅层；深面由下颌舌骨肌构成。三角内有 1～3 个颏下淋巴结。

六、气 管 颈 段

气管颈段位于肌三角内，上接环状软骨，下平胸骨颈静脉切迹与气管胸段相延续，长约 6.5cm，有 6～8 个气管软骨环。气管颈段正常位于舌骨下区下部的正中，由于颈部或纵隔内器官病变的牵引或推挤，气管可偏向一侧。

（一）气管颈段前方层次及周围的毗邻

气管颈段前方由浅入深为：皮肤、浅筋膜、颈深筋膜浅层、颈深筋膜中层及其包被的胸骨舌骨肌和胸骨甲状肌。在正中线的皮肤和颈浅筋膜的深面，有颈深筋膜浅、中两层结合形成的颈白线。在颈深筋膜中层与气管颈段前面之间，有颈脏器筋膜壁、脏两层形成的气管前间隙，其中主要有甲状腺奇静脉丛、甲状腺下静脉，有时还有甲状腺下动脉。作低位气管切开术时，应注意此关系。在小儿，胸腺、头臂干、左头臂静脉甚至主动脉弓均可于胸骨颈静脉切迹的稍上方越过气管前方,故施行小儿气管切开术时,更应注意上述解剖关系。在气管颈段第 2~4 气管软骨环的前方,有甲状腺峡部横过,此处因有左、右甲状腺上、下动脉的分支吻合,故切断后易引起出血。

气管颈段的两侧,上部有甲状腺侧叶覆盖,下部与颈总动脉相邻。越近胸骨上缘,颈总动脉与气管的距离越近。因此,在作气管切开时,应强调切口的正中位。

气管后方紧邻食管,切开气管时,深度应适当。此外,在气管与食管之间的沟内尚有喉返神经通行。

（二）气管颈段位置的移动性

气管颈段周围有蜂窝组织,具有一定的移动性。气管颈段的正常位置在近环状软骨处最浅,距皮肤仅 1~2cm;近胸骨颈静脉切迹处则可深达 3~4cm。但其深、浅、长、短与头的俯仰有密切关系:即头俯时,气管颈段位置深而较短;头仰时,其位置浅而较长。故气管切开术多采用仰卧位,使头后仰,以利于显露气管。当头向一侧旋转时,气管即移向该侧,不利于显露,故气管切开术时,头部应处于正中位。

根据上述解剖特点,临床行气管切开术时应注意下列 4 点:①采取头正中后仰位,以免伤及颈总动脉并使气管位置变浅。②多在第 3~5 气管软骨环的范围内切开,不宜过深,以免刺伤气管后壁,甚至伤及食管。③勿切环状软骨,以免术后发生喉狭窄。④不应低于第 5 气管软骨环,以免引起头臂干等损伤。

七、颈动脉三角

颈动脉三角位于胸锁乳突肌上部的前方。

（一）境界

颈动脉三角由二腹肌后腹、肩胛舌骨肌上腹和胸锁乳突肌围成。颈深筋膜浅层形成该三角的顶,其底由咽中、下缩肌、甲状舌骨肌及舌骨大角之各一部分构成。

（二）层次

由浅入深依次为:

1. 皮肤。

2. 颈浅筋膜　包被颈阔肌之一部分。在颈阔肌深面,有颈横（颈皮）神经及颈浅襻。该三角的后上部尚有耳大神经及颈外静脉经过。

3. 颈深筋膜浅层。

（三）内容及毗邻

1. 颈总动脉　在颈动脉三角的下部,从胸锁乳突肌的前缘露出,沿气管及喉的外侧上行,约平甲状软骨上缘处,分为颈内动脉和颈外动脉。

2. 颈内动脉和颈外动脉　颈内、外动脉从颈总动脉分出后,二者均上行进入到二腹肌后腹的深面。

（1）颈内、外动脉的鉴别

1）颈内动脉初在颈外动脉的后外侧,继而转至其后内侧。

2）颈内动脉在颈部无分支,颈外动脉在颈部发出一系列分支。在颈动脉三角内,颈外动脉发出甲状腺上动脉、舌动脉、面动脉、枕动脉及咽升动脉 5 个分支。

3）暂时阻断颈外动脉,同时触摸颞浅动脉或面动脉,如无搏动,即可证实被阻断的动脉即颈外动脉。临床上施行颈外动脉结扎的主要危险之一,在于误将颈内动脉认为是颈外动脉加以结扎。误扎后可能引起同侧脑部血液循环障碍,导致偏瘫,甚至死亡,其死亡率可高达49%。

(2)颈外动脉的毗邻:在颈动脉三角内,颈外动脉的浅面自上而下有舌下神经、面总静脉和舌静脉越过;内侧为咽侧壁及喉上神经的内、外侧支;后有舌下神经降支。在甲状腺上动脉与舌动脉之间结扎颈外动脉时,务必分离清楚,以免误伤上述神经。由于两侧颈外动脉有丰富的吻合,故结扎一侧颈外动脉,其所营养部位不受影响。

(3)颈内动脉的毗邻:在颈动脉三角内,颈内动脉浅面有枕动脉、舌下神经、面总静脉及舌静脉,后外侧邻近迷走神经,外侧有颈内静脉,内侧为咽侧壁及喉上神经内外侧支。

3. 颈内静脉 位于颈内动脉和颈总动脉的外侧,在颈动脉三角内,仅在甲状软骨上缘平面以上,从胸锁乳突肌前缘露出少许。颈内静脉接受面总静脉和舌静脉等属支。

4. 面总静脉 由面静脉与下颌后静脉前支于下颌角下后方合成,越过舌下神经及颈外、内动脉的浅面,约平舌骨高度,注入颈内静脉。颈外动脉结扎时,如面总静脉有碍显露颈外动脉,一般将其牵开或结扎切断。

5. 舌下神经 经二腹肌后腹深面进入颈动脉三角,呈弓形跨过颈内、外动脉的表面,于舌骨大角上方,再次经二腹肌后腹的深面进入颌下三角。舌下神经发出降支(颈襻上根),在颈鞘浅面下行,且与第2、3颈神经降支(颈襻下根)组成舌下神经襻(颈襻),由襻发出分支,布于大部分舌骨下肌群。

6. 喉上神经 发自迷走神经,向前下分为内、外侧两支,斜行于颈内、外静脉的深面,分别布于喉和环甲肌。

7. 二腹肌后腹 二腹肌后腹的后下缘,为颈动脉三角之上界,但其位置与颈动脉三角的血管神经关系密切。在二腹肌后腹深面至该肌下缘,有一排重要血管、神经行经颈动脉三角,自后向前依次排列为:副神经、颈内静脉、舌下神经、颈内动脉、颈外动脉及面动脉。在二腹肌后腹附近及其深面进行手术时需谨慎,勿伤及上述重要血管神经。

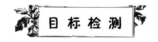

目 标 检 测

A₁ 型题

A_1 型题

1. 颜面部上下界范围是指
    A. 上起眉弓下至下颌骨下缘
    B. 上起发迹下至下颌骨下缘
    C. 上起发迹下至舌骨水平
    D. 上起眉弓下至舌骨水平
    E. 上起颅底下至颈部区域

2. 颌面部的范围是指
    A. 颜面部上 1/3 部　　B. 颜面部中 1/3 部
    C. 颜面部下 1/3 部　　D. 颜面部中、上部
    E. 颜面部中、下部

3. 常用于测量面部距离的标志为
    A. 眶上孔　　　　　　B. 眶下孔
    C. 鼻尖　　　　　　　D. 颏下点

    E. 颏孔

4. 下列哪项不是唇红缘的结构
    A. 唇弓　　　　　　　B. 唇峰
    C. 人中点　　　　　　D. 唇珠
    E. 唇缘

5. 口角的正常位置约相当于
    A. 侧切牙与尖牙之间
    B. 尖牙与第一前磨牙之间
    C. 第二前磨牙与第一磨牙之间
    D. 第二前磨牙与第一前磨牙之间
    E. 第二磨牙与第一磨牙之间

6. 腭大孔位于
    A. 上颌第一磨牙腭侧黏膜的深面
    B. 上颌第二前磨牙腭侧黏膜的深面

C. 上颌两中切牙之腭侧

D. 上颌第三磨牙腭侧黏膜深面

E. 上颌第一、第二磨牙之间

7. 下列不含味蕾的舌乳头是

A. 丝状乳头   B. 菌状乳头

C. 轮廓乳头   D. 叶状乳头

E. 都不是

8. 下列不属于口腔前庭表面标志的是

A. 腮腺导管口   B. 颊脂垫尖

C. 翼下颌皱襞   D. 舌系带

E. 上下唇系带

9. 当处于牙尖交错位时,口腔前庭和固有口腔通过下述何间隙相通

A. 牙与其邻牙之间的邻间隙

B. 翼下颌皱襞与最后磨牙远中面之间的间隙

C. 颌间隙

D. 没有发生咬合接触的对颌牙之间的间隙

E. 没有间隙相通

10. 下列有关舌乳头的描述哪项是错误的

A. 丝状乳头在舌体表面

B. 菌状乳头司味觉

C. 叶状乳头位于舌侧缘后部

D. 轮廓乳头位于界沟前方,有味蕾

E. 舌根部黏膜舌乳头较少

11. 颊系带为

A. 唇颊黏膜移行于牙槽黏膜的皱襞

B. 口腔前庭沟上相当于磨牙区的扁形黏膜皱襞

C. 口腔前庭沟上相当于上、下尖牙或前磨牙区的扁形黏膜皱襞

D. 上颌结节后内方与磨牙后垫后方间的黏膜皱襞

E. 前庭沟中线上的黏膜皱襞

12. 下列舌盲孔有关的描述,哪项是错误的

A. 位于舌背

B. 位于界沟尖端

C. 位于舌下面

D. 位于舌体与舌根的交界处

E. 是胚胎甲状舌管的遗迹

13. 下列有关切牙孔描述错误的是

A. 切牙乳头为切牙孔的标志

B. 向上后通入腭大管

C. 位于腭正中缝与两侧尖牙连线的交点上

D. 麻醉上颌切牙腭侧时将麻药注入此孔

E. 切牙孔也称腭前孔

14. 关于腭大孔的描述,何者错误

A. 位于上颌第三磨牙腭侧牙槽嵴顶至腭中缝弓形连线的中点上

B. 由上颌骨与腭骨水平部共同围成

C. 有腭大动脉通行

D. 有腭小神经通行

E. 是口腔阻滞麻醉的重要标志

15. 腮腺深浅叶的分界组织是

A. 面神经   B. 咬肌

C. 腮腺咬肌筋膜   D. 下颌升支

E. 下颌升支后缘

16. 腮腺咬肌区的前界是

A. 咬肌   B. 咬肌前缘

C. 咬肌后缘   D. 翼突下颌缝

E. 颊肌

17. 腮腺与颞下颌关节相邻的面是

A. 上面   B. 外侧面

C. 前内侧面   D. 后内侧面

E. 上面与外侧面

18. 面侧深区的前界是

A. 上颌骨后面   B. 腮腺鞘

C. 翼外板   D. 下颌支

E. 颞下嵴与蝶骨颞下面

19. 面侧深区包括的间隙是

A. 颞下间隙、翼颌间隙

B. 颞间隙、颞下间隙、翼颌间隙

C. 颞下间隙、翼颌间隙、翼腭间隙

D. 颞下间隙、翼腭间隙

E. 翼颌间隙、翼腭间隙

20. 腮腺乳头位于

A. 上颌第一前磨牙冠颊面相对的颊黏膜上

B. 上颌第二前磨牙冠颊面相对的颊黏膜上

C. 上颌第一磨牙牙冠颊面相对的颊黏膜上

D. 上颌第二磨牙牙冠颊面相对的颊黏膜上

E. 上颌第三磨牙牙冠颊面相对的颊黏膜上

21. 眶下间隙的下界是

A. 眶下缘   B. 上颌骨牙槽突

C. 鼻侧缘   D. 颧肌

E. 尖牙窝

22. 翼颌间隙

A. 位于下颌支与翼外肌之间

B. 上界为翼外肌上缘

C. 下界为下颌骨下缘

D. 内有舌神经、下牙槽神经、血管等经过

E. 后界为胸锁乳突肌

23. 下列哪一结构不属于下颌下三角内容

 A. 下颌下腺   B. 面动脉

 C. 面静脉   D. 舌神经

 E. 舌下腺

A₂ 型题

24. 腮腺手术中寻找面神经颊支的标志是

 A. 腮腺上缘   B. 腮腺上前缘

 C. 腮腺前缘   D. 耳屏前

 E. 腮腺导管

25. 施行上牙槽神经阻滞麻醉时,常可发生血肿,这是因为刺破了

 A. 下牙槽动脉   B. 下牙槽静脉

 C. 翼静脉丛   D. 上牙槽后动脉

 E. 面深静脉

B 型题

(26~28 题共用备选答案)

 A. 唇红   B. 唇红缘

 C. 唇弓   D. 唇峰

 E. 唇珠

26. 上、下唇的游离缘皮肤向黏膜的移行处为

27. 皮肤与唇红的交界处称为

28. 上唇的唇红缘称为

(29~31 题共用备选答案)

 A. 眶下间隙   B. 颊间隙

 C. 咬肌间隙   D. 翼颌间隙

 E. 颞下间隙

29. 位于下颌支与翼内肌之间的间隙

30. 位于咬肌与下颌支之间的间隙为

31. 位于翼颌间隙上方、颞下窝内的间隙为

(32~35 题共用备选答案)

 A. 颈深上淋巴结及下颌下淋巴结

 B. 颏下淋巴结

 C. 下颌下淋巴结

 D. 肩胛舌骨肌淋巴结

 E. 双侧颈深上淋巴结

32. 舌尖淋巴管大部分回流至

33. 舌中央淋巴管回流至

34. 舌根淋巴管回流至

35. 舌体侧缘淋巴管回流至

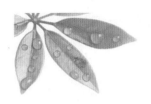

第 **6** 章
口 腔 生 理

1. 咀嚼运动的过程和类型、咀嚼周期、咀嚼效率。
2. 咀嚼运动的生物力、肌肉活动、牙的动度及磨耗。
3. 唇、舌、颊、腭在咀嚼运动中的作用及咀嚼的作用与影响。
4. 吞咽的过程与影响,呼吸与咀嚼、吞咽的关系,言语与发音不清。
5. 唾液的性质、成分、作用及其分泌与调节。
6. 口腔颌面部痛觉、温度觉、触觉、压觉、牙周本体觉、味觉。

口腔生理是生理学的一部分,主要包括牙的生理、咀嚼、吞咽、言语、唾液及感觉等功能。

第 1 节 牙 的 生 理

一、牙的理化特性

全口恒牙的重量约38g。

（一）比重

牙的比重与有机或无机成分含量的多少有关。牙冠比重大于牙根,牙釉质大于牙本质(表6-1),恒牙大于乳牙,萌出已久的牙大于刚萌出的牙。

表6-1　牙釉质与牙本质的成分含量(%)

成分	牙釉质		牙本质	
	重量	容积	重量	容积
无机成分	97	91	69	48
有机成分	1	2	20	29
水分	2	6	11	23

（二）硬度

牙釉质硬度最大,其次是牙本质,再次是牙骨质。恒牙的硬度大于乳牙,上颌牙的硬度大于下颌牙。牙釉质之所以最为坚硬,与其高度矿化及晶体结构密不可分。牙釉质中无机物含量约占牙釉质总重量的97%,其中以磷酸钙为主,约占90%,而碳酸钙、磷酸镁和氟化钙三者仅占牙釉质总重量的7%。此外尚有少量的钠、钾、铁和铅等微量元素。牙釉质的矿物盐是以羟磷灰石$[Ca_{10}(PO_4)_6(OH)_2]$的结晶形式存在。牙釉质的有机物和水分含量极少,仅占其总重量的3%。相比之下,牙本质的无机物含量就较低,约占其总重量的70%,而有机物和水分约占30%(表6-1)。牙本质中无机成分的结构也是以羟磷灰石结晶形式存在,但结晶较小。

（三）色泽

初萌出的牙呈半透明状，随年龄的增长色泽也随之产生改变。乳牙的牙冠呈乳白色，恒牙的牙冠呈乳黄色，即使在同一牙冠的不同部位，其颜色也不完全一样。这主要取决于釉质的矿化程度和厚度。矿化程度越高，釉质越透明，其深层的黄色牙本质更易透出而使牙冠显得比较黄；反之，矿化程度低，釉质透明度差，牙冠就较白。釉质越厚，则越显白，这就是一般牙齿的切缘区常呈灰色，牙齿中部呈乳白色，到牙颈部往往呈淡黄色的缘故。

（四）温度

牙表面温度为 31～34℃。同一牙的牙颈部温度最高，前牙的温度较后牙低。

（五）离子通透性

牙釉质虽致密而坚硬，但却是半透膜，其表面可被某些元素透过，并与内部的氢或氢氧离子发生置换。利用离子置换法可对牙进行漂白或用氟化钠牙膏刷牙防龋等。但随着年龄的增长，釉质密度和渗透性会降低。

●链接

　　牙的理化性质如矿化程度、微量元素的含量等因素也影响龋病的发生发展。矿化良好的牙不易患龋。釉质中氟、锌含量较高时，患龋的几率亦转低。因此适量用氟可有效防龋。

二、牙对外界各种刺激的反应

（一）温差刺激

釉牙本质界的温度一般为 37℃。在受到低于 29℃ 或高于 47℃ 的温差刺激后牙会引起温差反应，且有一潜在的反应过程。当温差刺激除去之后或反应消失之前均有一段持续的过程。

（二）压力刺激

用 50℃ 温水冲洗牙 10 秒后，髓腔压力会升高 1.3～1.96kPa（10～15mmHg）。如用冷刺激作用于牙 8 秒，髓腔压力会减低到零。髓腔无论是升压还是减压，均能引起牙髓反应。

（三）牙本质切断面小管内牙本质液的流体动力刺激

当龋病、磨损、酸蚀、外伤等病理性变化或充填体、修复体松脱（图 6-1 和图 6-2）等并发症导致牙本质暴露，温度、化学或机械性刺激作用于暴露的牙本质，导致牙本质小管内的液体流动，进而导致牙髓传入神经纤维兴奋而引起疼痛。隐裂牙咀嚼食物时产生疼痛也是此原因。

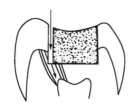　　　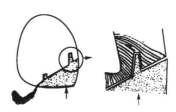

图 6-1　充填体不密引起的刺激反应　　　　图 6-2　钉桩松脱后引起的刺激反应

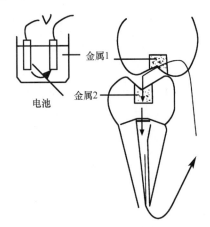

图6-3 不同金属充填物引起
电流刺激的过程

（四）高渗压刺激

高渗糖液吸动牙本质液的流速正常为 2～4mm/s，当超过 4.8mm/s 时，便会引起高渗压刺激产生疼痛。高渗压刺激是一过性的，当重复试验时疼痛可减轻。据此可解释食糖在某些情况下会引起牙疼痛的原因。

（五）电流刺激

根据任何两种不同金属插入电解液中组成电路这一原理，将铜片和锌片同时插入稀硫酸中，并将两金属片之间借导线相接，即可构成一个伏打电池。

如用两种不同金属充填于上下相对牙的𬌗面时，即可构成一个"自体伏打电池"而刺激牙。使用铁质充填器充填银汞或用铜质的调羹进食，偶然接触银汞充填体时就构成电流刺激（图6-3）。

三、牙髓的血液循环

牙髓的血液来自于上、下牙槽动脉。其血液循环主要受以下因素影响。

（一）牙髓的血流量

牙髓的血流量与牙髓内毛细血管网的容积成正比关系，其中第一磨牙的血流量最大。在牙体预备、备洞过程中或窝洞用酒精、丁香油消毒时，均可因机械的或是化学的刺激而引起牙髓暂时充血。

（二）牙髓毛细血管网的压力

开髓后，可直接在牙髓毛细血管网的表面测出压力，正常压力约为 0.009kPa（0.07mmHg）。

（三）髓腔压力

作用于髓腔壁的压力称髓腔压力。正常髓腔压力为 1.3～2.6kPa（10～20mmHg）。

四、牙的功能性移动

在长期的咀嚼运动过程中，由于牙的𬌗面及切缘的磨耗出现牙冠伸长而向𬌗面移动，以及在相邻两牙之间的邻面出现磨耗而向近中的移动。这种向𬌗面及切缘或邻面少许移动现象，称牙的功能性移动。这种移动不仅在维持面下三分之一的垂直距离、正常的邻接关系有重要意义，而且在稳定牙𬌗关系、保持牙弓完整、利于咬合以及对颞下颌关节、咀嚼肌、牙周组织的健康都有重要意义。

牙的功能性移动在磨牙区较前牙区明显。在功能性移动过程中，牙槽间隔及龈乳头也相应地产生改变。

第 2 节　咀 嚼 功 能

咀嚼（mastication）是在神经系统的支配下，通过咀嚼肌的收缩与舒张，使颞下颌关节、颌骨、牙齿及牙周组织产生的节律性运动。近30年来，已将咀嚼肌、颞下颌关节、颌骨、牙齿、牙周组织及有关的神经血管,视为发挥咀嚼功能的统一整体,简称咀嚼系统(masticatory system)。

一、咀嚼运动过程及其生物力学杠杆作用

咀嚼运动是下颌复杂而有规律的运动,其基本节律运动型是由位于脑干的咀嚼中枢模式发生器产生,皮层的高级中枢活动能发动咀嚼运动,并调节咀嚼运动的协调性,口周、口内、肌肉的感觉传入反馈调节咀嚼运动,即它是咀嚼中枢模式发生器受高级中枢的影响与周围感觉反馈作用的结果。

咀嚼运动形式较为复杂,一般将咀嚼运动归纳为切割、捣碎和磨细三个基本动作,运用生物力学的原理,使咀嚼运动能发挥最大的效能。

(一) 切割运动及其生物力学杠杆作用

切割功能主要是通过下颌的前伸运动,由上、下颌切牙进行前伸咬合而实现。下颌自牙尖交错位或下颌姿势位向下、向前伸,继而上升至上、下颌切牙相对咬住食物。在穿透食物后,上、下颌切牙即行对刃,然后下颌切牙的切嵴沿上颌切牙的舌面向后上方向回归至牙尖交错𬌗(下颌回到牙尖交错位)。全程以牙尖交错位为始终点,是为前牙咀嚼运动的一周(图6-4)。此运动中的前伸过程为准备运动,切咬、对刃与后退才是切割的咀嚼运动,是发挥功能的阶段。切割运动的范围约为2mm,但这取决于前牙覆盖与覆𬌗的程度。一般来讲,深覆盖者前伸距离大,深覆𬌗者下颌向下运动距离大,反之则小。

在切割运动中,以前牙切咬的食物为重点,颞下颌关节为支点,提下颌肌群以咬肌和颞肌为主要动力点,形成第Ⅲ类杠杆,阻力臂长于动力臂,机械效能较低,但前牙所承受的咀嚼力较小,有利于维护狭小的单根前牙及其牙周组织的健康(图6-5)。

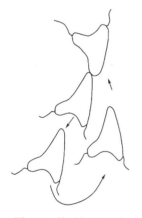

图6-4 前牙切割运动

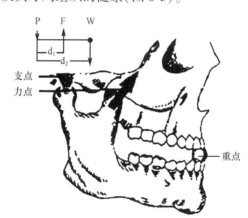

图6-5 咀嚼运动的第Ⅲ类杠杆

(二) 捣碎和磨细及其生物力学杠杆作用

捣碎主要是通过下颌的开闭运动,即从垂直方向,由上、下颌前磨牙将食物压碎,多用于较酥碎的食物。磨细主要是通过下颌侧方运动,由上、下颌磨牙进行侧方咬合来实现的。开始时,上、下牙弓从牙尖交错𬌗状态分开,下牙弓随下颌向一侧运动到上、下牙颊尖相对位即行向上,使上下牙的颊尖相咬合。然后,下颌磨牙颊尖的颊斜面,沿上颌磨牙尖的舌斜面向舌侧滑行,回归至牙尖交错𬌗。在返回过程中,受食物的性质影响,如韧性强者,则下颌磨牙颊尖的舌斜面往往需要从中央窝沿上颌磨牙舌尖颊斜面向舌侧再滑行约至其一

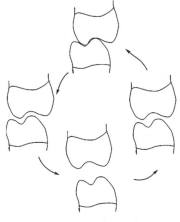

图 6-6 后牙的𬌗运循环

半处而分离,再重复上述运动,周而复始,称为后牙的𬌗运循环(图 6-6)。在此循环中,从上、下牙颊尖相对到颊舌尖分开这一过程才是真正的咀嚼运动,其余为准备运动。其运动范围为 2~4mm,此运动距离受后牙牙尖斜度的影响。咀嚼侧称为工作侧,对侧称为非工作侧。在正常咀嚼过程中,捣碎和磨细往往是综合进行的。

在后牙𬌗运循环中,非工作侧髁突虽向工作侧移动,但仍为翼外肌、颞肌、舌骨上下肌群所稳定而作为支点,工作侧的升颌肌群以咬肌与翼内肌收缩为力点,研磨食物处为重点,构成第Ⅱ类杠杆(图 6-7)。此时动力臂长于阻力臂,可使机械效能增加。在研磨食物的后阶段,下颌接近牙尖交错位时,则同时存在第Ⅱ类与第Ⅲ类杠杆作用(图 6-8)。

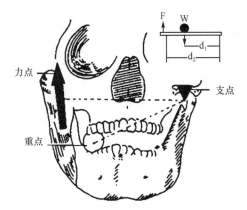

图 6-7 咀嚼运动的第Ⅱ类杠杆

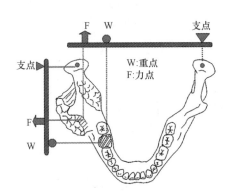

图 6-8 咀嚼运动的第Ⅱ与Ⅲ类杠杆

二、咀 嚼 周 期

咀嚼食物时,下颌运动有一定的程序和重复性,此种程序和重复性称咀嚼周期。一个周期所需时间约为 0.875 秒,其中咬合接触时间约为 0.2 秒,两者之比约为 4∶1。

根据咀嚼时下颌运动的轨迹图形(图 6-9 和图 6-10),咀嚼周期具有时间和形态的变化。每个咀嚼周期具有一定的运动路径,并有几个时相组成,其特征有:

1. 轨迹图形 似泪滴状。开口相靠中线,闭口相偏侧方。

2. 速度变化为 快(开口)—慢(最大开口)—快(闭口)—慢(咬合接触)。

在咀嚼周期中,各程序的时相有快有慢,时相的快慢与食物的大小、形状、硬度、滋味等及自己本身情况有关。

三、咀嚼运动的类型

咀嚼运动可分为双侧咀嚼和单侧咀嚼两类。双侧咀嚼又可分为双侧交替咀嚼和双侧同时咀嚼。研究表明,当牙列两侧牙尖协调、功能潜力相似及咬合运动无障碍时,多为双侧交替地咀嚼,即规律地将食团由一侧转换到另一侧咀嚼,此类约占 78%。双侧同时性咀嚼往往出现在咀嚼食物的末期,即吞咽之前,此类占 10%~20%。

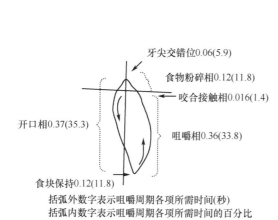

图 6-9 正常咀嚼周期各相

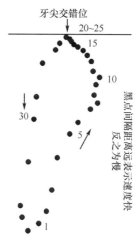

图 6-10 咀嚼周期正常速度特征

（1 秒分为 30 个点）

单侧或前伸咀嚼常因殆障碍或颞下颌关节功能紊乱所致,此类约占 12%。单侧咀嚼时,下颌牙弓经常向咀嚼侧运动,使牙弓向咀嚼侧旋转,逐渐使咀嚼侧牙弓趋于远中关系,废用侧者则趋于近中关系,下颌前牙的中线亦向咀嚼侧偏移。因咀嚼肌及颞下颌关节均受影响,致使颌面部两侧发育不对称。

四、咀 嚼 效 率

机体上、下颌牙在单位时间内,将定量食物嚼细的程度,称咀嚼效率。咀嚼效率是衡量咀嚼能力大小的一个重要生理指标。

（一）测定咀嚼效率的方法

测定咀嚼效率的方法有称重法、吸光度法、比色法。常用的方法是称重法、吸光度法。介绍如下:

1. 称重法 测定的方法是计算在单位时间内嚼碎一定量食物所做工作的百分率。例:取 2g 花生仁,在口内咀嚼 20 秒,然后全部吐入孔径 2.0mm 的筛子内,用清水冲洗净,将未过筛孔的花生残渣取出并烤干。如果花生残渣的剩余量为 0.5g,则可用下列公式计算:

$$\frac{总量-余量}{总量}\times100\% = (2-0.5)g/2g\times100\% =75\%$$

2. 吸光度法 采用光栅分光光度计,以其可见光对咀嚼后的食物（花生米）悬浊液进行测定。咀嚼效能高者,咀嚼得细,悬浊度高,测得的吸光读数大;反之则小。测定步骤如下:给受试者每次 5g 炒花生米,咀嚼 30 秒后吐在盛器内并漱净口内咀嚼物残渣,用水将吐出的咀嚼物稀释到 1000ml,经充分搅拌 1 分钟,静置 2 分钟以后,采样放入 722 型光栅分光光度计,在光谱波长 590nm 处测定其吸光度值。本法简便、准确,全过程仅需 10 分钟。

（二）影响咀嚼效率的因素

咀嚼效率的高低首先与咀嚼速度和咀嚼接触面积有关系。正常的咀嚼速度为每秒一次,咀嚼效率最理想。咀嚼效率也受以下因素的制约。

1. 牙齿的功能性接触面积 在咀嚼系统功能正常的情况下,上、下颌牙齿的功能性接触面积越大,咀嚼效率越高。若殆关系异常,牙齿的大小、形状、数目、排列等不正常,牙体、牙列的缺损等均可减少接触面积,导致咀嚼效率降低。

2. 缺牙的位置 前牙缺失对咀嚼效率的影响小于后牙缺失。

3. 牙周组织 由于疾病或某些原因,使牙周组织受损,导致牙周组织耐受力下降而使咀嚼效率降低。

4. 颞下颌关节疾患 影响咀嚼运动,导致咀嚼功能不能充分发挥,使咀嚼效率降低。

5. 全身的健康状况或口腔内软组织炎症、外伤后遗症等,均可影响咀嚼效率。

6. 其他因素 如过度疲劳、精神紧张、不良咀嚼习惯、咀嚼力、食物的干湿状态等,也可影响咀嚼效率。

总之,咀嚼效率实际上是对咀嚼过程中各种因素作用的综合体现。咀嚼效率的高低不仅代表咀嚼功能的大小,也为口腔、颌面部某些疾患的影响提供线索,而且为评定口腔修复治疗的效果及制订治疗计划提供依据。

▶链接

咀嚼效率随着牙齿缺失而降低。全口义齿的咀嚼效率仅为自然牙列的 1/3～1/4。但在义齿的使用过程中,可因逐渐被适应而提高咀嚼效率。所以咀嚼效率的高低还可以用来评价修复体的制作质量。

五、咀嚼运动中的生物力

(一) 咀嚼力

提颌肌收缩时所能发挥的最大力称咀嚼力,也称咀嚼肌力。力的大小,视参与咀嚼的肌纤维的多少而定,一般可通过计算参加咀嚼运动的肌横断面积的总和而求得。成人颞肌、咬肌、翼内肌的横断面积分别为 $8cm^2$、$7.5cm^2$、$4cm^2$。一般认为每平方厘米肌纤维收缩可产生 $10kg$ 的力量,所以上述诸肌的咀嚼力总和为 $(8+7.5+4)×10kg = 195kg$。

(二) 殆力、最大殆力与牙周潜力

殆力是指上下牙咬合时,牙周组织所承受的压力。咀嚼时,咀嚼肌仅发挥部分力量,一般不发挥其全力而留有潜力,故牙齿实际所承受的咀嚼力量,称为咀嚼压力或殆力。殆力的大小,因人而异,同是一人,也依其年龄、健康状况及牙周的耐受力等有所不同。在生长发育过程中,殆力可随着年龄的增长而加大直到青春期。性别也是影响殆力的一个重要因素,一般男性殆力较女性大。另外,张口距离、殆力线的方向、咀嚼习惯等皆可影响殆力。牙齿承受轴向殆力较侧向殆力为大,上下牙相距 18～20mm 处产生的殆力最大,习惯于坚硬食物者殆力较大。殆力的情况是反映咀嚼系统健康状况的一个重要标志,通过殆力的测定可对咀嚼系统某些疾病的诊断、治疗和矫治有所帮助。

最大殆力是牙周膜的最大耐受力。测定最大殆力最简单的方法是用殆力仪。殆力仪由机械式的也有电子仪器式的,使用非常方便。测定全口牙齿的最大殆力,其大小顺序为:第一磨牙>第二磨牙>第三磨牙>第二前磨牙>第一前磨牙>尖牙>中切牙>侧切牙,此殆力顺序不受性别、年龄的影响。日常咀嚼食物所需殆力只是咀嚼力的一部分,并非用其全部,仅约为 3～30kg(最大殆力之一半),由此可见正常牙周组织尚储备一定的承受力,此力量称为牙周潜力或称牙周储备力。

●链接

牙周潜力的生理意义

牙周潜力的存在是牙缺失后义齿修复的生理基础。义齿修复时,义齿人工牙在咀嚼运动中所受到的
𬌗力由基牙承担,即基牙既要承担自身所受的𬌗力,又要分担义齿人工牙所受到的𬌗力。基牙的这种承担
额外𬌗力的能力正是源于其牙周潜力。

六、咀嚼运动中的肌肉活动

肌肉兴奋时产生生物电活动,通过电极导入肌电图仪,肌电信号放大后,在示波屏上或
记录纸上描记的图像称肌电图(electromyogram,EMG)。由于肌肉活动肌是受神经系统支配
的,肌电图不仅反映了肌肉的兴奋活动,同时也反映出支配该肌肉的运动神经元的活动。
因此,肌电图既是研究神经肌肉系统功能必不可少的测试手段,同时为临床治疗提供了客
观的科学依据。

目前,肌电图在口腔科学领域得到了广泛的应用,如研究咀嚼肌的生理功能检查、义齿
修复的效果、矫正效果的判断、下颌姿势位及牙尖交错位的测定、下颌运动异常检查、咀嚼
肌痉挛的诊断等。因此,掌握正常肌电图,以便区别异常肌电图,对口腔科有关疾病的检
查、诊断、病因探讨及治疗具有实用意义。

(一) 肌电原理

正常肌肉完全松弛时无生物电活动,不出现电位变化,肌电图呈一条直线,称电静息
(或静息电位)。肌肉收缩时产生动作电位,动作电位具有 4 个特征:①波形;②波幅;③持
续时间;④频率。动作电位波形有单相、双相、三相、多相及干扰相(图6-11),常见的波形为
双相和三相。当肌收缩增强时,参与活动的运动单位也增多,从电极上引出的不仅是单个
运动单位的电位,同时也受电极附近其他运动单位电位的影响,从而出现频率增加,波幅增
大、持续且互相干扰不易辨认的干扰相。以上均为正常肌电图。动作电位波幅一般在
400 ~ 3000mV,持续时间一般在 3 ~ 10ms,频率在 5 ~ 30 次/秒。

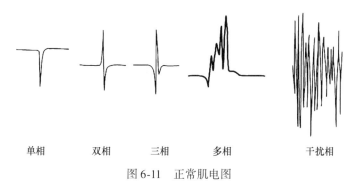

单相　　　　双相　　　　三相　　　　多相　　　　　干扰相

图6-11　正常肌电图

(二) 咀嚼运动中的肌电图

1. 下颌在姿势位时肌电图(图6-12)　肌电不明显,说明有关肌肉活动很小。

2. 牙尖交错位用力咬合时肌电图(图6-13)　颞肌前中束、咬肌及翼内肌活动明显,有
密集和高波幅电位波形,电位呈干扰相。颞肌前中束、咬肌活动大致相同且为同期。颞肌
后束及二腹肌活动较小。

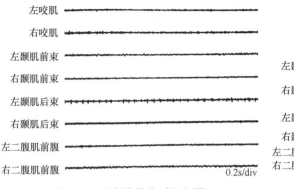

图 6-12　下颌姿势位时肌电图

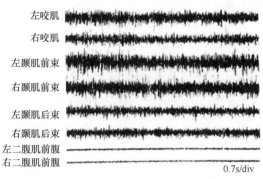

图 6-13　牙尖交错位用力咬合时肌电图

3. 下颌前后运动时肌电图(图 6-14)　下颌前伸时,翼外肌活动最明显;下颌后退至后退接触位时,颞肌前中束、后束电位明显,翼外肌下头也有少量电活动。

4. 下颌侧方运动时肌电图(图 6-15)　工作侧翼外肌下头有少量电活动,平衡侧翼外肌下头活动明显。形成侧方𬌗时,工作侧颞肌前中束、咬肌、翼内肌均有明显电活动;平衡侧颞肌前中束、咬肌、翼内肌活动也明显,但较工作侧活动水平稍低。

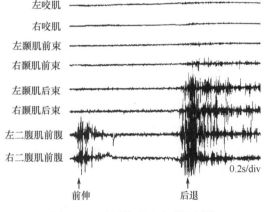

图 6-14　下颌前后运动时肌电图

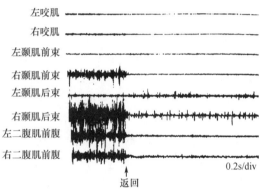

图 6-15　下颌右侧方运动时肌电图

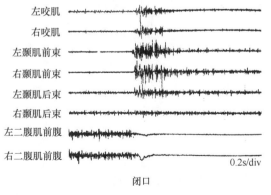

图 6-16　下颌开闭口运动肌电图

5. 下颌开闭口运动肌电图(图 6-16)
开口时,二腹肌前腹及翼外肌下头电位明显,其活动度随张口度增加而加大;闭口时,颞肌、咬肌有电位出现。

（三）正常咀嚼活动与异常咀嚼活动肌电图的区别

（1）正常咀嚼活动的肌电图放电期与静息期分期明显,异常咀嚼活动肌电图分期不明显,且有静息期波幅小的爆发放电。

（2）正常咀嚼活动的肌电图规则性和周期性保持时间长(数十秒),异常咀嚼活动肌电图则不能保持一定的时间。

（3）正常咀嚼活动的肌电图无论在牙尖交错𬌗还是侧𬌗状态,左右两侧同名咀嚼肌电活动协调。异常者则不协调,甚至同一侧咀嚼肌表现为放电增强或减弱,甚或迅速减弱而至电活动消失。

七、咀嚼时牙的动度与磨耗

（一）咀嚼时牙的动度

健康状况下,咀嚼时,牙具有轻微的垂直和水平向生理动度,除非大力咀嚼,一般不易感知。牙齿的轻微动度,对出入牙髓的血液循环有调节作用,而且还能缓冲突如其来的压力。

（二）磨耗

在咀嚼过程中,由于牙面与食物或牙面之间的摩擦,造成牙齿缓慢地、渐进性消耗的现象,称为磨耗(attrition)。

磨耗随年龄的增长而逐渐明显,最常见发生在牙齿的𬌗面、切嵴及邻面。侧方咬合时,无论在工作侧或非工作侧,上颌磨牙的舌尖及下颌磨牙的颊尖均有接触,故上述牙尖磨耗较多。前伸咬合时,上下颌前牙对刃后,下颌前牙切嵴即沿上颌前牙舌面向后上滑行回归至牙尖交错𬌗,故下颌前牙切嵴磨耗较多。咀嚼时,各牙均有其生理动度,相邻牙齿的接触点因相互摩擦产生邻面磨耗。

（三）磨耗的生理意义

均衡而适度的磨耗具有下列生理意义:①有利于平衡𬌗的建立。上下颌牙在建𬌗初期,往往没有正常而平衡的𬌗关系,可能出现少数早接触点,通过磨耗,消除早接触点,使𬌗面广泛接触。②协调根冠比例。高龄者的牙周组织发生老年性退缩,临床牙冠增长,甚至牙根部分暴露。牙冠磨耗可减少临床牙冠的长度,保持根冠比例协调,从而不致由于杠杆作用而使牙周组织负担过重。③预防牙周创伤。随着年龄增长,牙周组织对外力的抵抗力逐渐减弱。磨耗使牙尖高度降低,可减少咀嚼时牙周组织所受的侧向压力,使牙尖形态与牙周组织功能相适应。④维护牙弓的稳定。全牙列邻面持续地磨耗,可代偿牙弓连续地向前移动,使前牙不致因后牙的推动而出现拥挤。

然而,牙齿过快、过多或不均匀的磨耗,不但可使牙体形态发生改变,牙弓的𬌗关系亦受影响,以致形成各种病理状态。如:①随着后牙𬌗面的磨耗,前牙切嵴未能相应地磨耗,结果形成严重的深覆𬌗。下颌前牙切嵴沿上颌前牙舌面向后上滑行,致使髁突后移,颞下颌关节受到创伤。②在后牙牙尖磨耗的同时,前牙切嵴亦同步发生磨耗,至后牙牙尖磨平时,前牙覆𬌗即行消失。伴随磨耗的发展,下牙弓逐渐向前移位,致使前牙成对刃𬌗,后牙偏向近中。③由于侧方运动幅度减小或咀嚼运动受限,造成后牙颊舌尖磨耗不均,上颌后牙舌尖及下颌后牙颊尖磨

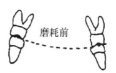

磨耗前

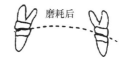

磨耗后

图 6-17 横𬌗曲线的改变

耗较多,结果形成与正常横𬌗曲线相反的反横𬌗曲线(图6-17)。具有反横𬌗曲线者,其上颌后牙颊尖及下颌后牙舌尖过于突出。咀嚼时易被侧力撞击而发生牙冠纵裂及牙周组织的创伤。④邻面过度磨耗可使原来的点状接触变成面接触,容易造成食物嵌塞、邻面龋及牙周病。⑤全牙列持续的邻面磨耗与后牙向前移动不相适应,前牙尤其下前牙就会出现拥挤现象。

八、舌、唇、颊和腭在咀嚼运动中的作用

（一）舌的作用

在咀嚼活动中,舌的形状多变,动作复杂,作用非常重要。主要作用如下：

1. 传送食物 从舌侧推送并保持食物在上下牙列间,以便对其切割、捣碎和磨细;将食物从牙弓的一个部位转送至另一个部位,以便全牙弓得以均匀使用,避免造成局部负担过重。

2. 搅拌食物 舌使嚼碎的食物与唾液混合,以利吞咽与消化。

3. 选择食物和辨认异物 舌和口腔后部的感觉末梢,能选择咀嚼完善的食团,以备吞咽;同时也能选择食团中有待咀嚼的部分以便进一步咀嚼;舌有丰富的感受器,可以辨认食物中有无可致创伤的物质。

4. 压挤食物 舌背前 2/3 黏膜粗糙,可压挤食物。

5. 清洁作用 清除食物残渣,使口腔保持清洁。

（二）唇、颊、腭的作用

唇在咀嚼中的作用主要有：①对温度和触觉敏感,可防止不适宜的食物进入口腔;②帮助转运食物;③防止食物或饮料从口腔溢出。

颊在咀嚼中的作用是：松弛时口腔前庭内可容纳更多已经初步咀嚼的食物,此时如果唇颊肌收缩,则可将其推送至上下牙列进行咀嚼。

腭在咀嚼中的作用主要有：①与舌共同压挤食物。②硬腭对触觉甚为敏感,能辨别食物粗糙的程度。

九、咀嚼的作用与影响

（一）咀嚼的作用

1. 咀嚼的消化作用 ①食物进入口腔,经过上下牙的机械加工,将食物粉碎,粉碎的食物表面积增加,利于消化酶的活动,并使有味物质扩散到味觉感受器以增加食欲。②食物的刺激能反射性地使唾液分泌,唾液能润滑食物,便于咀嚼,而且唾液中的酶(特别是淀粉酶)能对食物进行初步化学消化。③食物的刺激还能使胃肠道消化腺的分泌及蠕动增加,为接纳食物做好准备。

2. 咀嚼食物对牙齿和牙龈起清洁和按摩作用 食物被咬碎后,从牙冠表面滑过,随后与牙龈接触,这一过程可以清洁牙齿和按摩牙龈。

3. 咀嚼时牙有轻微的生理性动度,能调节进出牙槽骨和牙髓的血液循环。

（二）咀嚼对𬌗、颌、面生长发育的影响

（1）咀嚼能磨耗建𬌗初期少数牙的早接触,从而建立起正常的𬌗关系。

（2）咀嚼肌大部分附着于上、下颌骨,咀嚼时咀嚼肌的收缩,能影响颌骨的解剖结构及发育,如上颌骨的三对支柱结构、下颌骨表面的内外斜嵴及内部的牙力轨道和肌力轨道等。

（3）咀嚼肌的功能性收缩,对牙列、颌、面、颅底的组织有功能性刺激,能促进其血液循环和淋巴液回流,增强代谢,使𬌗、颌、面正常发育。

原始人由于食物粗糙,咀嚼功能强,颌骨粗大,牙排列整齐,错𬌗与龋病少。而现代人,由于食物加工精细,咀嚼功能减弱,颌骨退化,错𬌗及龋病增加。单侧咀嚼的人,其咀嚼侧发育较

废用侧好。这些都说明在殆、颌、面的生长发育中咀嚼的重要性。因此,乳牙殆形成后,应给予富有纤维的、粗糙和耐嚼的食物,以增强咀嚼功能,从而刺激儿童殆、颌、面的正常生长发育。

第3节 其他口腔功能

一、吮吸功能

吮吸是一种自出生后即具有的反射活动,口腔先形成负压,从而使流质进入口腔的一种运动。新生儿吮吸乳汁时口腔内所需的负压为:1.3~2.6kPa(10~20mmHg),婴儿吮吸时所需的负压为5.3~8.0kPa(40~60mmHg)。大多数婴儿都必须经多次吮吸后,才能达到所需的负压数值而吸出乳汁。

吮吸为反射性运动,反射中枢在延髓,同时也受大脑皮层的控制。婴儿吮吸母乳时,依靠口轮匝肌固定乳头,舌根顶着软腭,舌背顶着硬腭,舌尖抵触下颌前部牙龈,此时口腔几乎被立即扩大的舌所充满,然后降舌肌群收缩,使舌向后方下降,舌中部平展,口腔内进一步形成负压而将食物吸入口腔。

链接

由于腭裂患者口腔与鼻腔交通,唇裂患者不能形成口唇封闭,故二者口内都不能形成负压,而致吮吸困难,引起营养障碍,又因不能正常吞咽而易使食物误入气管内引起呛咳。

二、吞咽功能

吞咽(swallow)是一连续而复杂的反射活动。它将食团从口腔经咽和食管送到胃内。所需的时间,与食物的性状和人体的体位有关。一般液体食物需3~4秒;糊状食物约需5秒;固体食物较慢,需6~8秒,但最多不超过15秒。除倒置体位外,正常活动范围的体位,对吞咽时间影响不大。

(一)吞咽活动过程

吞咽活动为一连续过程。根据食团在吞咽时经过的位置,一般可将其分为三个阶段(图6-18)。

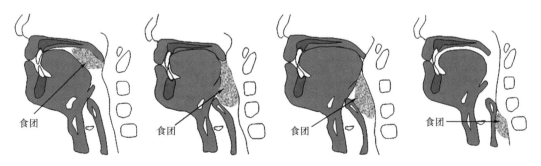

图6-18 吞咽过程

1. 口腔阶段(食团由口腔至咽) 这是在大脑皮质冲动影响下的随意运动。此期食团从口腔被吸入咽腔。

2. 咽腔阶段(食团由咽至食管上段)　该阶段通过一系列反射动作来完成,为时仅约0.1秒,食团自咽部被挤入食管内。

3. 食管阶段(食团由食管下行至胃)　该阶段通过食管肌肉按顺序的收缩活动(即蠕动作用)来完成。

（二）吞咽对殆、颌、面生长发育的影响

吞咽活动是在神经系统支配下,由口、咽、喉、颌、面、颈诸部肌肉共同参与的协调活动,是将儿童口腔颌面部导向正常生长发育的动力。

（1）吞咽时,舌体从内侧向牙弓及颌骨施加向前方和侧方的压力。与此同时,唇、颊肌及咽上缩肌等,从外侧向牙弓及颌骨施加压力,其结果使牙列及颌骨内外侧的生长压力趋于平衡,从而保持了颌面部的生长发育。

（2）吞咽时,提颌肌群将下颌固定于牙尖交错位,降颌肌群收缩牵引舌骨向上,这种牵引力能刺激下颌的生长发育。

（3）吞咽时,口腔、咽腔与鼻腔的交通隔绝,口腔内产生暂时性负压,负压可刺激硬腭下降及向前和侧方增长,有助于鼻腔的发育。

> **链接**
>
> 全口义齿在试戴的过程中,常出现吞咽时唾液外溢或基托移动而脱落,脱落的原因除去因垂直距离取之不当或是基托不合适外,常是因为参与吞咽的肌活动不协调所致。

三、呼 吸 功 能

人通常是鼻呼吸,但在一定生理条件下,如精神紧张、交谈、运动时,部分气流是通过口腔的。在病理状态下,如鼻甲肥大、腺样瘤、扁桃体肥大、鼻炎等,鼻呼吸困难,则采用口呼吸。口腔提供了气体通道的另一个出入口。

1. 呼吸功能的检查　鼻通气功能是反映呼吸功能的主要指标。鼻腔通畅与否和鼻腔开放的程度,直接影响到鼻通气功能。鼻气道阻力是鼻腔对呼吸气流的阻力,正常情况下,它占呼吸道总阻力的50%~53%。目前,常用来评价鼻腔开放程度的方法有:鼻测压计、口鼻呼吸同步测定装置、X线头影测量、鼻咽纤维镜等。

2. 呼吸与咀嚼、吞咽的关系　呼吸与咬合、吞咽的关系体现在呼吸与咀嚼活动的协调性。咀嚼食物时,呼吸持续不中断,食物被嚼碎形成食团,而后呼吸中断进行吞咽。吞咽是进食过程中唯一需要中断呼吸的活动。如果咬合关系良好,食物可被充分嚼碎形成食团,完善咀嚼的食团易被吞咽,不大可能造成吞咽时误入气管。因此,一个适宜的具有较好咀嚼功能的殆是吞咽-呼吸协调活动的保证。

3. 呼吸方式与颌面、殆的发育　呼吸方式是否会影响儿童颌面生长发育、造成错殆畸形,存在较大争议。多数学者认为,儿童因上呼吸道狭窄或阻塞而长期口呼吸,会引起头颅、下颌姿势的适应性改变,造成头颈部肌肉功能变化,最终影响颌面部生长发育。一些学者认为口呼吸与错殆畸形之间无关,或不能证明有因果关系。

长期口呼吸可能通过神经肌肉因素造成儿童颌面、殆发育异常。因鼻腔部分或全部阻塞导致口呼吸患者,口呼吸时,面颊部分肌肉张力增大,下颌及舌体下降,上颌弓外受颊肌压迫,内失舌体支持,且气流通过口腔使腭顶在生长发育中不能下降,从而导致腭盖高拱,牙弓狭窄,前牙拥挤或前突,下颌后缩畸形。扁桃体肥大患者,咽腔变窄,为减轻呼吸困难,舌体常前伸,带动下颌向前,久之形成下颌前突畸形。

四、言语功能

言语(speech)通称说话,是人与人交往表达意识活动和思考过程的方式,言语可因外伤或疾病而延缓发育,亦可由口腔部分缺损或畸形而发生障碍。

言语与语言(language)不同,语言是人与人之间用来交流信息的一种符号化的工具,如文字和手势等;言语则包括产生声音的一系列活动,涉及呼吸、发音、共鸣等。前者是语言种类的总称,后者是在某种情况下个人说话的活动。人类使用语言与同一语种的其他成员发生联系,如果单纯用言语联系就受到局限了。

(一) 发音机制

呼吸肌的收缩,使肺内空气呼出,气流通过声门,内收的声带受气流的冲击引起振动,即产生了声音。由于声带的紧张度、长度、厚度及呼出气流的力量、声门的宽窄等变化而发出种种不同的音调,并通过喉腔、咽腔、口腔、鼻窦等的共鸣(resonance),加强了声音,体现了不同的音色。加之,经大脑皮质语音中枢的精确调节,舌、唇、颊、腭和牙列及下颌位置的改变,可使口腔、咽腔的形状和容积,能随语音的需要而迅速改变。不同音色的声音称语音,语音的各种组合按一定规律连续发出而构成言语。

正常的声音须具备符合性别、年龄的音调,悦耳的音质和足够的音强。

(二) 口腔的部分缺损或畸形对语音的影响

口腔及参与发音,也是语言的共鸣器官。因此,口腔组织的缺损或畸形,必然影响言语功能。现归类如下:

1. 牙缺失 前牙缺失,尤其上前牙缺失,对发音影响最大。如发齿音(s、z)和唇齿音(f、v)都受到影响。

2. 唇裂或唇缺损 发双唇音时常夹杂有 s 音。

3. 舌缺失或畸形 发元音和辅音中的舌齿音受影响。例如巨舌畸形者,以 th 替代 s 和 z 发音;舌系带过短者发 r、s 和 z 音均受影响。

4. 腭裂 腭裂者口鼻腔相通,一切语音均混有鼻音。

5. 下颌后缩或过小 难以发双唇音。

6. 下颌前突或过大 影响发齿音和唇音。

7. 戴修复体 影响发音的清晰度。

口腔组织的缺损或畸形,虽在不同程度上影响发音,但健存的组织具有一定代偿功能,在一定条件下,通过矫治、修复和训练,能使发音接近正常。

● 链接 ────────────

义齿与发音

由于义齿本身可能影响发音,所以制作义齿时,应注意舌、腭、唇和牙齿关系,尽量避免妨碍发音或将妨碍降到最低限度。初戴义齿时言语出现变化,但这种变化随着神经肌肉的适应而消失。

五、唾液功能

唾液(saliva)是由口腔的三对大唾液腺和众多的小唾液腺所分泌的混合液的总称。其中大唾液腺包括腮腺、下颌下腺和舌下腺;小唾液腺包括唇腺、颊腺、腭腺及舌腺等。

（一）唾液的性质

1. 物理性质　唾液为泡沫状、稍浑浊,微呈乳光色的黏稠液体,比重在 1.004～1.009,pH 在 6.0～7.9,平均为 6.75,但存在个体和分泌时间的差异。在无刺激状态下,如睡眠或早晨起床时多呈弱酸性,餐后可呈碱性。唾液的渗透压随分泌率的变化而异,在 100～200mOsm/L,较血浆渗透压(300mOsm/L)低。

2. 化学性质　唾液中电解质成分随分泌率的变化而有所不同。其中,水分为 99.4%,有机物约占 0.4%,无机物约占 0.2%。唾液中的有机成分为淀粉酶、麦芽糖酶、氧化酶、黏液素和球蛋白,还含有细菌及口腔黏膜脱落的上皮等。唾液的无机成分主要是钙、镁、钠和钾等元素。唾液中的碳酸氢钙在口腔内释放出二氧化碳的同时,释放的碳酸钙与口腔内的有机成分黏结,沉淀在牙颈部形成坚硬的牙石。

（二）唾液的分泌和调节

正常成人每天的唾液分泌量为 1000～1500ml,其中绝大多数来自三对大唾液腺。在无任何刺激的情况下,唾液的基础分泌为每分钟 0.5ml。下颌下腺静止时分泌量最大,占 60%～65%;腮腺占 22%～30%,但对于进食等刺激的反应大于下颌下腺;舌下腺占 2%～4%;小唾液腺占 7%～8%。

唾液的分泌量不稳定,变化较大,常受情绪、气候、年龄、食物、药物、健康状况等因素的影响。精神紧张、心理恐惧,会抑制唾液的分泌。季节寒冷,分泌量较多;气候炎热,由于出汗,唾液分泌量较少。美味食物、酸类食物能引起唾液分泌量增多;无味食物难以引起唾液分泌。药物如毛果芸香碱可促进唾液分泌;而阿托品则抑制唾液分泌。胃溃疡、胃炎、幽门狭窄及汞中毒患者,可出现唾液分泌量增多;大出血、恶病质、糖尿病和发热性疾病的患者,唾液的分泌量则可减少。

唾液分泌通过条件和非条件反射进行调节。非条件反射是口腔内机械的、化学的和温度的刺激引起口腔黏膜、舌、牙周的神经末梢兴奋,冲动沿传入神经(舌神经、鼓索神经支、舌咽神经和迷走神经)到达中枢,再由传出神经(副交感神经和交感神经)到达唾液腺,引起分泌。反射的初级中枢在延髓,高级中枢分布于下丘脑和大脑皮质。条件反射性唾液分泌是后天获得的,即通过视、听、嗅觉等产生。食物的形状、颜色、气味及进餐环境都能形成条件反射而引起唾液分泌。成人唾液的分泌受条件反射和非条件反射的影响,婴儿唾液的分泌属于非条件反射。

▶ **链接**

望 梅 止 渴

　　三国时,曹操带兵打仗走到一个没有水的地方,士兵们因长途跋涉,盔甲又重,流了很多汗,一个个嗓子眼里渴得直冒烟,一时之间,怨声四起,军心涣散,曹操见此情景,就说:"前边有很大一片梅树林,梅子很多,又甜又酸。"士兵们听了,个个口舌生津,唾液外溢,精神倍增,奋勇向前。此即是条件反射性唾液分泌的典型例证。

（三）唾液的作用

1. 消化作用　唾液中的淀粉酶能把食物中的淀粉分解为麦芽糖,当 pH 为 5.6～6.4时,最易发挥作用。

2. 溶媒作用　唾液能溶解食物中的有味物质,使之弥散与味蕾相接触而产生味觉,可增加食欲。

3. 保护和润滑作用　唾液中的黏蛋白吸附至口腔黏膜表面形成一层薄的渗透性屏障,保护黏膜表面的完整性,对抗组织脱水,阻止外源性刺激物质进入黏膜内。黏蛋白还能润滑口腔组织黏膜,有利于咀嚼、吞咽和语言等活动顺利进行。另外,唾液中的黏蛋白和糖蛋白吸附至牙表面形成生物膜,具有修复和保护釉质表面,影响特异口腔微生物对牙面的附着。

4. 冲洗清洁作用　唾液可冲洗口腔内的食物残渣、细菌和脱落的上皮,又能预防感染和龋病的发生。

5. 杀菌和抗菌作用　唾液中的溶菌酶、乳铁蛋白、分泌型免疫球蛋白 A(SIgA)、过氧化物酶-硫氰酸盐抗菌系统等具有杀菌和抗菌作用。

6. 稀释和缓冲作用　当强刺激物质进入口腔时,唾液分泌增多,以稀释其浓度;或缓冲过冷过热的刺激,以保护口腔组织。唾液很多成分具有缓冲作用,帮助控制口腔 pH,其中最重要的是碳酸氢盐。

7. 排泄作用　血液中某些异常或过量的成分可经唾液排出。如排出血液中过量的汞、铅等重金属。汞中毒患者龈缘上出现的棕褐色线,铅中毒患者牙龈上出现的黑色线,均为汞和铅随着唾液向体外排出,并在牙龈上沉积的结果。又如肾功能不全患者的部分尿素、糖尿病患者过多的葡萄糖及血液中的病毒如乙肝病毒均可从唾液排出。

8. 黏附与固位作用　全口义齿或局部活动义齿的基托与黏膜之间的唾液具有附着力的作用,从而使义齿获得固位。

9. 缩短凝血时间　当血液与唾液混合后,凝血时间变短。当血液与唾液之比为 1∶2 时,凝血时间缩短最多。

10. 内分泌作用　下颌下腺分泌唾液腺激素,腮腺分泌腮腺素,除具有维持下颌下腺与腮腺的正常分泌活动外,还具有调节钙的代谢,促进骨和牙齿硬组织的发育等作用。

11. 体液的调节作用　当出汗、腹泻时,唾液分泌量减少,以调节体液量。

12. 咀嚼的辅助作用　唾液使食物湿润,易于嚼碎,并易于形成食团。

六、感觉功能

感觉是人体感受器接受外界或体内器官、组织的刺激或信息,经传入神经到中枢神经系统而产生的一种行为和情感体验。口腔感觉主要包括痛觉、触觉、压觉、温度觉(冷觉、热觉)、本体感觉和味觉。口腔一般感觉的敏感性依次为:痛觉>压觉>冷觉>温觉。

(一) 口腔颌面部痛觉

国际疼痛学会将疼痛定义为由于事实上或潜在的组织损伤所引起的不愉快感觉和情绪体验。痛觉是人体的一种保护性反应。

在人体疼痛感觉的测量中,通常是以主观体验为量度。在疼痛的实验研究中,通常是以引起疼痛的阈值和耐受水平来衡量。疼痛阈值是指受试者感觉到疼痛刺激时的最低刺激强度,耐受疼痛阈值是指受试者不能再承受更强刺激时的刺激强度。疼痛阈值通常用以评价生理反应,耐受疼痛阈值则常用以评价情感反应。

1. 口腔各部对痛觉的敏感度　对疼痛的敏感程度与痛觉感受器(游离神经末梢)分布的密度呈正相关,游离神经末梢分布较密集者,对疼痛敏感的程度较高;游离神经末梢分布较少者,对疼痛敏感的程度较低。牙髓及牙周膜的痛觉感受器密度从高到低依次为前牙、前磨牙、磨牙。

口腔黏膜的痛觉分布不均匀,与第二磨牙相对的颊黏膜区有触觉感受点而无痛觉感受点,自颊侧黏膜中央至口角的一段带状区痛觉较迟钝,称为无痛区(Kiesows zone)。而牙龈、硬腭、舌尖、口唇等处有明显的痛点分布,其中牙龈缘处痛觉最为敏锐。口腔黏膜自前牙区向磨牙区的痛点依次减少。

2. 口腔颌面部疼痛的分类和特点　口腔颌面部疼痛可表现为急性疼痛和慢性疼痛两类。根据口腔颌面部解剖结构的复杂性、疾病的病因、临床特点,将口腔颌面部疼痛分为炎性疼痛、创伤性疼痛、肿瘤性疼痛、关节疼痛、神经性疼痛、医源性疼痛和心理因素性疼痛共七类。

3. 口腔颌面部疼痛的影响因素　疼痛和疼痛刺激的强度、疼痛的部位、口腔组织痛觉的敏感性、机体对疼痛反应的耐受力等有一定的关系。在一定范围内,疼痛刺激增加,疼痛也随之增加;痛觉感受器(游离神经末梢)分布较密集者,对疼痛敏感的程度就高;机体对疼痛反应的敏感性和耐受力存在明显的个体差异,一般来讲,男性和女性的疼痛阈值无差异,但男性的疼痛耐受性要高于女性,两种性别的耐受性均随年龄的增长而增加;除此之外,疼痛和患者关注重视的程度、过去疼痛的严重性呈正相关,情绪紧张或注意力高度集中时,疼痛阈值下降。

(二) 口腔黏膜温度觉

口腔黏膜的温度觉有热觉与冷觉,通常认为热觉感受器为鲁菲尼(Ruffini)小体,冷觉感受器为克劳斯(Krause)终球,其感受器主要分布于口腔黏膜。

口腔黏膜对冷、热刺激的耐受力与部位密切相关。上唇黏膜皮肤移行部为 55～60℃,口腔内黏膜则为 60～65℃。口腔黏膜对温度的耐受力远大于皮肤(皮肤为 43℃),其主要原因是:①唾液能缓冲冷、热食物对口腔黏膜的刺激。②口腔黏膜经常接触较高温度的食物,对高温产生适应性。提高了耐受力。③口腔黏膜具有较高的痛觉阈值,故易耐受冷、热的刺激。④口腔黏膜同一部位冷点多于温点,故对温觉的敏感性低于冷觉,这是易导致口腔黏膜烫伤的原因之一。

口腔黏膜温度觉的规律是:①口腔前部的冷点和温点多于口腔后部,故口腔前部温度觉的敏感性大于口腔后部。②口腔黏膜冷点又多于温点,牙龈、舌尖、舌边缘、硬腭、唇颊等黏膜处冷点较多;而温点布于上下颌前牙周围;但硬腭前部却仅有冷点而无温点。

(三) 触觉与压觉

口腔黏膜触觉是指物体接触到口腔黏膜而未引起口腔黏膜变形的一种感觉。其特点是适应快,与感觉刺激的有无关系密切。口腔黏膜压觉是指物体接触口腔黏膜后引起黏膜或黏膜下深部组织变形的一种感觉。其特点是适应慢,与感觉刺激的速度与强度关系密切。

口腔黏膜触压觉的感受器主要有以下四种:①游离神经末梢:不仅能感受疼痛刺激,也参与接受触觉和本体感觉等刺激。②牙周膜本体感受器:分布于牙周膜内,能感受牙体受力的方向、大小等感觉。③Meckel 环形小体:主要分布在口腔黏膜及唇部。④Meissner 触觉小体:主要分布在舌尖及唇部。

口腔黏膜表面对触压觉的敏感度与该处触压点分布的密度成正比。自切牙区黏膜、尖牙区黏膜、前磨牙区黏膜和磨牙区黏膜的触点依次减少。龈乳头、龈缘、龈、颊黏膜移行区亦依次减少。口腔黏膜各部对触压觉的敏感度也不同。最敏感者为舌尖、唇及硬腭前部,较迟钝者为颊、舌背和牙龈。龈乳头、腭皱襞处触点的分布多于痛点的分布。此外,触、压觉感受器也受年龄影响,年龄愈大,黏膜角化愈高,触、压觉感受器逐渐退化,所以敏感程度就下降。触、压觉感受器经连续刺激兴奋后,反应也逐渐减弱,所以许多初戴修复体的患者虽有不适感觉,但很快适应就是这个道理。

（四）牙周本体觉

牙周本体感觉为反射性深部感觉,其感受器有:①梭形末梢:分布于牙周膜内,感受牙体受力的方向、大小等感觉,参与本体感觉及定位,是牙周本体感觉的主要感受器。②游离神经末梢:不仅能感受疼痛刺激,也参与本体感觉等。③Ruffini 末梢:分布在根尖周围,参与本体感觉。④环状末梢:分布在牙周膜中央区,功能尚不清楚。

对本体觉的敏感度与该处本体感受器分布的密度成正比。前牙区牙周膜本体感受器比后牙多。黏膜的本体觉以舌尖最敏感,颊黏膜最不敏感。

（五）味觉

味觉是口腔内的一种特殊感觉,能刺激唾液分泌和促进食欲。

1. 味觉感受器 通常称为味蕾,主要分布于舌的菌状乳头、轮廓乳头和叶状乳头内。此外,软腭、咽和会厌等处的黏膜上皮内也有分布。人类味蕾约有 4000 个,随年龄增长,味蕾因萎缩变性而数量减少,导致味觉功能下降。

2. 基本味觉 味觉虽然多种多样,但基本味觉仅有 4 种,即酸、甜、苦、咸。人类之所以能品尝出多种滋味,都是由这 4 种基本味觉相互配合,加上口腔内有大量的触压觉和温度觉、特别是嗅觉参与的结果。

3. 味觉的敏感部位 舌的不同区域对味觉的敏感性不同。舌尖部对甜味敏感;舌的侧缘对酸味敏感;舌根部对苦味敏感;舌的各部分对咸味都较敏感（图6-19）。腭、咽、会厌等部位也参与味觉感受,腭部主要是感受酸、苦味;软、硬腭交界处对酸、苦味甚至比舌更敏感。

4. 味觉的影响因素 味觉敏感度高低除存在个体差异之外,影响味觉的因素还有以下几种。

（1）嗅觉:嗅觉和味觉两种感受器都是特殊分

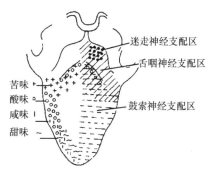

图 6-19 舌不同部位的味觉

化的外部化学感受器,两者关系密切,相互影响。当重感冒或慢性鼻炎时,嗅觉功能发生障碍,味觉也大受影响。

（2）年龄:年龄不断增长,味觉的敏感度亦随之下降。味蕾的老年性变化改变了高龄者的嗜好与食欲即是明显的例证。

（3）内分泌:妇女处于更年期或妊娠期,激素调节内环境发生变化,味觉也随之受到影响。

（4）精神和心理因素:精神异常或喜、怒、哀、乐等情绪变化时,味觉也受很大影响。

（5）消化系统或全身疾患:胃肠道消化功能发生病理变化时,味觉也受到影响;全身疾患而导致发热、口腔干燥时亦可影响味觉。

（6）局部因素:咽、喉部及口腔黏膜、舌黏膜急慢性炎症,牙源性疾病等,均可影响味觉。

（7）修复体:上颌总义齿基托后缘处,可影响硬软腭交界处对酸、苦的敏感度,如修复体材料不良或非生理性修复体等,均可影响味觉。有时甚至在去除义齿后,味觉仍难以恢复正常。

（8）遗传性味盲：由于遗传可致味觉障碍称味盲，有的仅致某一种基本味觉障碍。

（9）温度：味觉的敏感度往往受食物或其他刺激物温度的影响，食物在 20～30℃时，味觉敏感度最高。

5. 味觉适应及交叉反应　长期给味蕾以某种有味物质刺激，其感觉强度会迅速降低，此即味觉适应。因此在进餐中应变换菜肴，并将不同菜肴送至舌背不同部位进行品尝，防止产生味觉适应。舌对某种味觉适应，可能变得对别的味觉更加敏感，此即交叉反应。因此，品味的先后对味的变化起着明显的作用，如尝到了酸味之后再尝淡味，会感到淡中有甜；尝了酸味之后再尝甜味，感到甜味更甜；咸味会被酸味缓解；酸味与苦味在一起会使酸味更酸。

▶ 链接

义齿与味觉

在临床工作中，如果制作的修复体出现：①咬合过低时，可使髁突过度后移，会压迫鼓索引起味觉紊乱，特别是对酸、甜及苦味感觉迟钝。②舌的侧缘和腭侧常受义齿基托的压迫和摩擦而影响酸味和苦味的感受。有时除去修复体后味觉仍不能恢复，此系长期的机械刺激损伤了此处味蕾所致。

目 标 检 测

A₁ 型题

1. 下列哪种结构的硬度最大

　A. 牙釉质　　　　　　　B. 牙本质

　C. 牙骨质　　　　　　　D. 硬板

　E. 骨密质

2. 牙本质化学成分中无机物约占其重量的百分比是

　A. 30%　　　　　　　　B. 40%

　C. 50%　　　　　　　　D. 70%

　E. 80%

3. 下列论述哪一项是错误的

　A. 咀嚼力是咀嚼肌所能发挥的最大力

　B. 𬌗力是咀嚼时牙齿实际承受的咀嚼力

　C. 最大𬌗力为牙周膜的最大耐受力

　D. 第一磨牙𬌗力最大，中切牙𬌗力最小

　E. 𬌗力可因锻炼而增加。

4. 牙齿磨耗可以发生在

　A. 𬌗面、切嵴、唇面　　B. 𬌗面、唇面、舌面

　C. 切嵴、唇面、舌面　　D. 𬌗面、邻面、舌面

　E. 𬌗面、切嵴、邻面

5. 咀嚼效率是指

　A. 嚼碎一定量食物所需的时间

　B. 在一定时间内嚼碎食物的数量

　C. 在一定时间内将食物嚼碎的能力

　D. 将一定量食物嚼碎的能力

　E. 在一定时间内将一定量食物嚼碎的能力

6. 下列哪项不是咀嚼效率的影响因素

　A. 牙周组织的健康状况　　B. 颞下颌关节疾患

　C. 年龄　　　　　　　　　D. 全身健康状况

　E. 性别

7. 咀嚼周期的速度变化是

　A. 开口慢，最大开口时快，闭口慢，咬合接触快

　B. 开口慢，最大开口时快，闭口快，咬合接触慢

　C. 开口快，最大开口时慢，闭口慢，咬合接触快

　D. 开口快，最大开口时慢，闭口快，咬合接触慢

　E. 开口时慢，闭口时快

8. 磨耗的生理意义不包括

　A. 消除早接触点

　B. 减少牙周组织所受的侧向力

　C. 降低临床牙冠长度

　D. 避免前牙因后牙推动而拥挤

　E. 减小深覆盖程度

9. 磨耗与磨损的主要区别为

　A. 都是牙与牙之间的摩擦，发生在牙体的部位不同

　B. 都是牙与食物之间的摩擦，发生在牙体的部位不同

　C. 前者是牙与牙之间的摩擦，后者是牙与食物之间的摩擦

　D. 前者是牙与牙或牙与食物之间的摩擦引起，后者是牙与外物机械摩擦产生，且发生在牙体的部位不同

E. 前者是牙与牙或牙与食物之间的摩擦引起，后者是牙与外物机械摩擦产生，且发生在牙体的部位相同

10. 有关唾液的描述哪一点不正确
   A. 黏稠液体　　　　B. 比重较水大
   C. 睡眠时分泌增加　　D. 餐后可呈碱性
   E. 渗透压随分泌率变化

A₂型题

11. 患者，女，50岁。右侧上颌缺失第一前磨牙、第一和第二磨牙。左侧上颌缺失侧切牙。在这种情况下患者的咀嚼运动类型为
   A. 单侧咀嚼　　　　B. 双侧同时咀嚼
   C. 双侧交替咀嚼　　D. 前牙咀嚼
   E. 后牙咀嚼

12. 一位女性患者长期不进行义齿修复，临床检查中会发现什么问题
   A. 出现早接触点
   B. 左、右两侧咀嚼肌强度不一致
   C. 左、右两侧颞下颌关节松紧度不一致
   D. 𬌗面磨耗程度不一致
   E. 以上情况都可能发生

13. 患者，男，65岁。上颌两侧缺失第一、二磨牙，左侧尖牙、第一前磨牙磨耗较重，后牙工作尖及非工作尖磨耗均较重。临床修复时，人工牙的选择应为
   A. 有尖牙　　　　B. 无尖牙
   C. 牙尖斜度大　　D. 牙尖斜度小
   E. 线性𬌗

14. 一位老年患者以"不能嚼碎食物，要求修复"来医院治疗，临床检查发现，口内仅有左上1237、右上126、左下456、右下4567存在，这些牙无明显松动，无颞下颌关节及咀嚼肌不适，患者不能嚼碎食物的主要原因是
   A. 上、下颌牙齿的功能性接触面积太少
   B. 患者不愿咀嚼食物
   C. 因年纪大了，咀嚼食物的能力也下降了
   D. 无法明确原因

   E. 咀嚼肌效率减弱

B型题

(15～19题共用备选答案)
   A. 唾液中的淀粉酶
   B. 唾液中的黏液素
   C. 唾液中的溶菌酶
   D. 唾液的机械性冲洗
   E. 唾液中高浓度的碳酸氢盐

15. 起缓冲作用的是
16. 起消化作用的是
17. 起清洁作用的是
18. 起杀菌与抑菌作用的是
19. 起润滑与助咽作用的是

(20～22题共用备选答案)
   A. 形成第Ⅲ类杠杆，支点在颞下颌关节，嚼肌和颞肌为主要动力点
   B. 形成第Ⅰ类杠杆，支点在𬌗干扰的牙尖斜面
   C. 形成第Ⅱ类杠杆，支点在工作侧颞下颌关节，工作侧嚼肌与翼内肌为主要动力点
   D. 形成Ⅰ类杠杆，支点在工作侧颞下颌关节
   E. 形成Ⅱ类杠杆，支点在非工作侧颞下颌关节，工作侧嚼肌与翼内肌为主要动力点

20. 非工作侧磨牙区存在严重早接触干扰时的下颌
21. 关系良好时，作切咬运动时
22. 关系良好时，作侧方咀嚼运动时

(23～27题共用备选答案)
   A. 提颌肌收缩时所能发挥的最大力称
   B. 咀嚼活动中实际的咀嚼肌力量称
   C. 上、下牙咬合时，牙周组织所承受的力称
   D. 牙周组织所能耐受的最大力称
   E. 正常咀嚼时，牙周组织尚储备一定的承受力，此力称

23. 牙周潜力
24. 𬌗力
25. 咀嚼压力
26. 咀嚼肌力
27. 最大𬌗力

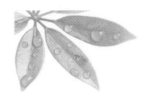

附录　实验指导

实验一　牙体外形的识别与测量(2 学时)

【目的要求】

1. 通过观察离体牙,掌握各类离体牙的解剖特点,能正确识别并区分各类离体牙。

2. 通过牙体外形观察与测量,掌握研究牙体解剖形态的方法。

3. 掌握游标卡尺的使用方法和牙的测量方法。

【实验内容】

1. 认识和观察离体牙。

2. 测量离体牙。

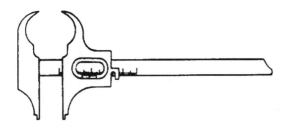

实验图 1-1　游标卡尺

【实验用品】　离体牙、游标卡尺(实验图 1-1)、直尺、铅笔、纸张。

【方法步骤】　4、5 位同学为一组,分组进行。每组需备游标卡尺、离体牙。

1. 牙体外形识别　对照离体牙,复习所学过的各类牙的解剖形态特点,掌握各类牙的主要解剖标志,能正确识别并区分每一颗离体牙。

2. 右手持游标卡尺,左手持离体牙,然后移动游标卡尺上滑动部分,依测量之距,读写出测量资料。

3. 游标卡尺的应用　游标卡尺一端为平面接触,以准确测量牙体的全长、冠长、根长、冠厚、冠宽、颈曲度等。游标卡尺另一端为葫芦型,以便绕过牙体突起部分伸入牙体倒凹部位,准确测量颈宽、颈厚。

4. 测量顺序　按类型分类上、下、左、右不同牙位、分别测量,并做好记录,牙体测量的项目及记录格式见实验表 1-1。

实验表 1-1　测量表举例(mm)

名称	冠长	根长	冠宽	冠厚	颈宽	颈厚	近中面颈曲度	远中面颈曲度
上颌中切牙	10.5	13.0	8.5	7.0	7.0	6.0	3.5	2.5

5. 前牙测量的项目和方法(实验图 1-2)

(1)牙全长:从切缘或牙尖顶至根尖的距离。

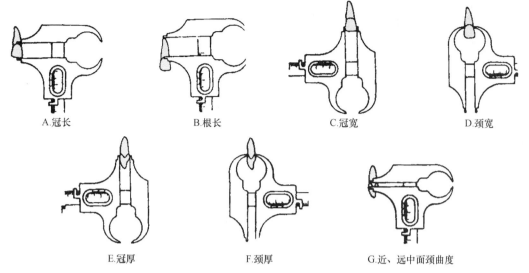

A.冠长　　　　B.根长　　　　C.冠宽　　　　D.颈宽

E.冠厚　　　　F.颈厚　　　　G.近、远中面颈曲度

实验图1-2　前牙测量法

（2）冠长：从切缘或牙尖顶至颈缘最突点之间的距离（实验图1-2A）。

（3）根长：从颈缘的最突点至根尖的距离（实验图1-2B）。

（4）冠宽：牙冠近、远中面上最突出点（接触点）之间的距离（实验图1-2C）。

（5）颈宽：牙冠唇面颈缘处与近、远中缘相交点之间的距离（实验图1-2D）。

（6）冠厚：牙冠唇面与舌面外形高点间的距离（实验图1-2E）。

（7）颈厚：唇面与舌面颈缘最突点之间的距离（实验图1-2F）。

（8）近、远中面颈曲度：从近中面或远中面颈缘在唇侧和舌侧缘交点的连线与颈缘最突点之间的垂直距离（实验图1-2G）。

6.后牙测量方法　见实验图1-3。

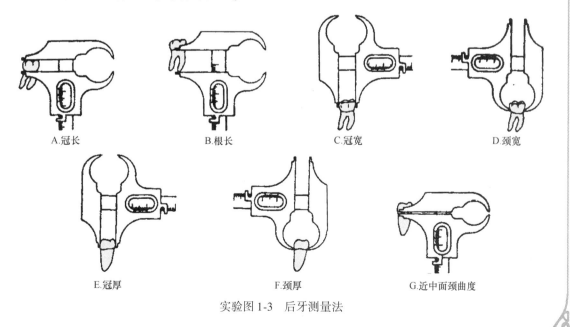

A.冠长　　　　B.根长　　　　C.冠宽　　　　D.颈宽

E.冠厚　　　　F.颈厚　　　　G.近中面颈曲度

实验图1-3　后牙测量法

7. 测量结果举例

（1）测量记录见附实验表 1-1。

（2）根据实验表 1-1 上颌中切牙各项测量值的标志（实验图 1-4）。

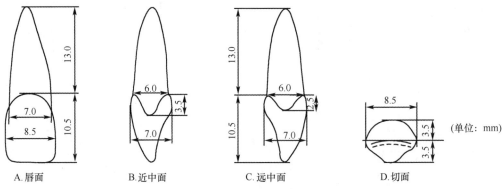

| A. 唇面 | B. 近中面 | C. 远中面 | D. 切面 |

实验图 1-4　上颌中切牙各项测量值的标志

实验二　右上颌中切牙牙体描绘（放大 3 倍）（2 学时）

【目的要求】

1. 根据牙体测量的数值对右上颌中切牙牙体进行描绘，以掌握该牙的解剖形态，为雕塑牙体打好基础。

2. 熟悉牙体描绘的方法步骤。

【实验内容】　描绘右上颌中切牙的唇面、舌面、近中面、远中面及切端形态。

【实验用品】　透明三角尺、直尺、绘图铅笔、橡皮、白纸张（或坐标纸）、牙体标本、模型、挂图。

【方法步骤】

1. 熟悉上颌中切牙各部分尺寸并放大 3 倍（实验表 2-1），掌握各部位比例关系。

实验表 2-1　上颌中切牙各部位尺寸（mm）

上颌中切牙	平均值	放大 3 倍值	上颌中切牙	平均值	放大 3 倍值
冠长	10.5	31.5	冠厚	7.0	21.0
根长	13.0	39.0	颈厚	6.0	18.0
冠宽	8.5	25.5	近中颈曲度	3.5	10.5
颈宽	7.0	21.0	远中颈曲度	2.5	7.5

2. 描绘唇面形态

（1）根据冠长（31.5mm），根长（39.0mm）用铅笔画出 a、b、c 三条平行线。ab：31.5mm，bc：39.0mm，过三条线作垂线 d，然后以垂线 d 为中心，根据冠宽（25.5mm）、颈宽（21.0mm）分别作冠宽线和颈根宽线（实验图 2-1A）。

（2）作牙冠唇面三等分线，并在切 1/3 处分别找出近中与远中接触区标出"×"（实验图 2-1B）。

（3）根据右上颌中切牙唇面冠根外形特点，并对照标本、模型、挂图描绘出唇面的冠根外形轮廓（实验图2-1C）。

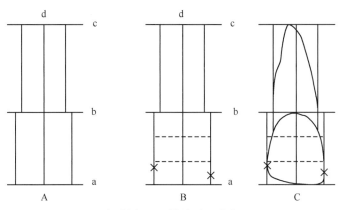

实验图2-1 描绘唇面形态

3. 描绘舌面形态 舌面与唇面形态描绘方法大致相同，不同处应注意舌面窝外形轮廓（实验图2-2）。

4. 描绘近中面形态

（1）用上述方法，首先画出 a、b、c 三条线，并作中线 d，然后根据冠厚（21.0mm）、颈厚（18.0mm）、分别作出牙冠和颈根的厚度线。

（2）作牙冠近中面三等分线，分别找出唇面、舌面外形高点标出"×"和切缘的厚度标出"×"。根据近中面颈曲度（10.5mm）在颈 1/3 区的中线上标出"×"（实验图2-3A）。

（3）根据右上颌中切牙近中面冠根外形特点，并对照标本、模型、挂图描绘出近中面的冠根外形轮廓（实验图2-3B）。

5. 描绘远中面形态 远中面形态的描绘方法与近中面大致相同，不同处只是远中面颈曲度为（7.5mm）（实验图2-4）。

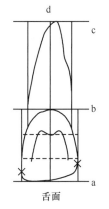

舌面

实验图2-2 描绘舌面形态

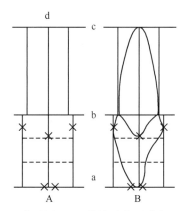

A　　　　B

实验图2-3 描绘近中面形态

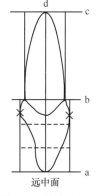

远中面

实验图2-4 描绘远中面形态

6. 描绘切端形态（实验图2-5）

（1）根据冠宽（25.5mm）、冠厚（21.0mm）画一长方形，并作出相互垂直的两条中线。

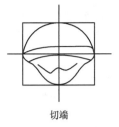

切端

实验图 2-5　描绘切
端形态

（2）根据右上颌中切牙切端外形特点，并对照标本、模型、挂图，描绘出切嵴、舌面隆突、舌窝、舌面边缘嵴外形轮廓。

7. 完成描绘　各面形态初步完成后，反复检查各部分尺寸，对照标本、模型、挂图如准确无误，随之用橡皮擦去设计的定点标记、虚线以保持画面清洁美观。

实验三　右上颌中切牙石膏牙的雕刻（放大 3 倍）（4 学时）

【目的要求】

1. 通过对右上颌中切牙牙体外形的雕刻，牢固掌握该牙的解剖形态及其生理特点。

2. 熟悉上颌中切牙雕刻的方法、步骤、操作技术及工具的正确使用。

【实验用品】

石膏块（75mm×35mm×25mm）、切削刀、雕刻刀（46#、48#）、直尺、红蓝铅笔、垫板。

【雕刻器械的认识】

1. 雕刻器械（实验图 3-1）

雕刻刀（46#、48#）：主要用来雕刻牙体的窝、沟、嵴及各部位表面，使其光滑圆钝完成最后的细致雕刻（实验图 3-1A）。

切削刀：主要用来切除大块石膏，使其初步形成牙体外形（实验图 3-1B）。

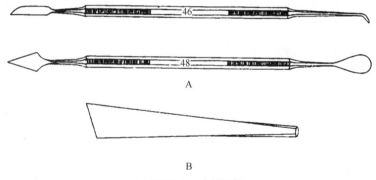

A

B

实验图 3-1　雕刻器械

2. 雕刻器的握持方式

握笔式：是最常用的一种方法。主要握刀的手指是拇指、示指和中指，而无名指和小指在雕刻时用作支持，这种握刀法主要用来作比较细微的雕刻（实验图 3-2）。

掌拇指握式：将刀柄全部握在第二、三、四、五指内，刀的根部拿于示指的二、三指间关节处，用刀时刀口向着雕刻者，刃部对准雕刻物。同时，用另一手握着雕刻物，并以握刀手的拇指顶着雕刻物作支点。此法多用于修切牙冠各面（实验图 3-3）。

【方法步骤】

1. 了解上颌中切牙各部位尺寸（实验表 2-1）

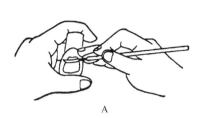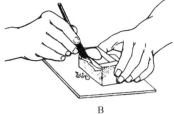

实验图 3-2 握笔式

2. 确定基准面 将石膏块的一个 75mm×35mm 的平面定为唇侧面,另一个 35mm× 25mm 的平面定为切端面,将此两平面刮平并互相垂直,作为基准面。

3. 画出唇面外形线 在石膏块的唇面上,根据附表 2 尺寸用铅笔画出放大 3 倍值的冠长、根长、冠宽、颈宽,描出右上颌中切牙唇面的冠根外形线(实验图 3-4A)。

4. 初步形成唇面 用切削刀将唇面牙体外形线以外多余的石膏垂直切下,形成唇面的大致轮廓(实验图 3-4B)。

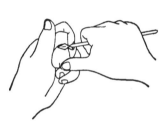

实验图 3-3 掌拇指握式

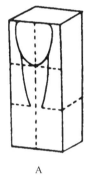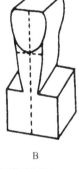

A　　　　　B

实验图 3-4 初步形成唇面

5. 画出近中面外形线 在石膏块的近中面上,根据实验表 2-1 尺寸用铅笔画出放大 3 倍值的冠厚、颈厚及颈曲线高度,描绘出其近中面的牙体外形线(实验图 3-5A)。

6. 初步形成近中面 再用切削刀将近中面牙体外形线以外多余石膏垂直切下,形成近、远中面的大致轮廓(实验图 3-5B)。

7. 完成雏形 在此基础上完成舌面及远中面的雕刻,使舌面较唇面稍小,远中面较近中面小。然后进行初步修整,使牙冠各轴面相交线圆钝,外形高点及接触点适宜(实验图 3-6)。

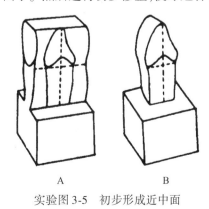

A　　　　　B

实验图 3-5 初步形成近中面

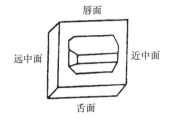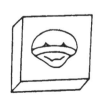

实验图 3-6 完成雏形

8. 绘出颈缘曲线 用铅笔在石膏牙各面绘出颈缘曲线,其中近中颈曲度大于远中颈曲度,并完成颈部雕刻,使牙冠在颈缘处略突于根部。

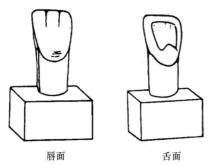

唇面　　　　　舌面
实验图 3-7　修整完成

9. 修整完成 牙冠各面形态初步完成后,对照实验表 2-1 检查各部分尺寸,如准确无误,则以雕刻刀相继形成舌面窝、舌面发育沟(注意发育沟不宜太深)。并将牙冠表面各处削刮光滑完成雕刻(实验图 3-7)。

10. 要求完成后的右上颌中切牙应具备以下解剖特点

(1)唇面:梯形,表面光滑,有两条纵行发育沟,近中边缘长而较直,远中边缘短而突;近中切角近似直角,远中切角圆钝。外形高点在颈 1/3 处。

(2)舌面:略小于唇面,其颈部较唇面颈部窄,有明显的舌面隆突和舌窝。

(3)邻面:似三角形,远中面较近中面小而突。

(4)牙根:为圆锥形单根,自颈 1/3 向根尖部逐渐变细,根尖向远中稍弯曲。

11. 雕刻中注意事项

(1)雕牙时必须熟知该牙的解剖形态,按照比例进行操作。

(2)使用工具必须注意支点的掌握,只有支点稳定,用刀的力量才能有节制,以防刀滑脱误伤手和石膏牙。

(3)整个雕刻过程,均应在垫板上操作,以免损坏桌面,且应养成不用口吹粉末的良好习惯,可用毛刷去除粉末。

(4)桌面及各种工具应保持清洁,雕刻下来的碎屑,应放在固定位置,积累到一定量时集中放到指定地点,实验结束后应将桌面及工具擦干净。

实验四　左右上颌中切牙蜡牙冠的雕刻(1∶1)(2 学时)

【目的要求】

1. 通过上颌中切牙蜡牙冠的雕刻,学会上颌中切牙 1∶1 蜡牙冠的雕刻方法与步骤。

2. 熟悉基托蜡的性能及其使用方法。

【实验用品】 基托蜡、雕刻刀(46#、48#)、切削刀、酒精灯、石膏牙列模型,棉花、铅笔、酒精喷灯。

【方法步骤】

1. 石膏牙列模型的准备

(1)画咬合标志线:取牙尖交错位,用铅笔分别在中线处及两侧尖牙处画出咬合标志线(实验图 4-1),以便于在操作过程中随时检查咬合关系。

(2)用切削刀将石膏牙列模型的左右上颌中切牙的牙冠刻去,在不损伤邻牙的基础上稍加以修正,使其成为比较自然的缺牙状态,在两缺牙处牙槽嵴略凹(实验图 4-2)。

2. 取 30mm×15mm 的基托蜡条,在酒精灯上均匀烤软,捏成适当的形状插入缺隙处。

3. 趁蜡尚软时,按模型上牙尖交错位的标志线,将上、下颌石膏牙列模型对准咬紧。

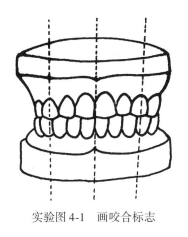

实验图 4-1 画咬合标志

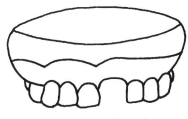

实验图 4-2 模型准备

4. 将雕刻刀烤热后插入蜡型基底部,使该处与模型黏合,然后用雕刻刀修去蜡型唇、舌面多余的蜡。

5. 确定冠宽、冠厚、冠长及邻间隙 以缺隙的近远中径及牙龈乳头为界,削去多余的蜡,定出冠宽(实验图 4-3)。再以唇、舌面外形高点为界,削去多余的蜡,确定冠厚,以两侧切牙为标准,中切牙牙冠的切缘略长于侧切牙 0.5 ~ 1mm,然后用雕刻刀初步形成切楔状隙及邻间隙(实验图 4-4)。注意支点要稳定,不能伤及邻牙。

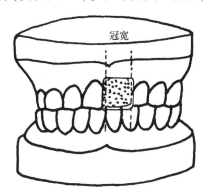
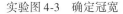

实验图 4-3 确定冠宽

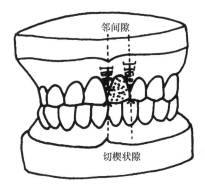

实验图 4-4 形成楔状隙与邻间隙

6. 初步雕刻出蜡牙冠形状 根据牙尖交错位的咬合标志线及上、下颌中切牙的咬合关系并结合唇、舌面正常形态,初步雕刻出蜡牙冠形状。

7. 完成蜡牙冠的雕刻 细致雕刻牙冠外形,要有适当的唇、舌、切楔状隙和邻间隙,仔细检查合乎要求后,用酒精喷灯烤光滑蜡牙冠表面或用棉花擦光亮表面即完成上颌左右中切牙蜡牙冠的雕刻。

8. 注意事项

(1)注意左右上颌两中切牙蜡牙冠在石膏牙列中的对称性、协调性。如蜡牙冠在唇、舌方向的位置及牙长轴的方向等。

(2)蜡牙冠颈部应与原石膏牙颈部断面相一致,不能有悬突或暴露断面。切缘与牙列的弧度相一致。

(3)接触区的位置一定要正确,要有适当的楔状隙。

(4)与对颌牙有良好的接触关系。

实验五 滴蜡塑形右上颌中切牙牙冠舌面(4学时)

【目的要求】 通过右上颌中切牙牙冠舌面滴蜡法塑形,学会上颌中切牙牙冠舌面滴蜡塑形的方法,进一步掌握中切牙的解剖形态,并为口腔修复学的部分冠制作打下基础。

【实验用品】 嵌体蜡、雕刻刀(46#、48#)、切削刀、酒精灯、石膏牙列模型。

【方法步骤】

1. 模型准备

(1)邻面制备:用切削刀在上颌石膏牙列模型上自右上中切牙的切端向龈方顺邻面外形切削,厚度1.5~2.0mm。切削时邻面的舌侧由切端向龈方逐渐靠近牙长轴,但不能损伤舌面隆突,舌侧边缘应切削至自洁区。唇侧应尽量保留唇面牙体组织,以免切削唇面影响美观(实验图5-1)。龈侧缘垂直延伸1.0mm。制备完成后,两邻面轴壁方向应相互平行或向切端外展2°~5°。

(2)切斜面制备:用切削刀自切缘向舌面切削,形成一个倾斜的平面,此斜面与牙长轴呈45°角(实验图5-2)。切削1.5~2.0mm。切削时要随时检查牙尖交错𬌗及前伸𬌗,保证制备出1.5~2.0mm的间隙。

(3)舌面制备:首先从切斜面的舌缘到舌面隆突,用切削刀按舌面外形均匀去除2.0mm。然后自舌面隆突顶到龈嵴顶切削,并与近、远中邻面的牙体制备面相连(实验图5-3),方向尽量与牙长轴平行。

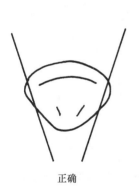 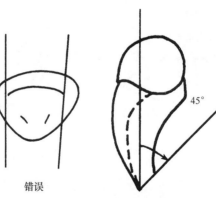 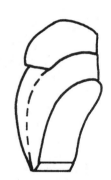

正确　　　　　　　错误　　　　　　　　　　　　　　　45°

实验图5-1　上颌中切牙邻面制备　　　实验图5-2　上颌中切　　实验图5-3　舌面制备
　　　　　　　　　　　　　　　　　　　　牙切缘制备

(4)牙体修整:用雕刻刀修整各轴面,使之连续一致。

2. 滴蜡塑形

(1)滴塑舌面:在牙体制备好的舌面,用嵌体蜡加热后,按舌面牙体外形用滴蜡法加出舌面形态,厚度约2.0mm(实验图5-4)。

(2)滴塑切缘:根据对侧上颌中切牙切缘形态,滴塑出右上中切牙切缘,并形成切嵴(实验图5-5)。

(3)滴塑邻面:根据上颌两中切牙邻面特点,用嵌体蜡滴塑出邻面形态。

3. 修整完成嵌体蜡塑形 用嵌体蜡形成舌面、切缘、近中面和远中面,参考上颌中切牙的解剖形态特点,完成各面的外形雕刻。反复检查修整,并应保持良好𬌗接触关系。

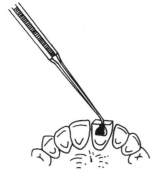
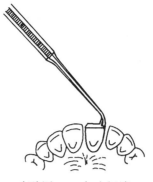

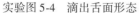

实验图 5-4　滴出舌面形态　　　　　　　　实验图 5-5　加出切嵴

实验六　右上颌尖牙牙体描绘(放大 3 倍)(2 学时)

【目的要求】

1. 根据牙体测量的数值对右上颌尖牙牙体进行描绘,以掌握该牙的解剖形态,为雕塑牙体打好基础。

2. 熟悉牙体描绘的方法步骤。

【实验用品】 透明三角尺、直尺、绘图铅笔、橡皮、白纸张(或坐标纸)、牙体标本、模型、挂图。

【方法步骤】

1. 熟悉上颌尖牙各部分尺寸并放大 3 倍(实验表 6-1),掌握各部位比例关系。

实验表 6-1　上颌尖牙各部位尺寸(mm)

上颌尖牙	平均值	放大 3 倍值	上颌尖牙	平均值	放大 3 倍值
冠长	10.0	30.0	冠厚	8.0	24.0
根长	17.0	51.0	颈厚	7.0	21.0
冠宽	7.5	22.5	近中颈曲度	2.5	7.5
颈宽	5.5	16.5	远中颈曲度	1.5	4.5

2. 描绘唇面形态

(1)根据冠长(30.0mm),根长(51.0mm)用铅笔画出 a、b、c 三条平行线:ab = 30.0mm bc = 51.0mm,过三条线作垂线 d,然后以垂线 d 为中心,根据冠宽(22.5mm)、颈宽(16.5mm)分别作冠宽线和颈根宽线(实验图 6-1A)。

(2)作牙冠唇面三等分线,并在切 1/3 处分别找出近中与远中接触区标出"×"(实验图 6-1B)。

(3)根据右上颌尖牙唇面冠根外形特点,并对照标本、模型、挂图描绘出唇面的冠根外形轮廓(实验图 6-1C)。

3. 描绘舌面形态 舌面与唇面形态描绘方法大致相同,不同处应注意舌面窝外形轮廓及舌轴嵴的位置(实验图 6-2)。

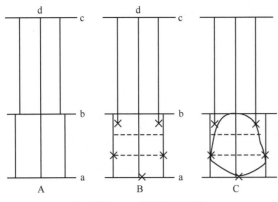
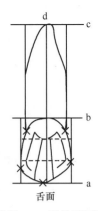

实验图 6-1　描绘唇面形态　　　　实验图 6-2　描绘舌面形态

4. 描绘近中面形态

（1）用上述方法，首先画出 a、b、c 三条线，并作中线 d，然后根据冠厚（24.0mm）、颈厚（21.0mm）、分别作出牙冠和颈根的厚度线。

（2）作牙冠近中面三等分线，分别找出唇面、舌面外形高点标出"×"和切缘的厚度标出"×"。根据近中面颈曲度（7.5mm）在颈 1/3 区的中线上标出"×"（实验图 6-3A）。

（3）根据右上颌尖牙近中面冠根外形特点，并对照标本、模型、挂图描绘出近中面的冠根外形轮廓（实验图 6-3B）。

5. 描绘远中面形态　远中面形态的描绘方法与近中面大致相同，不同处只是颈曲度为（4.5mm）（实验图 6-4）。

6. 描绘切端形态（实验图 6-5）

（1）根据冠宽（22.5mm）、冠厚（24.0mm）画一长方形，并作出相互垂直的两条中线。

（2）根据上颌尖牙切端外形特点，并对照标本、模型、挂图，描绘出近远中牙尖嵴、舌面隆突、舌窝、舌轴嵴、舌面边缘嵴外形轮廓。

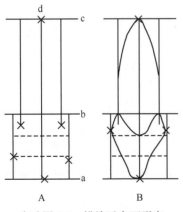
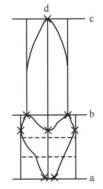
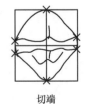

实验图 6-3　描绘近中面形态　　实验图 6-4　描绘远中面形态　　实验图 6-5　描绘切端形态

7. 完成描绘　各面形态初步完成后，反复检查各部分尺寸，对照标本、模型、挂图，如准确无误，随之用橡皮擦去设计的定点标记、虚线以保持画面清洁美观。

实验七 右上颌尖牙蜡牙的雕刻(放大 3 倍)(4 学时)

【目的要求】

1. 通过右上颌尖牙牙体外形的雕刻,牢固掌握其解剖形态及生理特点。

2. 熟悉上颌尖牙的雕刻方法、步骤、操作技术及工具的正确使用。

【实验用品】 (85mm×35mm×25mm)蜡块、切削刀、雕刻刀、直尺、红蓝铅笔、垫板、左上颌尖牙模型。

【方法步骤】

1. 了解上颌尖牙各部位尺寸(见附表 6-1)。

2. 确定基准面 将蜡块的一个 85mm×25mm 平面定为唇侧面,一个 35mm×25mm 定为切端面,削平两面使之互相垂直,作为基准面。

3. 初步形成唇面 在蜡块的唇面上,根据实验表 6-1 尺寸用铅笔画出放大 3 倍值的冠长、根长、冠宽、颈宽,描出左上尖牙唇面的冠根外形线(实验图 7-1A)。然后用切削刀将描线以外多余的蜡垂直切下,形成唇面的大致轮廓(实验图 7-1B)。

4. 初步形成邻面 在蜡块的近中面上,根据实验表 6-1 尺寸用铅笔画出放大 3 倍值冠厚、颈厚及颈曲线高度,描出其近中面的牙体外形线(实验图 7-2A)。再用切削刀将描线以外多余石膏切下,形成近中面的大致轮廓(实验图 7-2B)。由于该牙牙体最长,牙冠各部突出明显,故颈曲线较上颌中切牙明显,远中面较近中面短小而突出。

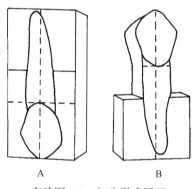

实验图 7-1 初步形成唇面

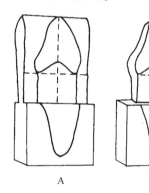

实验图 7-2 初步形成近中面

5. 形成唇面的唇轴嵴及两斜面 将蜡块牙冠唇面依(实验图 7-3A)虚线所示,用切削刀进行刮削,使唇面切 2/3 的部分出现近远中两个斜面及唇轴嵴(实验图 7-3B)。

6. 完成雏形 在此基础上完成舌面及远中面的雕刻,使舌面较唇面略小,远中面较近中面略小。然后进行初步修整,将牙冠各轴面相交的线角刮圆钝、外形高点及接触点适宜(实验图 7-3C)。

7. 绘出颈缘曲线 用铅笔在蜡牙各面绘出颈缘曲线,其近中颈曲度大于远中颈曲度,并完成颈部雕刻,使牙冠在颈缘处稍圆而凸出。

8. 修整完成 牙冠各面形态初步完成后,对照实验表 6-1 检查各部分尺寸,如果准确无误,则再雕出舌面窝、舌轴嵴、唇面发育沟,并将牙冠表面各处削刮光滑,完成全部雕刻(实验图 7-4)。

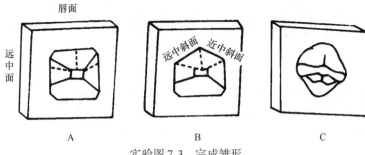

实验图 7-3　完成锥形

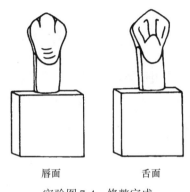

唇面　　　　　舌面

实验图 7-4　修整完成

9. 要求完成后的上颌尖牙应具备以下解剖特点

（1）唇面：似五边形，唇轴嵴明显，由牙尖顶至颈 1/3 处。近中唇斜面小于远中唇斜面。近中牙尖嵴短于远中牙尖嵴，牙尖略偏向近中。远中切角较近中切角圆钝并偏向舌侧。外形高点在中 1/3 与颈 1/3 交界处。唇轴嵴两侧各有一条浅的发育沟。

（2）舌面：较唇面窄小，颈缘成小圆弧形。舌面隆突及舌轴嵴明显，有近中舌窝及远中舌窝，远中边缘嵴较近中边缘嵴短而突。

（3）邻面：似三角形，远中面比近中面突出且短小。近中接触区与近中切角接近，远中接触区则距远中切角稍远，且偏舌侧。

（4）牙根：单根，根长大于冠长，有时接近冠长的 2 倍，形状粗，根厚大于根宽，颈部横切面为卵圆三角形，根尖略向远中弯曲。

10. 雕刻中注意事项

（1）上颌尖牙唇面画线时，牙尖稍偏近中，远中牙尖嵴长于近中牙尖嵴，牙尖高度不超过牙冠长 1/3（一般约是切 1/3 的 2/3 高）。

（2）在唇面形成唇轴嵴及两斜面时，应先准确画出唇轴嵴的位置（为唇面外形高点至牙尖顶连线），再找出切缘中线，然后自牙尖顶唇侧向近、远中作切缘中线的平行线，此线为两斜面线，最后按照唇轴嵴线及两斜面线雕刻出唇轴嵴及两斜面（参照实验图 7-3A、B）。

（3）尖牙的牙尖是由近远中牙尖嵴、唇轴嵴、舌轴嵴及相应的 4 个斜面构成，所以牙尖的唇舌径要稍厚。

实验八　右上颌尖牙蜡牙冠的雕刻（1∶1）（2 学时）

【目的要求】

1. 通过上颌尖牙蜡牙冠的雕刻，学会上颌尖牙牙冠解剖形态的雕刻方法与步骤。
2. 熟悉基托蜡的性能及其使用方法。

【实验用品】　基托蜡、雕刻刀（46#、48#）、切削刀、酒精灯、红蓝铅笔、酒精喷灯、棉花、石膏牙列模型。

【方法步骤】

1. 石膏牙列模型的准备

（1）画咬合标志线：取牙尖交错位，用红、蓝铅笔分别在中线及两侧第一磨牙处画咬合标志线,以便在操作过程中随时检查咬合关系。

（2）用切削刀将模型上右上颌尖牙的牙冠刻掉,稍做牙槽嵴修整,中央部略凹,使其成为比较自然的缺牙形态(见实验四)。

2. 取约 15mm×15mm 的基托蜡,在酒精灯上均匀烤软,捏成适当的形状插入缺隙内。

3. 趁蜡尚软时,按模型上牙尖交错位的标志,将上下颌模型对准咬紧。

4. 将雕刻刀烤热后插入蜡型的基底部,使该处与模型黏合,然后用雕刻刀修去蜡型唇、舌面多余的蜡。

5. 确定冠宽、冠厚、冠长及切楔状隙和邻间隙,以缺隙的近远中径及牙龈乳头为界,削去多余的蜡,定出冠宽;再以该牙唇、舌面最突出点为界,削去多余蜡,定出冠厚;以同侧上颌第一前磨牙水平为界,削去高于上颌前磨牙𬌗面以外的多余蜡,定出冠长;然后用雕刻刀初步形成唇、舌楔状隙和邻间隙(见实验四)。

6. 按照实验七尖牙牙尖的雕刻方法形成牙尖形态。

7. 初步雕刻出上颌尖牙牙冠的锥形。

8. 修整完成右上颌尖牙蜡牙冠的雕刻 经检查满意后,用酒精喷灯将蜡牙冠表面喷光,或者用棉花擦光亮表面,即完成右上颌尖牙蜡牙冠的雕刻。

完成后的尖牙应有适中的外展隙、合适的牙尖高度及与对颌的牙有适当的𬌗接触。

实验九　右上颌第一前磨牙蜡牙的雕刻(放大 3 倍)(4 学时)

【目的要求】

1. 通过对前磨牙的雕刻,牢固掌握前磨牙的解剖形态及生理特点。

2. 掌握前磨牙雕刻的方法、步骤。

3. 进一步训练雕刻的基本方法,达到能自如地运用握笔式和掌拇指握式方法进行雕刻,并能自如地运用支点。

【实验用品】 蜡块(75mm×35mm×25mm)、切削刀、雕刻刀、直尺、红蓝铅笔、垫板、右上颌第一前磨牙模型

【方法步骤】

1. 了解上颌第一前磨牙各部位尺寸(实验表 9-1)。

实验表 9-1　上颌第一前磨牙各部位尺寸(mm)

上颌第一前磨牙	平均值	放大 3 倍值	上颌第一前磨牙	平均值	放大 3 倍值
冠长	8.5	25.5	冠厚	9.5	28.5
根长	12.1	36.3	颈厚	8.4	25.2
冠宽	7.2	21.6	近中面颈曲度	1.0	3.0
颈宽	4.9	14.7	远中面颈曲度	0.0	0.0

2. 确定基准面 将蜡块的一个 75mm×25mm 平面定为颊侧面,另一个 35mm×25mm 的平面定为𬌗面,刮平此两面并互相垂直,作为基准面。

3. 画出颊面外形线 选取蜡光滑的一面为颊面,在蜡块的颊面上,根据实验表 9-1 尺寸用铅笔画出放大 3 倍值的冠长、根长、冠宽、颈宽,描出右上颌第一前磨牙颊面的冠根外形线(实验图 9-1A)。

4. 初步形成颊面　用切削刀将颊面牙体外形线以外多余的蜡垂直切下,形成颊面的大致轮廓(实验图9-1B)。

5. 画出近中面外形线　在蜡块的近中面上,根据实验表9-1尺寸用铅笔画出放大3倍值的冠厚、颈厚及颈曲线高度,描出其近中面的牙体外形线(实验图9-2A)。

6. 初步形成近中面　用切削刀将近中面牙体外形线以外多余的蜡垂直切下,形成近中面的大致轮廓(实验图9-2B),经过两次切削后𬌗面观(实验图9-3)。

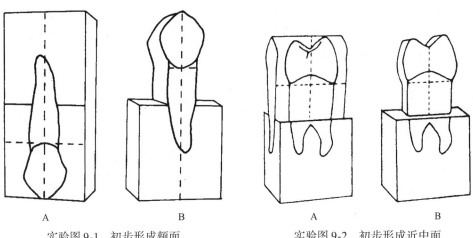

实验图9-1　初步形成颊面　　　　　　　　实验图9-2　初步形成近中面

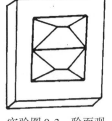

实验图9-3　𬌗面观

7. 完成雏形　在实验图9-2B和实验图9-3基础上完成舌面及远中面的雕刻,使舌面较颊面略小,表面圆突,远中面较近中面略小且突,然后用切削刀或雕刻刀进行初步修整,使牙冠各轴面相交线角圆钝,外形高点及接触点适宜。

8. 形成颈缘曲线　用铅笔在牙冠各面绘出颈缘曲线,其中近中颈曲度大于远中颈曲度(参照实验表9-1),并完成颈部雕刻,使牙冠在颈缘处略突于根部。

9. 雕刻𬌗面

(1)形成𬌗面轮廓:根据右上颌第一前磨牙𬌗面的外形特点,用铅笔在蜡块𬌗面上首先确定颊尖、舌尖顶的位置,使颊尖顶偏远中,舌尖顶偏近中,然后画出𬌗面外形线。颊尖的近中牙尖嵴长于远中牙尖嵴,舌尖的远中牙尖嵴长于近中牙尖嵴。颊侧宽于舌侧,远中边缘嵴长于近中边缘嵴(实验图9-4A)。再用切削刀修去𬌗面外形以外多余的蜡,形成𬌗面轮廓(实验图9-4B)。

(2)形成𬌗面雏形:由颊尖顶至舌尖顶画一连线,为颊舌尖三角嵴的标志(实验图9-4C)。然后在三角嵴线两旁画出近远中窝及边缘嵴的位置(实验图9-4D),用切削刀沿三角嵴标志线并根据近远中窝、边缘嵴的位置,分别斜向近远中两侧雕刻出近远中两个斜面,形成三角嵴,再依据近远中边缘嵴线形成近远中两斜面。按斜线(实验图9-4D)所示,完成𬌗面雏形。

(3)完成𬌗面雕刻:用雕刻刀修整近、远中窝,形成中央沟,近中沟及远中沟。近中沟要越过近中边缘嵴到达近中面,并使𬌗面各个形态表面圆突光滑,完成𬌗面雕刻(实验图9-4E、9-4F)。

10. 修整完成　牙冠各面形态初步完成后,对照实验表9-1检查各部分尺寸,如准确无误,则以雕刻刀将牙冠表面各处削刮光滑,完成雕刻(实验图9-5)。

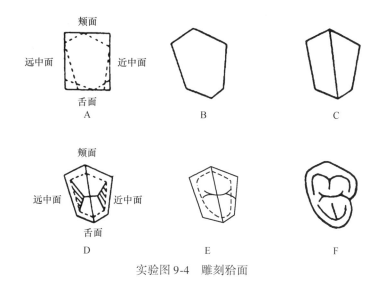

实验图9-4 雕刻𬌗面

11. 要求完成后的右上颌第一前磨牙,应具备以下解剖特点

（1）颊面:似尖牙之唇面形状但较短,颊尖的近中牙尖嵴较长,远中牙尖嵴较短,颊尖略偏远中,颊轴嵴两侧有浅发育沟,外形高点在颈1/3处。

（2）舌面:比颊面小而圆,舌尖略偏近中,外形高点在中1/3处。

（3）邻面:近中面颈部较凹陷,𬌗面的近中沟跨过近中边缘嵴到达该面,远中面比近中面小而圆突。

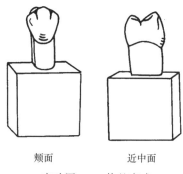

颊面　　　　近中面

实验图9-5 修整完成

（4）𬌗面:似六边形,冠厚大于冠宽;颊侧宽于舌侧,远中边缘嵴长于近中边缘嵴,颊尖较高而锐,舌尖较小而圆钝。

（5）牙根:近远中面都较平,并有纵形凹陷较深,根的中部以下分为颊、舌两根。

12. 雕刻中注意事项

（1）颊面的颊轴嵴和颊斜面的形成同上颌尖牙唇面的唇轴嵴形成方法,只是颊轴嵴不如上颌尖牙唇轴嵴明显。

（2）𬌗面雕刻时一定要参照标本模型,掌握好颊舌尖、三角嵴、近远中窝及沟的大小、长宽以及同各个轴角、近、远中边缘嵴的关系。

（3）𬌗面窝及沟的深度一定要适当,颊舌尖三角嵴连接处应低于边缘嵴。

（4）雕刻过程中自始至终要保持颈缘曲线。先用铅笔绘出,再用雕刻刀向内刻出,当雕刻过程中有削去的必要时,要立刻重建,才不会失去颈缘曲线。

实验十　右上颌第一前磨牙及左下颌第一前磨牙蜡牙冠的雕刻（1∶1）（2学时）

【目的要求】　通过上、下颌第一前磨牙蜡牙冠的雕刻,学会在牙列模型上雕刻1∶1大小前磨牙牙冠的方法和步骤。

【实验用品】 基托蜡、雕刻刀(46#、48#)、切削刀、酒精灯、铅笔、酒精喷灯、液状石蜡、棉花、1∶1全口石膏牙列模型。

【方法步骤】

1. 石膏牙列模型的准备

(1)画咬合标志线:取牙尖交错位,用红、蓝铅笔分别在中线、尖牙、第二磨牙处画咬合标志线,以便在操作过程中随时检查咬合关系。必要时可上𬌗架。

(2)削去颊、舌面部分模型石膏:将石膏模型浸水,用雕刻刀沿右上颌第一前磨牙的牙颈线垂直延伸0.5~1.0mm(实验图10-1),再用切削刀或雕刻刀削去两牙颊、舌面1/3模型石膏,保留中1/3部分(实验图10-2和实验图10-3)。

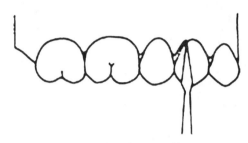

实验图10-1 将龈缘垂直向下延伸0.5~1.0mm

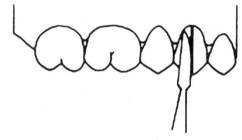

实验图10-2 削去颊、舌面1/3石膏

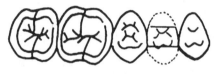

实验图10-3 削去颊、舌面1/3模型石膏,保留中1/3部分

(3)削去近、远中面部分模型石膏:削去右上颌第一前磨牙近、远中面1/3模型石膏,保留中1/3部分。注意不要损伤两侧邻牙接触区(实验图10-4),颊舌面及两邻面形成的颈部断面要与龈平齐。

(4)削去𬌗面部分模型石膏:将牙冠长的1/2处至𬌗面模型石膏削去(实验图10-5)。

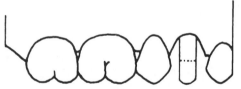

实验图10-4 削去近、远中面1/3模型石膏

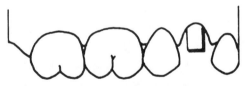

实验图10-5 削去𬌗面部分模型石膏

(5)完成模型的准备:最终使右上颌第一磨牙剩余部分,形成居牙位中部的长方体固位桩,并且要求固位桩与邻牙牙体长轴轴平行。固位桩的作用是便于蜡牙冠固位和在操作中随时取下(实验图10-6)。

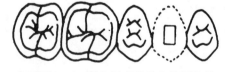

实验图10-6 剩余居中的长方体固位桩

2. 用基托蜡雕刻冠部形态

(1)按插蜡块:取约10mm×15mm的基托蜡条,在酒精灯上加热变软,捏成适当的形状插入缺隙内,使与固位桩颈部断面及邻牙密切接触(实验图10-7)。

(2)作牙尖交错位咬合:趁蜡尚软,将对颌牙模型𬌗面涂上液状石蜡,然后对准模型上标志线作牙尖交错位咬合,此时右上颌第一前磨牙𬌗面可见一条颊舌向的嵴相当于右下颌第一、二前磨牙之间的洽楔状隙,此嵴即代表右上颌第一前磨牙的颊、舌尖三角嵴的部位。

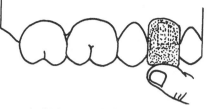

（3）确定冠宽、冠厚及颊舌楔状隙:以缺隙的近远中径及牙龈乳头为界,削去多余的蜡定出冠宽,然后以同侧上颌尖牙及第二前磨牙颊舌面最突出点为界,削去多余的蜡定出冠厚(实验图 10-8),用雕刻刀初步形成颊、舌楔状隙(实验图 10-9)。

实验图 10-7 在缺隙处插蜡块

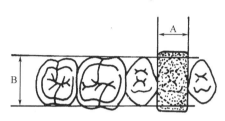

实验图 10-8 确定冠宽(A)和冠厚(B)

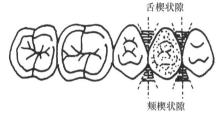

实验图 10-9 形成颊、舌楔状隙

（4）确定冠长及洽楔状隙和邻间隙:以邻牙洽面牙尖顶水平为界,削去高出洽面牙尖顶以外的多余蜡,定出冠长。然后初步雕刻出右上颌第一前磨的洽楔状隙和邻间隙(实验图 10-10)。

（5）确定牙尖交错位的咬合标志:根据（2）作牙尖交错位咬合时标志,并参照对侧上下第一前磨牙咬合关系,定出右上颌第一前磨牙的颊、舌尖及近远中窝的位置(实验图 10-11),以此标志为准进行洽面形态的雕刻。

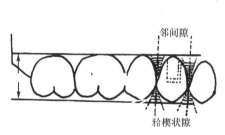

实验图 10-10 确定冠长及洽楔状隙和邻间隙

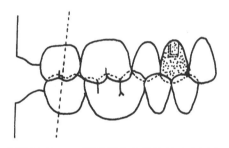

实验图 10-11 确定牙尖交错位的咬合标志

（6）初步雕刻出蜡牙冠形态:初步形成右上颌第一前磨牙蜡牙冠的形态。然后取下蜡牙冠雕刻邻面,将两侧石膏牙接触区以下部分修整完成,暴露其邻面并形成倒凹,再插回蜡牙冠,检查邻间隙的形状。

（7）完成蜡牙冠的雕刻:细致雕刻牙冠形态,使其与对颌牙有适当的接触,有适当的颊、舌、洽楔状隙,经仔细检查合乎要求后,用酒精喷灯烤平蜡牙冠表面或用棉花擦光表面。

3. 细致雕刻时注意事项

（1）注意蜡牙冠在整个牙列中的对称性、协调性。如蜡牙冠在颊、舌方向的位置、牙体长轴的方向,其形态与对侧同名牙是否对称等。

（2）牙冠颈部与石膏牙颈部断面要一致,不可有悬突或断面暴露。

（3）接触区的位置一定要正确。要有适当的颊、舌、洽楔状隙及邻间隙。

（4）咬合接触要良好,不可过高或无接触。

4. 按照右上颌第一前磨牙的雕刻方法,结合下颌第一前磨牙的解剖形态特点,自己设计雕刻左下颌第一前磨牙蜡牙冠。

实验十一　滴蜡塑形右下颌第二前磨牙殆面(2学时)

【目的要求】　通过右下颌第二前磨牙殆面的滴蜡塑形,学会前磨牙殆面滴蜡塑形的方法,同时进一步掌握前磨牙的解剖形态。

【实验用品】　右下颌第二前磨牙石膏牙模型、红蜡片、嵌体蜡、红蓝铅笔、酒精灯、雕刻器。

【方法步骤】

1. 殆面牙尖滴蜡塑形的基本方法练习　直立堆练习:将雕刻器在火上烤1分钟左右,立即置于蜡上并粘带适量的蜡液,然后将雕刻器竖直使蜡缓缓往尖端流,当液态蜡在尖端呈水滴状时,立即置于纸板或玻璃板上,同时轻轻作小圆圈运动,待蜡凝固前移开雕刻器,蜡堆形成,形似圆锥体。

2. 模型准备　将右下颌第二前磨牙的石膏模型上,均匀削去1/3厚度,参照同名牙标本殆面的解剖特点,用红蓝铅笔画出牙尖顶、边缘嵴和三角嵴的位置(实验图11-1)。

3. 滴塑出牙尖　在下颌第二前磨牙所定牙尖位置处,用嵌体蜡直立堆高牙尖,其形状似圆锥体状。一般先堆颊尖后堆二舌尖,修去多余部分,形成锥状(实验图11-2)。

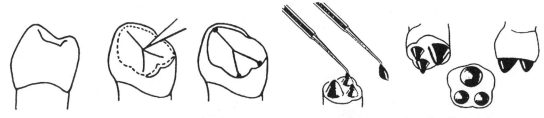

实验图11-1　确定牙尖顶、边缘嵴和三角嵴的位置　　实验图11-2　滴塑出锥体型牙尖

4. 加出三角嵴、颊、舌面轴嵴　从牙尖顶到中央发育沟形成蜡嵴,同时仔细观察同名牙颊尖三角嵴和舌尖三角嵴的高度、方向、解剖外形后,沿所定三角嵴位置加蜡形成三角嵴。而后加出颊侧和舌侧的轴嵴,使与牙长轴外形一致(实验图11-3)。

5. 加出近、远中牙尖嵴　依次在颊尖、舌尖近远中牙尖嵴位置上形成蜡嵴,使颊侧和舌侧外形完成(实验图11-4)。

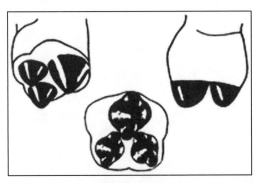

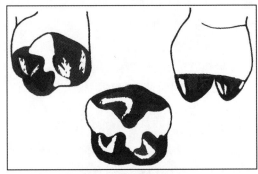

实验图11-3　滴出三角嵴、颊、舌面轴嵴　　　　实验图11-4　滴塑出近远中牙尖嵴

6. 加出边缘嵴 在所定近远中边缘嵴位置上,由近中到远中形成蜡嵴,参照同名牙形态修整边缘嵴,完成𬌗面外形和邻接面外形(实验图11-5)。

7. 窝与沟的形成 用烧热的小雕刻器蘸微量红色熔蜡,让其缓流到窝、沟正确位置上。在中央部分形成下凹状窝,为中央窝,窝中深处为中央沟,中央沟向近中和远中有近中沟和远中沟,沟的近中和远中有小窝(实验图11-6)。

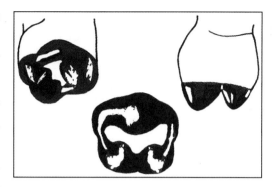

实验图 11-5 加出边缘嵴

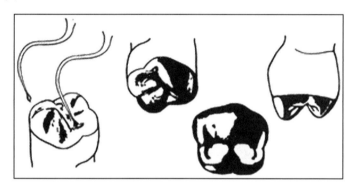

实验图 11-6 形成窝与沟,修整完成

8. 修整完成 用嵌体蜡形成颊面、舌面、近中面、远中面,参照同名牙的形态特点,反复检查修整,使之完全符合该牙的解剖特点,完成各面的外形雕刻。

实验十二 右下颌第一磨牙牙体描绘(放大3倍)(2学时)

【目的要求】
1. 根据牙体测量的数值对牙体进行描绘,以掌握该牙的解剖形态,为雕塑牙体打好基础。
2. 熟悉牙体描绘的方法步骤。

【实验用品】 透明三角尺、直尺、绘图铅笔、橡皮、白纸张(或坐标纸)、牙体标本、模型、挂图。

【方法步骤】
1. 根据实验一牙体测量,熟悉右下颌第一磨牙各部分尺寸并放大3倍(实验表12-1),掌握各部位比例关系。

实验表 12-1 下颌第一磨牙各部分尺寸(mm)

下颌第一磨牙	平均值	放大3倍值	下颌第一磨牙	平均值	放大3倍值
冠长	7.5	22.5	冠厚	10.5	31.5
根长	14.0	42.0	颈厚	9.0	27.0
冠宽	11.0	33.0	近中面颈曲度	1.0	3.0
颈宽	9.0	27.0	远中面颈曲度	0.0	0.0

2. 描绘颊面形态

（1）根据冠长（22.5mm）、根长（42.0mm）用铅笔画出 a、b、c 三条平行线：ab＝22.5mm，bc＝42.0mm，过三条线作垂线 d，然后以垂线 d 为中心，根据冠宽（33.0mm）、颈宽（27.0mm），分别作冠宽线和颈根宽线（实验图 12-1A）。

（2）作牙冠颊面三等分线，并在𬌗 1/3 处分别找出近中与远中接触区标出"×"。然后在𬌗缘上根据颊面三个颊尖的比例关系，近中颊尖稍大于远中颊尖，而且是远中尖的 2 倍，作近中颊尖和远中颊尖占冠宽 4/5，远中尖占冠宽 1/5，标出"×"（实验图 12-1B）。

（3）根据右下颌第一磨牙颊面冠根外形特点，并对照标本、模型、挂图、描绘出冠根外形轮廓（实验图 12-1C）。

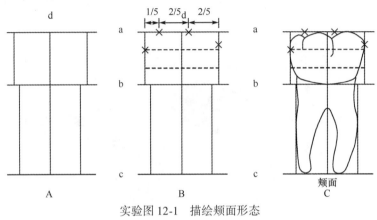

实验图 12-1　描绘颊面形态

3. 描绘舌面形态　舌面与颊面形态描绘，方法大致相同，不同处应注意两个舌尖近似相等（实验图 12-2）。

4. 描绘近中面形态

（1）用上述方法，首先画出 a、b、c 三条线并作中线 d，然后根据冠厚（31.5mm），颈厚（27.0mm）分别作出牙冠和颈根的厚度线。再作牙冠近中面三等分线，分别找出颊面、舌面外形高点标出"×"。颊尖、舌尖在𬌗缘上的位置（颊尖距颊侧边缘 1/3 冠厚，舌尖距舌侧边缘 1/6 冠厚）标出"×"。根据近中面颈曲度（3.0mm），在颈 1/3 区的中线 d 上标出"×"（实验图 12-3A）。

（2）根据右下颌第一磨牙近中面冠根外形特点，参照标本、模型或挂图描绘出近中面的冠根外形轮廓（实验图 12-3B）。

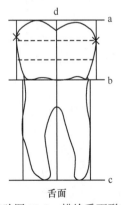

舌面

实验图 12-2　描绘舌面形态

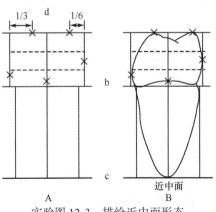

实验图 12-3　描绘近中面形态

5. 描绘远中面形态 远中面形态的描绘方法与近中面大致相同,不同处是远中面颈曲度为(0.0mm),远中牙根比近中牙根小(实验图12-4)。

6. 描绘𬌗面形态

(1)根据冠宽(33.0mm)、冠厚(31.5mm)画一长方形,并作出相互垂直的两条中线。然后在颊侧根据近中颊尖稍大于远中颊尖且二尖占冠宽4/5,远中尖占冠宽1/5,找出三个颊尖的分界点(即为颊沟和远颊沟的位置)标出"×",在舌侧根据近中舌尖约等于远中舌尖,找出两舌尖的分界点(即为舌沟的位置)标出"×"(实验图12-5)。下颌第一磨牙牙冠似长方形,颊侧宽于舌侧,近中边缘长于远中边缘,各轴面相交线角圆钝如实验图12-5虚线所示,𬌗面则似梯形。

(2)根据右下颌第一磨牙𬌗面外形特点,并参照标本、模型、挂图,在(实验图12-5A)的基础上,描绘出𬌗面外形轮廓(实验图12-5B)。

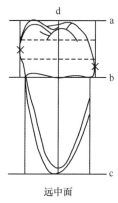

实验图 12-4 描绘远中面形态

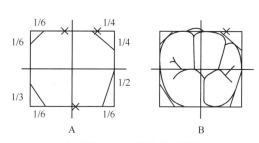

实验图 12-5 描绘𬌗面形态

7. 完成描绘 右下颌第一磨牙各面形态初步完成后,反复检查各部分尺寸,对照标本、模型和挂图,如准确无误,随之,用橡皮擦去设计的定点标记、虚线等以保持画面清洁美观。

实验十三 右下、上颌第一磨牙蜡牙的雕刻(放大3倍)(4学时)

【目的要求】

1. 通过右下、上颌第一磨牙牙体的雕刻,牢固掌握其解剖形态及生理特点。
2. 熟悉后牙雕刻基本方法和步骤,操作技术及工具的正确使用。

【实验用品】 75mm×40mm×35mm 蜡块、切削刀、雕刻刀、直尺、垫板。

【方法步骤】

(一)右下颌第一磨牙蜡牙(3:1)的雕刻

1. 了解下颌第一磨牙各部位尺寸 见实验表12-1。

2. 确定基准面 在蜡块上选定一个 75mm×40mm 的平面为颊侧面,另一个 40mm×35mm 的平面为𬌗面。将两面削平作为基准面。

3. 画出颊面外形线 在蜡块的颊侧面,根据实验表12-1尺寸用雕刻刀画出放大3倍的冠长、根长、冠宽及颈宽,描出右下颌第一磨牙的冠根外形线(实验图13-1A)。

4. 初步形成颊面 用切削刀将颊面牙体外形线以外多余的蜡垂直切下,初步形成颊面的大致轮廓(实验图 13-1B)。

5. 画出近中面外形线 在蜡块的近中面上,根据实验表 12-1 尺寸用雕刻刀画出放大 3 倍的牙冠厚、颈厚及颈曲线高度,描出其近中面的牙体外形线(实验图 13-2A)。

6. 初步形成近中面 用切削刀将近中面画线以外的多余蜡切下,初步形成近中面的大致轮廓(实验图 13-2B)。

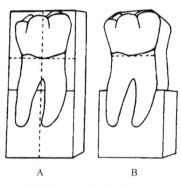

实验图 13-1 初步形成颊面

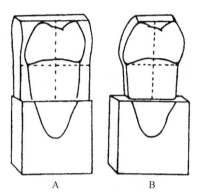

实验图 13-2 初步形成近中面

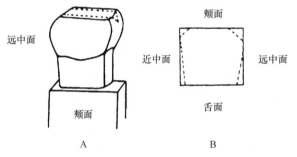

实验图 13-3 完成轴面锥形并完成颈缘曲线

7. 完成轴面锥形 在实验图 13-2B 基础上完成各轴面的雕刻,使舌面稍小于颊面,远中面较近中面略小且突。然后用切削刀或雕刻刀进行初步修整,使牙冠形成似长方形,各轴面相交线角圆钝,外形高点及接触区适宜(实验图 13-3A)。𬌗面画图要求似梯形(实验图 13-3B)虚线所示,颊侧由近中向远中倾斜,颊侧宽于舌侧,近中边缘长直,远中边缘短。

8. 形成颈缘曲线 用雕刻刀在蜡牙各轴面绘出颈缘曲线,完成颈部雕刻(实验图 13-3B)。

9. 雕刻𬌗面

(1) 雕出近远中向 V 形沟:如实验图 13-3A 𬌗面虚线所示,在近远中向上适当留出颊舌侧边缘嵴宽度后画两条平行直线,再在邻面近𬌗缘处画出 V 形线表示沟形状,然后用切削刀按标志线雕刻出两斜面,形成近远中向沟。

(2) 初步形成𬌗面形状:首先确定五个牙尖,五条发育沟的位置分布,同时参照颊舌面来确定 5 个牙尖大小(近中颊尖最大,远中颊尖次之,远中尖最小,近远中舌尖大小高度近似)。用雕刻刀标记牙尖顶、三角嵴、发育沟的位置(实验图 13-4A)。注意颊尖接近中线且三颊尖位置排列是弧线而不是直线,远中颊尖向颊侧凸出,远中尖位于颊面和远中面的交角线上,舌尖接近舌侧边缘。颊沟位于颊面的稍近中,舌沟接近中线处。

三角嵴以远中颊尖三角嵴最长,远中尖的三角嵴最短。然后根据实验图 13-4A 所标记的牙尖顶、三角嵴、发育沟线,用切削刀从牙尖顶开始,沿三角嵴线向两旁雕出斜面,两斜面相交凸起为三角嵴,相交凹下为发育沟,再在近远中边缘处,留出边缘嵴宽度用切削刀雕出斜面,此斜面与颊舌侧三角嵴斜面形成近远中窝,至此初步形成𬌗面形状(实验图13-4B)。

（3）雕刻牙尖:如实验图13-5A和实验图13-6A所示,参照𬌗面每个牙尖大小位置在颊面及舌面上分别画出五个牙尖的牙尖嵴、颊、舌轴嵴的标志线,用切削刀按照标志线由牙尖顶向下雕刻,依次形成斜面(实验图13-5B和实验图13-6B)。

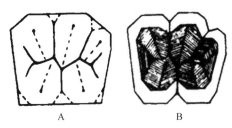

实验图13-4 初步形成𬌗面形状

颊面的两斜面相交凸起为颊轴嵴,两颊轴嵴间凹陷处为颊沟;舌面的两斜面相交凸起为舌轴嵴,两舌轴嵴间凹陷处为舌沟。至此,各个牙尖初步形成。

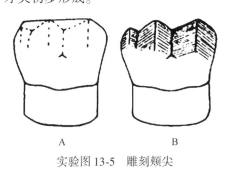

实验图13-5 雕刻颊尖

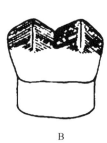

实验图13-6 雕刻舌尖

（4）完成𬌗面雕刻:参照标本模型的𬌗面形态,用雕刻刀仔细修改𬌗面的尖、窝、沟、嵴形状,将相交的棱角修整圆钝,𬌗面各部位光滑,完成𬌗面雕刻。

10. 修整完成 牙冠各面形态初步完成后,对照实验表12-1检查各部分尺寸,如准确无误,再用雕刻刀将牙表面各处削刮光滑完成雕刻(实验图13-7)。

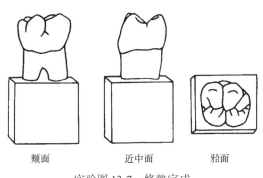

颊面 　　 近中面 　　 𬌗面

实验图13-7 修整完成

11. 完成后的右下颌第一磨牙应具备的解剖特点

（1）颊面:呈梯形,𬌗缘长于颈缘,近中缘直,远中缘突,有两个半牙尖,由颊沟和远颊沟分开,颊沟的末端形成一个点隙。近中颊尖与远中颊尖的颊轴嵴与颊沟平行,远中尖的颊轴嵴不显著,颊颈嵴突出。

（2）舌面,小于颊面而稍圆,有两舌尖,舌沟从两牙尖间通过,舌轴嵴不明显,外形高点在中1/3处。

（3）邻面:呈四边形,近远中面接触区皆在𬌗1/3的中1/3处。远中面小于近中面且较突,牙冠向舌侧倾斜。

（4）𬌗面:为长方形,冠宽大于冠厚,颊侧宽于舌侧,近中边缘嵴长直,远中边缘嵴短突。

5个牙尖:颊侧牙尖短而圆,舌侧牙尖长而锐,远中尖最小,位于颊面与远中面交界处。远中颊尖三角嵴最长,远中尖三角嵴最短。

5条发育沟:由中央点隙发出四条,即颊沟、舌沟、近中沟及远中沟。远中颊尖与远中尖之间有一条远颊沟。

2个窝：中央窝位于两近中牙尖三角嵴的远侧及远中边缘嵴的近侧，在近中边缘嵴的内侧有较小的三角形近中窝。

（5）牙根：为扁而厚的双根，近中根较远中根稍大。根尖弯向远中。

12. 雕刻中注意事项

（1）牙冠向舌侧倾斜，颊尖低而圆钝，舌尖高而锐。

（2）𬌗面五个牙尖顶的位置要正确，各个牙尖三角嵴的长、宽比例要适当，窝沟的深度要合适。

（3）在雕刻𬌗面窝沟时，一定要留出适当的边缘嵴厚度。

（二）上颌第一磨牙蜡牙的雕刻

1. 了解上颌第一磨牙各部位尺寸（实验表13-1）

实验表13-1　上颌第一磨牙各部位尺寸（mm）

上颌第一磨牙	平均值	放大3倍值	上颌第一磨牙	平均值	放大3倍值
冠长	7.5	22.5	冠厚	11.0	33.0
根长	颊12，舌13	颊36，舌39	颈厚	10.0	30.0
冠宽	10.0	30.0	近中面颈曲度	1.0	3.0
颈宽	8.0	24.0	远中面颈曲度	0.0	0.0

2. 确定基准面　在蜡块上选定一个75mm×35mm的平面为颊侧面，选定一个40mm×35mm的平面为𬌗面，将两面削平做基准面。

3. 画出颊面外形线　在蜡块的颊侧面，根据实验表13-1尺寸用雕刻刀画出放大3倍的冠长、根长、冠宽、颈宽，描出右上颌第一磨牙颊面的冠根外形线（实验图13-8A）。

4. 初步形成颊面　用切削刀将颊面牙体外形线以外多余的蜡垂直切下，初步形成颊面的大致轮廓（实验图13-8B）。

5. 画出近中面外形线　在蜡块的近中面上，根据实验表13-1尺寸用雕刻刀画出放大3倍值的冠厚、颈厚及颈曲线高度，描出其近中面的牙体外形线（实验图13-9A）。

6. 初步形成近中面　用切削刀将近中面画线以外的多余蜡块修去，初步形成近中面的大致轮廓（实验图13-9B）。

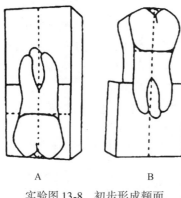
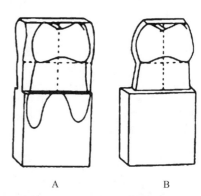

A　　　　　　　B　　　　　　　　　　　A　　　　　　　B

实验图13-8　初步形成颊面　　　　实验图13-9　初步形成近中面

7. 完成轴面雏形　在实验图13-9A基础上完成各轴面的雕刻，使舌面稍小于颊面，远中面较近中面略小且突。然后用切削刀或雕刻刀进行初步修整，使牙冠形成斜方形，各轴面相交线角圆钝,外形高点及接触点适宜。𬌗面观察要求:𬌗面初步外形应是斜方形(实验图13-10A虚线所示)。近远中边缘直,且彼此平行,近中边缘与颊缘的联合处及远中边缘和舌缘的联合处约成锐角,近中边缘和舌缘及远中边缘和颊缘的联合处为钝角(实验图13-10B)。

8. 形成颈缘曲线　用雕刻刀在蜡牙各轴面绘出颈缘曲线,完成颈部雕刻,使牙冠在颈缘处略突于根部。

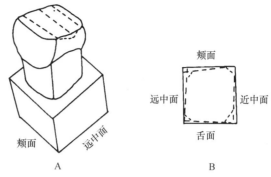

实验图13-10　完成轴面锥形并形成颈缘曲线

9. 雕刻𬌗面

(1)雕出近远中向V形沟,如(实验图13-11A)虚线所示,在近远中向上适当留出颊舌侧边缘嵴宽度后,画两条约平行直线,再在邻面近𬌗缘处画出V形线表示沟形状,沟底约位于中线上且深度不超过𬌗1/3的2/3长,即沟的深度约与牙尖高度相等,然后用切削刀按标志线雕出两斜面,形成近远中向沟。

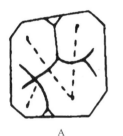　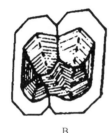

实验图13-11　初步形成𬌗面形状

(2)初步形成𬌗面形状:首先确定四个牙尖的大小位置(近中颊尖较远中颊尖稍大,近中舌尖最大,远中舌尖最小),再画出发育沟走行方向及三角嵴的标志线(实验图13-11A)。然后根据所画的三角嵴及发育沟标志线,用切削刀分别沿三角嵴线向两旁雕出斜面,两斜面相交凸起为三角嵴,相交凹下为发育沟,再在近远中边缘处,留出边缘嵴宽度用切削刀雕出斜面,此斜面与颊舌侧三角嵴斜面形成近远中窝,至此初步形成𬌗面形状(实验图13-11B)。

(3)雕刻牙尖:牙尖顶端是由四嵴汇合而成,嵴又是两斜面相交而成,只要把斜面雕刻出来,嵴就自然形成。牙尖的三角嵴已形成,再形成颊尖和舌尖的颊、舌轴嵴及牙尖嵴,如(实验图13-12A和图13-13A)所示,在颊面及舌面并参照𬌗面每个牙尖大小位置分别画出4个牙尖的牙尖嵴、颊、舌轴嵴的标志线,用切削刀按照标志线由牙尖顶向下雕刻,依次形成斜面(实验图13-12B和图13-13B)颊面的两斜面相交凸起为颊轴嵴,两颊轴嵴间凹陷处为颊沟;同样舌面的舌轴嵴及舌沟也是如此。至此,各个牙尖初步形成。

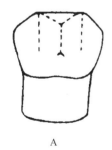　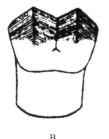　　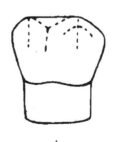　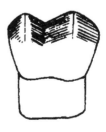

实验图13-12　雕刻颊尖　　　　　　　实验图13-13　雕出舌尖

(4)完成𬌗面雕刻:参照标本模型的𬌗面形态,用雕刻刀仔细修改𬌗面的尖、窝、沟、嵴形态,并使相交的棱角修整圆钝,𬌗面各部位光滑,完成𬌗面雕刻。

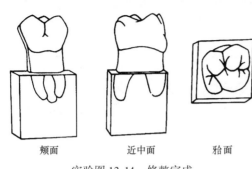

颊面　　　近中面　　　𬌗面

实验图13-14　修整完成

10. 修整完成　牙冠各面形态初步完成后,对照实验表13-1检查各部分尺寸,如准确无误,则以雕刻刀将牙齿表面各处削刮光滑完成雕刻(实验图13-14)。

11. 完成后的右上颌第一磨牙应具备的解剖特点

(1)颊面:似梯形,颈部窄,近中边缘直,远中边缘突,近中颊尖较远中颊尖宽,近中颊尖的颊轴嵴较突,远中颊尖颊轴嵴较平,两颊尖的远中牙尖嵴都较长。颊沟自𬌗面至颊面中央成颊点隙,外形高点在颊颈嵴处。

(2)舌面:大小近似颊面但较圆突。近中舌尖宽于远中舌尖,舌沟止于舌面中央部,近中舌尖的舌侧偶有第五牙尖,外形高点在中1/3处。

(3)邻面:近似四边形,远中面较近中面为突,近中接触区在𬌗1/3的颊1/3与中1/3交界处,远中接触区在𬌗1/3的中1/3与舌1/3交界处。

(4)𬌗面:呈斜方形。近中颊𬌗角与远中舌𬌗角为锐角,远中颊𬌗角与近中舌𬌗角为钝角。近中舌尖最大,远中舌尖最小,远中颊尖三角嵴与近中舌尖三角嵴联合成斜嵴。有颊沟、远中舌沟、近中沟、中央沟、中央窝、远中窝。

(5)牙根,共3个,颊侧2个,舌侧1个。

12. 雕刻中注意事项

(1)冠部整体形态应似斜方形,冠厚大于冠宽,颊面由近中向远中倾斜。

(2)雕刻斜嵴时,注意斜嵴的连接,其位置不应在远中颊尖与近中舌尖的对角线上,而是在两三角嵴的连接处偏向远中。

(3)刻切斜面时不要忘记嵴的方向,否则嵴的方向不正确,两牙尖相邻的斜面相交处形成了沟,应按沟的位置关系来调整斜面的刻切方向。

(4)三角嵴的方向并非向中心点处集中,应按各嵴的方向一一处理,雕刻时应切记留出𬌗面边缘嵴的宽度。

(5)𬌗面四个牙尖顶的位置一定要正确,即从轴面外形高点处向𬌗缘的聚拢程度一定要适当。

实验十四　右下颌第一磨牙及左上颌第一磨牙蜡牙冠的雕刻(1∶1)(2学时)

【目的要求】

1. 通过右下颌第一磨牙及左上颌第一磨牙蜡牙冠的雕刻,学会上、下颌磨牙1∶1牙冠解剖形态的雕刻方法和步骤。

2. 进一步熟悉基托蜡的性能及其使用方法。

【实验用品】　基托蜡、雕刻刀(46#、48#)、切削刀、酒精灯、红蓝铅笔、酒精喷灯、石蜡油、棉花、1∶1全口石膏牙列模型。

【方法步骤】

1. 石膏牙列模型的准备

（1）画咬合标志线：参照实验十，取牙尖交错位，用红蓝铅笔分别在中线、尖牙、第二磨牙处画咬合标志线，以便在操作过程中随时检查咬合关系。必要时可上𬌗架。

（2）削去颊、舌面部分模型石膏：将石膏模型浸水，用雕刻刀沿右下颌第一磨牙的牙颈线垂直延伸 0.5～1.0mm（实验图 14-1），再用切削刀或雕刻刀削去颊、舌面 1/3 模型石膏，保留中 1/3 部分（见实验十）。

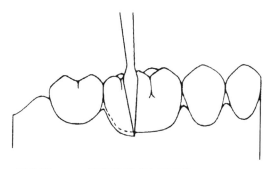

实验图 14-1 将龈缘垂直向下延伸 0.5～1.0mm

（3）削去近、远中面部分模型石膏：参照实验十三分别削去右下颌第一磨牙近、远中面 1/3 模型石膏，保留中 1/3 部分。注意不要磨损两侧邻牙接触区，颊、舌面及两邻面形成的颈部断面要与龈平齐。

（4）削去𬌗面部分模型石膏：参照实验十将冠长的 1/2 处至𬌗面模型石膏削去。

（5）完成模型的准备：最终使右下颌第一磨牙剩余部分，为一个居中的长方体固位桩，并且要求相对应轴面彼此平行（见实验十）。

2. 用基托蜡雕刻冠部形态

（1）按插蜡块：取约 15mm×20mm 的基托蜡条，在酒精灯上加热变软，捏成适当的形状插入两缺隙内，使与固位桩颈部断面及邻牙密切接触。

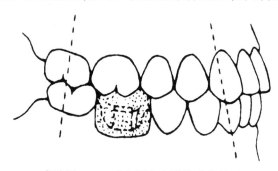

实验图 14-2 确立牙尖交错位咬合关系

（2）作牙尖交错位咬合：趁蜡尚软，将对牙模型涂上液状石蜡，然后对准模型上标志线作牙尖交错位咬合（实验图 14-2），此时右下颌第一磨牙的𬌗面可见一个居中央的较大凹陷（相当于右上颌第一磨牙的近中舌尖）为中央窝（远中窝）；右上颌第一磨牙的近中颊尖和三角嵴、远中颊尖相对应的为右下颌第一磨牙的颊沟及远颊沟；右上颌第一磨牙的𬌗楔状隙和颊沟，相对应的为右下颌第一磨牙的近中颊尖、远中颊尖、远中尖。这样初步可以确定右下颌第一磨牙𬌗面的尖、沟、窝、嵴等解剖标志。

（3）参照实验十确定冠宽、冠厚、颊舌楔状隙、冠长及𬌗楔状隙和邻间隙。

（4）确定牙尖交错位时的咬合标志：根据（2）做牙尖交错位咬合时标志，并参照对侧上、下颌第一磨牙咬合关系，定出右下颌第一磨牙的近中颊尖、远中颊尖、远中尖、近中舌尖、远中舌尖和颊沟、远颊沟及舌沟的位置，以此标志为准再进行冠部形态雕刻。

（6）初步雕塑出蜡牙冠形态：结合实验十的方法，初步形成蜡牙冠形态，然后取下蜡牙冠雕刻邻面，将两侧石膏牙接触区以下部分修整完成，暴露其邻面并形成倒凹，再插回蜡牙冠，检查邻间隙的形状。

（7）完成蜡牙冠的雕刻：细致雕刻牙冠形态，使其与对颌牙有适当的接触，有适当的颊、舌、𬌗楔状隙，经仔细检查合乎要求后，用酒精喷灯烤平蜡牙冠表面，或用棉花擦光表面。

3. 学生设计完成雕刻 学生参照实验十和下颌第一磨牙蜡牙冠的雕刻方法,结合左上颌第一磨牙的解剖形态特点,自行设计并完成左上颌第一磨牙蜡牙冠的雕刻。

4. 雕刻时注意事项 见实验十。

实验十五 滴蜡塑形右上颌第一磨牙及左下颌第一磨牙殆面(2学时)

【目的要求】 通过右上颌第一磨牙及左下颌第一磨牙殆面的滴蜡塑形,学会磨牙殆面滴蜡塑形的方法,同时进一步掌握第一磨牙的解剖形态。

【实验用品】 右上颌第一磨牙及左下颌第一磨牙石膏牙模型、红蜡片、嵌体蜡、红蓝铅笔、酒精灯、雕刻器。

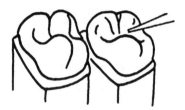

实验图 15-1 确定牙尖顶、边缘嵴和三角嵴的位置

【方法步骤】

1. 模型准备 方法与实验十一相似,将右上颌第一磨牙及左下颌第一磨牙的石膏模型上,均匀削去殆 1/3 厚度,参照同名牙标本及模型殆面的解剖特点,用红蓝铅笔画出牙尖顶、边缘嵴和三角嵴的位置(实验图 15-1)。

2. 滴塑牙尖 先滴右上颌第一磨牙。在该牙所定牙尖位置处,用嵌体蜡直立堆高牙尖,其形状似圆锥体状形。堆尖的顺序是近中颊尖→远中颊尖→近中舌尖→远中舌尖。滴塑完后,检查位置高度是否合适,添加或修去多余部分,形成牙尖形态(实验图 15-2)。

3. 加出边缘嵴 在所定边缘嵴位置上,由近中边缘→舌侧边缘→远中边缘→远中颊侧边缘,最终与起点汇合,参照同名牙边缘嵴形态修整完成外形(实验图 15-3A)。

4. 加出三角嵴 参照同名牙颊尖三角嵴的高度、方向(尤其是斜嵴的走行方向)和解剖外形,结合已形成的牙尖,边缘嵴,从牙尖顶开始沿所定三角嵴方向位置向窝的方向加蜡,形成三角嵴,添加或修去多余部分,完成三角嵴和斜嵴的形态(实验图 15-3B)。

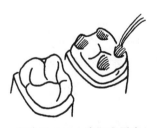

实验图 15-2 滴塑出牙尖

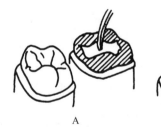

A   B

实验图 15-3 加出边缘嵴、三角嵴和斜嵴

5. 窝和沟的形成 用烧热的小雕刻器蘸微量红色熔蜡,让其缓流到窝、沟的正确位置上,形成近中窝和远中窝,参照同名牙窝及沟的走行方向,修整完成颊沟、舌沟、近中沟和远中沟的外形。雕刻时勿伤及斜嵴(实验图 15-4)。

6. 修整完成 用嵌体蜡形成颊面、舌面、近中面、远中面,参照同名牙的形态特点,反复检查修整,使之

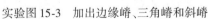
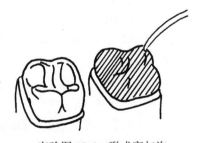

实验图 15-4 形成窝与沟

完全符合该牙的解剖特点,完成各面的外形雕刻(实验图 15-5)。

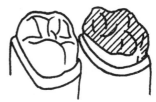

7. 学生设计完成滴塑 学生按照右上颌第一磨牙𬌗面的滴塑方法,结合左下颌第一磨牙的𬌗面形态,自己设计并滴塑出左下颌第一磨牙的𬌗面。

实验图 15-5 修整完成

实验十六 局部牙列蜡牙冠的雕刻(4 学时,选作)

【目的要求】

1. 通过左下颌侧切牙及尖牙蜡牙冠的雕刻,学会局部牙列雕刻的方法与步骤。

2. 掌握基托蜡的性能及其使用方法。

【实验用品】 基托蜡、雕刻刀(46#、48#)、切削刀、酒精灯、红蓝铅笔、酒精喷灯、棉花、石膏牙列模型。

【方法步骤】

1. 石膏牙列模型的准备

(1) 画咬合标志线:将上下颌石膏牙列取牙尖交错位,用红蓝铅笔分别在中线及两侧第一磨牙处画咬合标志线,以便在操作过程中随时检查咬合关系。

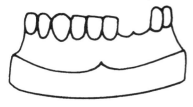

实验图 16-1 左下颌侧切牙与尖牙的牙间隙

(2) 用切削刀将模型左下颌侧切牙及尖牙的牙冠刻掉,稍做牙槽嵴修整,可见两个略低的自然缺牙间隙(实验图 16-1)。

2. 取约 30mm×15mm 的基托蜡块,在酒精灯上均匀烤软,然后立即捏成适当的形状插入缺隙处。

3. 趁蜡尚软时,按模型上牙尖交错位的关系,将上下颌牙列模型对准咬紧。

4. 将雕刻刀烤热后插入蜡型的基底部,使该处与模型黏合,然后用雕刻刀修去蜡型唇、舌面多余的蜡。

5. 确定冠宽、冠厚、冠长及切楔状隙和邻间隙,以缺隙的近远中径及牙龈乳头为界,削去多余的蜡,定出冠宽;以左下颌中切牙唇舌径及左下颌第一前磨牙颊舌径为界,定出冠厚,削去多余蜡;以左下颌中切牙及左下颌第一前磨牙的水平为界,削去高于左下颌侧切牙及尖牙牙尖以外的多余蜡,定出冠长;然后用雕刻刀初步形成唇、舌楔状隙和邻间隙。

6. 初步雕刻出两蜡牙冠的形状,根据牙尖交错位的咬合标志,初步形成左下颌侧切牙与尖牙的蜡牙冠。

7. 修整完成蜡牙冠 细致雕刻左下颌侧切牙与尖牙蜡牙冠形状,使其位于上颌前牙的舌侧,并且有适当的𬌗接触,有正常的外形高点和外展隙,经检查符合要求后,用酒精喷灯将蜡牙冠表面喷光,或者用棉花擦光亮表面,即完成左下颌侧切牙及尖牙蜡牙冠的雕刻。

8. 应注意下列特点

(1) 下颌侧切牙与尖牙较上颌同名牙小,且位于上颌同名牙的近中。

(2) 上下颌侧切牙与尖牙有正常的覆盖与覆𬌗。

(3) 下颌尖牙牙尖应与上颌侧切牙与尖牙之间的舌楔状隙相对。

实验十七　髓腔观察(2学时)

【目的要求】

1. 通过对各种离体牙髓腔标本的观察,掌握髓腔的形态特征,掌握髓室与牙冠、根管与牙根的关系。

2. 了解髓腔的几种观察方法。

【实验用品】　恒牙组各个牙的剖面标本、髓腔铸形标本、透明牙标本、各种牙的X线片、牙剖面模型、挂图、铅笔、直尺、纸张。

【方法步骤】

1. 髓腔的观察方法

(1) 髓腔剖面观察法:将牙体从各个不同方向剖开观察髓腔的形态。如近远中切面,唇舌向切面和横切面,以显示髓腔的大小、位置及其与牙体外形的关系。此方法简便易行,但仅观察平面形态,不能观察到髓腔的全貌。

(2) 髓腔铸形观察法:是去除牙髓组织后,用树脂或聚乙烯等合成树脂注入并充满髓腔,然后将牙体浸入40%氢氧化钠溶液中,使牙体组织腐蚀溶解,余留部分即是髓腔铸形。此法有立体感能观察髓腔的全貌,但不能了解髓腔与牙体外形的关系。

(3) 透明标本观察法:是一种可观察到髓腔立体形态及其与牙体外形的关系的方法,立体感很强。方法是:向髓腔内注入墨汁或合成树脂后,5%硝酸脱钙,冲洗后乙醇脱水,再浸入二甲苯溶液中透明,最后放入松节油中保存、观察。

(4) X线片观察法:拍摄X线牙片,观察髓腔平面形态,或通过电脑图像处理软件,进行定量分析。

2. 恒牙髓腔的剖面标本、透明标本观察　通过对恒牙髓腔的剖面标本、透明标本观察,进一步掌握各组牙的髓腔解剖形态特点。

3. 乳牙髓腔的剖面标本、透明标本观察　通过对乳牙髓腔的剖面标本、透明标本观察,进一步掌握乳牙的髓腔解剖形态特点。

实验十八　绘制上颌中切牙、下颌第一磨牙髓腔形态(4学时)

【目的要求】

1. 通过对恒牙髓腔形态的描绘,掌握髓腔的形态特征,掌握髓室与牙冠、根管与牙根的关系。

2. 熟悉髓腔形态描绘的方法和步骤。

【实验用品】　上颌中切牙、下颌第一磨牙的剖面标本及剖面模型、挂图、铅笔、直尺、纸张。

【方法步骤】

1. 描绘上颌中切牙的髓腔形态

(1) 绘制近远中剖面髓腔形态

1) 根据冠长(10.5mm)、根长(13.0mm)用铅笔画出 a、b、c 三条平行线;ab=10.5mm、bc=13.0mm。过三条线作垂线 d,再以垂线 d 为中线,根据冠宽(8.5mm)、颈宽(7.0mm),分别作出冠宽线和颈宽线[实验图18-1(1)]。注意唇面颈缘曲度不超过冠长1/3(实验图18-1A 虚线所示)。

2）在实验图18-1A的基础上,根据上颌中切牙唇面冠根外形特点,画出唇面冠根外形轮廓(实验图18-1B)。

3）根据所观察的上颌中切牙近远中剖面髓腔形态特点及髓腔与牙体外形的关系,画出远中剖面髓腔形态(实验图18-1C)。

4）对照标本检查并修改,完成上颌中切牙近远中剖面髓腔形态(实验图18-1D)。

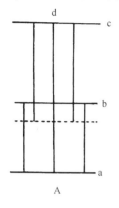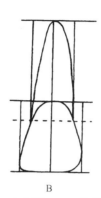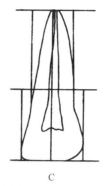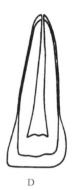

实验图18-1　绘制近远中剖面髓腔形态

（2）绘制唇舌剖面髓腔形态

1）用上述方法,首先画出 a、b、c 三条线,然后根据冠厚(7.0mm)、颈厚(6.0mm)分别作出牙冠和颈根的唇舌向厚度线,再根据上颌中切牙邻面形态特点画出邻面冠根外形轮廓(实验图18-2A)。

2）根据所观察的上颌中切牙唇舌向剖面髓腔形态特点,髓腔与牙体外形关系,画出唇舌向剖面髓腔形态。要求髓腔最宽处位于颈部,髓腔向切端及根尖方向分别逐渐变细(实验图18-2B)。

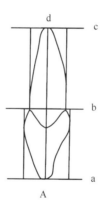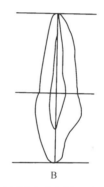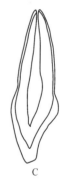

实验图18-2　绘制唇舌向剖面髓腔形态

3）对照标本检查并修改,完成唇舌向剖面髓腔形态的描绘(实验图18-2C)。

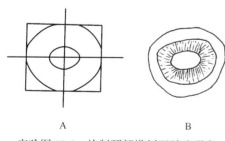

实验图18-3　绘制颈部横剖面髓腔形态

（3）绘制颈部横剖面髓腔形态

1）根据颈宽(7.0mm)、颈厚(6.0mm)画出一长方形,并作出相互垂直的两条中线,再根据所观察的上颌中切牙颈部横剖面的根与髓腔的外形,画出颈部横剖面及髓腔外形轮廓(实验图18-3A)。

2）对照标本检查并修改,完成上颌中切牙颈部横剖面髓腔形态的描绘(实验图18-3B)。

2. 描绘下颌第一磨牙的髓腔形态

（1）绘制近远中剖面髓腔形态

1）根据冠长(7.5mm)、根长(14.0mm)用铅笔画出 a、b、c 三条平行线;ab＝7.5mm、bc＝

14.0mm。过三条线作垂线 d,再以垂线 d 为中线,根据冠宽(11.0mm)、颈宽(9.0mm),分别作出冠宽线和颈宽线。然后根据下颌第一磨牙颊面冠根外形特点,画出颊面冠根外形轮廓(实验图18-4A)。

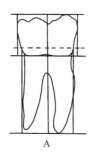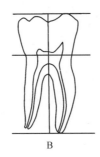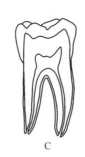

实验图18-4　绘制近远中剖面髓腔形态

2)根据所观察的下颌第一磨牙近远中剖面髓腔形态特点,髓腔与牙体外形关系画出近远中剖面髓腔形态。要求髓室顶位于颈部区域,髓室底在颈线以下(实验图18-4B)。

3)对照标本检查并修改,完成下颌第一磨牙近远中剖面髓腔形态的描绘(实验图18-4C)。

（2）绘制近中根颊舌向剖面髓腔形态

1)用上述方法,首先画出 a、b、c 三条线,然后根据冠厚(10.5mm)、颈厚(9.0mm)分别作出牙冠和颈根的颊舌向宽度线,再根据邻面形态特点画出邻面冠根外形轮廓(实验图18-5A)。

2)根据所观察的下颌第一磨牙近中根颊舌向剖面髓腔形态特点,髓腔与牙体外形关系,画出近中

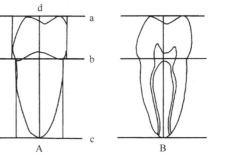
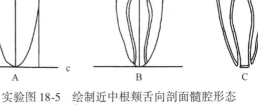

实验图18-5　绘制近中根颊舌向剖面髓腔形态

根颊舌向剖面髓腔形态。要求髓室位于颈部,近中根为颊舌向两根管(实验图18-5B)。

3)对照标本检查并修改,完成近中根颊舌向剖面髓腔形态的描绘(实验图18-5C)。

（3）绘制远中根颊舌向剖面髓腔形态:远中根颊舌向剖面髓腔形态描绘与近中根颊舌向剖面相同(实验图18-6)。但远中根比近中根短,根管为单根管。

（4）绘制颈部横剖面髓腔形态

1)根据颈宽(10.5mm)、颈厚(9.0mm)画出一长方形,并作出相互垂直的两条中线,再根据所观察的下颌第一磨牙颈部横剖面的根和髓腔的外形,描绘出颈部横剖面及髓腔外形轮廓(实验图18-7)。

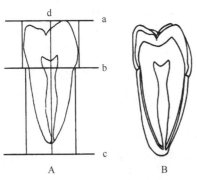
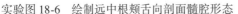

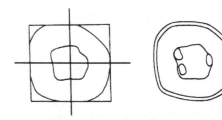

实验图18-6　绘制远中根颊舌向剖面髓腔形态　　　　实验图18-7　绘制颈部横剖面髓腔形态

2)对照标本检查并修改,并标出3个根管口的位置,完成下颌第一磨牙颈部横剖面髓

腔形态的描绘。

实验十九 观察上、下颌骨及相关颅骨标本、模型(1学时)

【目的要求】

1. 掌握上、下颌骨在颌面部的具体位置、毗邻关系、形态结构特点,重要解剖标志的位置、内容及临床意义。

2. 掌握颅底有关解剖结构(特别是骨孔、骨裂)的位置、内容及意义。

【实验用品】

1. **头颅骨标本、模型** 包括上、下颌骨及颅底内、外面。

2. 《口腔解剖生理》教材。

3. 绘图笔,纸张。

【方法与步骤】

1. 对照颅骨及图谱同时阅读教材有关的内容。准确指出以下解剖标志的位置并说出其内容物及临床意义:眶下缘、眶下孔、眶下管、眶下沟、尖牙窝、颧牙槽嵴、上颌结节、牙槽突、牙槽嵴、牙槽窝(上颌后牙牙槽窝及牙根与上颌窦的关系)、牙根间隔、牙槽间隔、牙槽孔、鼻道、上颌窦裂孔、翼腭管、腭大孔、切牙孔、切牙管;翼突、翼内、外板、翼切迹、锥突、翼突窝、翼突上颌裂、翼腭窝、颞下嵴、圆孔、卵圆孔、棘孔、眶下孔、破裂孔、内耳门、颈静脉孔、舌下神经管、茎突、茎突孔、颞下颌关节窝、乳突、乳突切迹;颏孔、上、下颏棘、外斜线、内斜线、下颌舌骨沟、舌下腺窝、颌下腺窝、牙槽突、下颌骨下缘、喙突、髁突、乙状切迹、下颌孔、下颌小舌、下颌隆突、翼肌粗隆、咬肌粗隆、下颌管、下颌角。

2. 两人对讲所学的内容。要求边讲边指出各结构在颅骨上的具体位置,另一人给对方指出并纠正错误之处。

3. 每人把下面的图标示完整并用纸把后六幅图描绘下来附在试验报告上(实验图19-1至实验图19-6)。

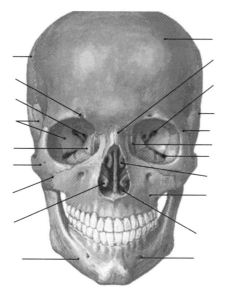

实验图 19-1 颅骨前面

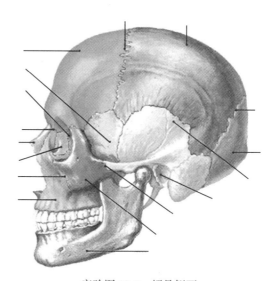

实验图 19-2 颅骨侧面

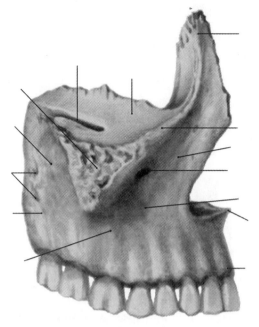

实验图 19-3　上颌骨(前)外侧面

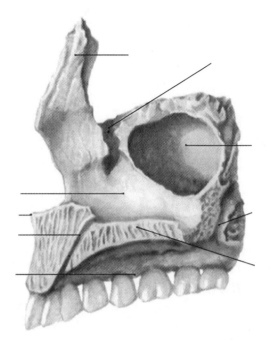

实验图 19-4　上颌骨(内侧面)

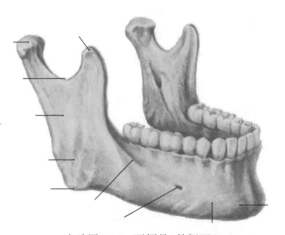

实验图 19-5　下颌骨(外侧面)

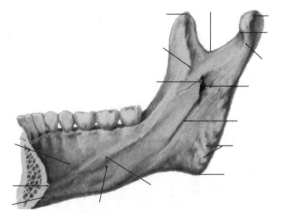

实验图 19-6　下颌骨(内侧面)

实验二十　观察颞下颌关节标本、模型(1 学时)

【目的要求】　了解颞下颌关节的解剖特点、毗邻关系及其临床意义。

【实验用品】

1. 手套、镊子。

2. 颞下颌关节标本、模型及图谱。

3. 笔、纸张、教材。

【方法步骤】

1. 观察颞下颌关节及下颌骨髁状突、颞骨关节面,关节囊、关节盘、上下关节腔的结构特点及其附着;颞下颌韧带、茎突下颌韧带、蝶下颌韧带的附着。观察关节与腮腺、面神经颞支、颧支、面横动脉、颅中窝、脑膜中动脉、外耳道、中耳、翼外肌、颞浅动脉、静脉和耳颞神经、颞骨岩部的毗邻关系。

2. 完成下列图　把画线所指部分的名称标出并用纸描绘复制(实验图20-1至实验图20-3)。

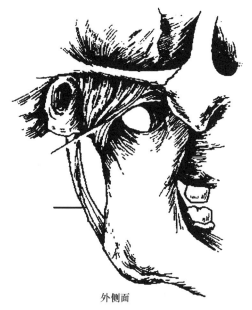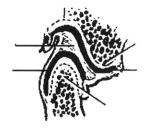

外侧面　　　　　　　　　　　　　　　　矢状切面

实验图 20-1　颞下颌关节

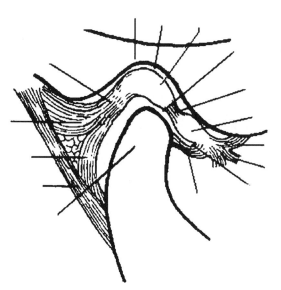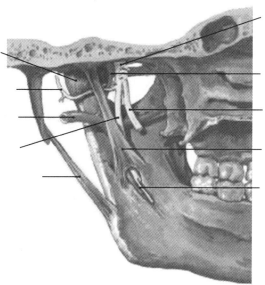

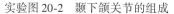

实验图 20-2　颞下颌关节的组成　　　　　　实验图 20-3　颞下颌关节(内侧面)

3. 写出颞下颌关节毗邻关系及其临床意义。

实验二十一　观察面部肌肉标本、模型(1 学时)

【目的要求】

1. 了解口周围肌的位置、附着特点及其临床意义。

2. 掌握咀嚼肌的起止点及其临床意义。

3. 掌握舌骨上肌群的起止点及其临床意义。

4. 了解颈浅肌群的起止点及其临床意义。

【实验用品】

1. 手套、镊子。

2. 面部肌肉标本、模型及图谱、教材。

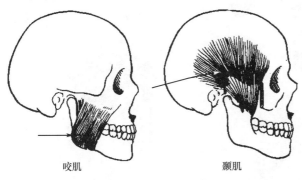

咬肌　　　　　　　颞肌

实验图 21-1　咬肌及颞肌

【方法步骤】

1. 对照面部肌肉标本、模型及图谱同时阅读教材有关的内容,观察下列肌肉的位置及附着特点:笑肌、颧大肌、上唇方肌、提口角肌、降口角肌、降下唇肌、颏肌、口轮匝肌、颊肌、颞肌、咬肌、翼内肌、翼外肌、颈阔肌、胸锁乳突肌、二腹肌、茎突舌骨肌、下颌舌骨肌、颏舌骨肌等。

2. 两人对讲所学的内容。要求边讲边指出具体位置,另一人给对方指出并纠正错误之处。

3. 把颞肌、咬肌、翼内肌、翼外肌、二腹肌、茎突舌骨肌、下颌舌骨肌、颏舌骨肌的起止点,临床意义写下来。标出图片中画线所指部分的名称:实验图 21-1 至实验图 21-3。

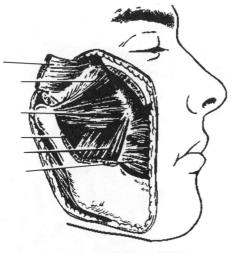

实验图 21-2　翼内肌及翼外肌

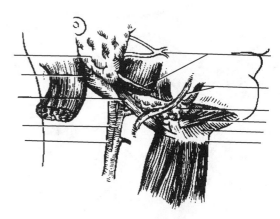

实验图 21-3　舌骨上肌群(胸锁乳突肌断端拉向后)

实验二十二　观察面部血管标本、模型(1 学时)

【目的要求】

1. 面部动脉及静脉的走向。

2. 掌握翼静脉丛部位及连通。

【实验用品】

1. 手套,镊子。

2. 面部血管标本、模型及图片、教材。

【方法步骤】

1. 观察面部面动脉、面静脉的走行。注意面神经下颌缘支在其浅面越过。

2. 在标本上观察翼静脉丛的位置及其连通。

3. 写出面动脉及面静脉在面部如何行走？与面神经下颌缘支是什么关系？面静脉与翼静脉丛有哪些通路？

4. 依照教材绘制上颌动脉图。

实验二十三 观察三叉神经标本、模型（2 学时）

【目的要求】 掌握三叉神经上颌支及下颌支的走行、分布及其临床意义。

【实验用品】

1. 手套、镊子。

2. 三叉神经走行的标本、模型及图谱，教材。

【方法步骤】

1. 对照标本、模型及图谱同时阅读教材有关的内容，观察三叉神经的眼支、上颌支及下颌支的走行、分布。注意观察在翼内肌的表面有下牙槽神经和舌神经，注意它们的走行，联系临床下颌第三磨牙手术时易伤舌神经。

2. 两人对讲所学的内容。要求边讲边指出具体位置，另一人给对方指出并纠正错误之处。

3. 依照教材绘制三叉神经图。

实验二十四 颌面颈部的体表标志（2 学时）

【目的要求】 掌握颌面颈部的体表标志、临床意义。

【实验用品】

1. 手套、口镜、镊子。

2. 有关内容的标本、模型及图片，教材。

【方法步骤】

1. 对照标本、模型及图谱同时阅读教材有关的内容。观察外眦、内眦、鼻根、鼻尖、鼻背、鼻底、鼻前孔、鼻小柱、鼻翼、鼻面沟、唇面沟、口裂、口角、唇红、唇红缘、唇弓、人中切迹、唇峰、上唇结节、人中、人中嵴、颏唇沟、颏下点、耳屏、眶下孔、颏孔、腮腺导管的体表投影、舌骨、喉结（甲状软骨）、环状软骨、气管颈段、颈动脉结节、胸锁乳突肌、锁骨上窝、胸骨上窝；口腔上下前庭沟、上、下唇系带、颊系带、腮腺乳头、磨牙后区、翼下颌皱襞、颊脂垫尖、龈缘、龈乳头、硬腭、腭中缝、切牙乳头、腭皱襞、上颌硬区、上颌隆突、腭大孔、翼突钩、软腭、腭小凹、腭垂、腭帆、舌腭弓、咽腭弓、腭扁桃体、舌下阜、舌下襞、舌系带、腮腺导管开口的位置（腮腺乳头）。

2. 两人对讲所学的内容。要求边讲边指出具体位置，另一人给对方指出并纠正错误之处。

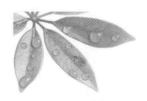

参 考 文 献

马惠萍 . 2005. 口腔解剖生理学 . 北京 : 科学出版社

马莉 . 2011. 口腔解剖生理学 . 第 3 版 . 北京 : 人民卫生出版社

皮昕 . 2007. 口腔解剖生理学 . 第 6 版 . 北京 : 人民卫生出版社

皮昕 . 2012. 口腔解剖生理学 . 第 5 版 . 北京 : 人民卫生出版社

王惠芸 . 1990. 殆学 . 北京 : 人民卫生出版社

王美青 , 胡开进 . 2002. 实用口腔解剖学图谱 . 西安 : 世界图书出版公司

王美青 . 2006. 现代殆学 . 北京 : 人民卫生出版社

王美青 . 2012. 口腔解剖生理学 . 第 6 版 . 北京 : 人民卫生出版社

谢秋菲 . 2005. 牙体解剖与口腔生理学 . 北京 : 北京大学医学出版社

周学东 , 唐洁 , 谭静 . 2013. 口腔医学史 . 北京 : 人民卫生出版社

目标检测答案

第1章
1. C 2. D 3. E

第2章
1. A 2. C 3. D 4. B 5. E 6. D 7. E
8. A 9. D 10. A 11. D 12. D 13. B
14. A 15. D 16. E 17. D 18. A 19. C
20. B 21. E 22. C 23. C 24. C 25. C
26. C 27. C 28. D 29. E 30. D

第3章
1. B 2. C 3. D 4. B 5. D 6. C 7. A
8. C 9. A 10. A 11. B 12. E 13. B
14. A 15. C 16. A 17. E 18. C 19. C
20. B 21. B 22. C 23. C 24. B 25. C

第4章
1. D 2. C 3. C 4. C 5. A 6. B 7. E
8. C 9. A 10. D 11. A 12. D 13. A
14. A 15. D 16. D 17. C 18. E 19. B
20. C 21. E 22. D 23. A 24. E 25. D

26. E 27. A 28. B 29. B 30. C 31. A
32. E 33. B 34. B 35. E 36. A 37. B
38. D 39. A 40. B 41. D 42. D 43. A
44. C

第5章
1. B 2. E 3. D 4. D 5. B 6. D 7. A
8. D 9. B 10. E 11. C 12. C 13. D
14. D 15. A 16. B 17. A 18. A 19. A
20. D 21. B 22. D 23. E 24. E 25. C
26. A 27. B 28. C 29. D 30. C 31. E
32. B 33. A 34. E 35. A

第6章
1. A 2. D 3. D 4. E 5. E 6. E 7. D
8. E 9. D 10. C 11. A 12. E 13. D
14. A 15. E 16. A 17. D 18. C 19. B
20. B 21. A 22. E 23. E 24. C 25. B
26. A 27. D

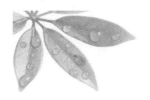

《口腔解剖生理》教学大纲

（108 学时）

口腔解剖生理学是研究正常人体口腔、颌面、颈部诸部位的正常形态，功能活动规律及其临床应用为主要内容的学科。是口腔医学及口腔医学技术专业的一门重要基础课程。

本课程内容包括牙体解剖生理，牙列、殆与颌位，口腔颌面颈部解剖及口腔生理等内容。其总任务是使学生具备高素质劳动者和合格口腔专业专门人才所必要的基本知识和技能，能对各类牙齿及口腔颌面颈部的结构进行辨认、识别，从而为学习口腔临床医学课程打下必要的基础。

一、课程教学目标

（一）知识教学目标

1. 掌握乳牙、恒牙的解剖形态和牙位记录方法，领会牙体解剖形态的临床意义。

2. 掌握牙的倾斜规律及殆面形态特征、殆与颌位关系。

3. 掌握口腔颌面、颈部的解剖标志，知道口腔生理功能。

（二）能力培养目标

1. 能鉴别乳、恒牙。

2. 学会恒牙雕刻的基本方法，初步学会恢复自然牙列正常咬合的雕刻方法。

3. 具有辨别各种颌位的能力。

4. 能准确指出口腔及颌面颈部的重要解剖标志。

（三）思想教育目标

1. 具有认真，严谨的学习态度。

2. 具有良好的人际沟通能力及创新精神。

3. 加强素质修养，使其具有得体的行为规范及良好的团队协作精神。

二、教学内容和要求

本课程教学内容分为基础模块、实践模块两部分。

基 础 模 块

教学内容	了解	理解	掌握	教学内容	了解	理解	掌握
一、绪论				2. 牙根形态的生理意义			√
1. 口腔解剖生理学的定义和内容	√			（九）牙体髓腔解剖形态			
2. 口腔解剖生理学发展简史	√			1. 概述			√
3. 口腔解剖生理学的主要内容及其与口腔临床课的关系	√			2. 恒牙髓腔形态			√
4. 学习口腔解剖生理学的基本观点与方法	√			3. 乳牙髓腔形态		√	
二、牙体解剖生理				4. 髓腔解剖的临床意义		√	
（一）牙的演化	√			三、牙列、殆与颌位			
（二）牙的组成、分类及功能				（一）牙列			
1. 牙的组成			√	1. 牙列分类		√	
2. 牙的分类			√	2. 牙列的生理意义		√	
3. 牙的功能		√		3. 牙列的大小	√		
（三）牙位记录				4. 牙排列的规律			√
1. 牙列分区			√	5. 殆曲线			√
2. 临床牙位记录法			√	6. 面部表面标志及面部协调关系		√	
（四）牙的萌出				（二）殆			
1. 乳牙的萌出		√		1. 概述		√	
2. 恒牙的萌出		√		2. 三种基本的殆			√
（五）牙体解剖应用名称与解剖标志				3. 殆的生长发育		√	
1. 牙体解剖应用名称			√	（三）颌位			
2. 牙冠表面的命名			√	1. 牙尖交错位			√
3. 牙冠的表面标志			√	2. 后退接触位			√
4. 牙体测量应用名词			√	3. 下颌姿势位			√
（六）恒牙的解剖形态				4. 下颌三个基本颌位的关系		√	
1. 切牙类			√	5. 前伸殆颌位与侧殆颌位		√	
2. 尖牙类			√	6. 殆型		√	
3. 前磨牙类			√	（四）下颌运动			
4. 磨牙类			√	1. 咬合	√		
（七）乳牙的外形				2. 下颌的功能运动和异常功能运动	√		
1. 乳切牙类		√		3. 下颌的三种基本运动			√
2. 乳尖牙类		√		4. 下颌运动的杠杆现象	√		
3. 乳磨牙类		√		四、口腔颌面颈部系统解剖			
4. 乳牙类解剖形态的临床意义		√		（一）骨			
（八）牙体形态的生理意义				1. 上颌骨			√
1. 牙冠形态的生理意义		√		2. 下颌骨			√
				3. 腭骨		√	
				4. 蝶骨	√		

教学内容	了解	理解	掌握
5. 颞骨	√		
6. 颞下窝与翼腭窝			√
（二）颞下颌关节			
1. 颞下颌关节的组成			√
2. 颞下颌关节的运动		√	
（三）肌			
1. 表情肌		√	
2. 咀嚼肌			√
3. 舌骨上肌群	√		
（四）脉管			
1. 动脉			√
2. 静脉		√	
3. 淋巴结及淋巴管	√		
（五）神经			
1. 三叉神经			√
2. 面神经			√
3. 舌咽神经		√	
4. 舌下神经		√	
5. 迷走神经	√		
五、口腔颌面颈部局部解剖			
（一）口腔颌面部浅表标志			
1. 颌面部分区	√		
2. 颌面部表面解剖标志			√
3. 皮纹及皮肤分裂线	√		
（二）口腔			
1. 口腔			√
2. 口腔前庭及其表面标志			√
3. 唇			√
4. 颊			√
5. 牙龈		√	
6. 腭			√
7. 舌			√
8. 舌下区		√	
（三）腮腺咬肌区及面侧深区			
1. 腮腺咬肌区		√	
2. 面侧深区		√	
（四）口腔颌面部蜂窝组织间隙及其通连			

教学内容	了解	理解	掌握
1. 眶下间隙			√
2. 颊间隙			√
3. 咬肌间隙			√
4. 翼颌间隙			√
5. 其他蜂窝组织间隙		√	
（五）颈部			
1. 境界与分区			√
2. 颈部体表标志			√
3. 颈筋膜、筋膜间隙及其连通		√	
4. 下颌下区			√
5. 颏下区			√
6. 气管颈段			√
7. 颈动脉三角	√		
六、口腔生理			
（一）牙的生理			
1. 牙的理化特性		√	
2. 牙对外界各种刺激的反应		√	
3. 牙髓的血液循环	√		
4. 牙的功能性移动	√		
（二）咀嚼功能			
1. 咀嚼运动过程及其生物力学杠杆作用	√		
2. 咀嚼周期	√		
3. 咀嚼运动的类型		√	
4. 咀嚼效率		√	
5. 咀嚼运动中的生物力			√
6. 咀嚼运动中的肌肉活动	√		
7. 咀嚼时牙的动度与磨耗		√	
8. 舌、唇、颊和腭在咀嚼运动中的作用	√		
9. 咀嚼的作用与影响	√		
（三）其他口腔功能			
1. 吮吸功能	√		
2. 吞咽功能	√		
3. 呼吸功能	√		
4. 言语功能	√		
5. 唾液功能			√
6. 感觉功能		√	

实 践 模 块

教学内容	教学要求		
	了解	理解	掌握
1. 牙体外形的识别与测量			√
2. 右上颌中切牙牙体描绘(放大3倍)			√
3. 右上颌中切牙石膏牙的雕刻(放大3倍)			√
4. 左右上颌中切牙蜡牙冠的雕刻(1∶1)			√
5. 滴蜡塑形右上颌中切牙牙冠舌面	√		
6. 右上颌尖牙牙体描绘(放大3倍)			√
7. 右上颌尖牙蜡牙的雕刻(放大3倍)			√
8. 右上颌尖牙蜡牙冠的雕刻(1∶1)	√		
9. 右上颌第一前磨牙蜡牙的雕刻(放大3倍)			√
10. 右上颌第一前磨牙及左下颌第一前磨牙蜡牙冠的雕刻(1∶1)			√
11. 滴蜡塑形右下颌第二前磨牙𬌗面	√		
12. 右下颌第一磨牙牙体描绘(放大3倍)		√	
13. 右下、上颌第一磨牙蜡牙的雕刻(放大3倍)			√
14. 右下颌第一磨牙及左上颌第一磨牙蜡牙冠的雕刻(1∶1)		√	
15. 滴蜡塑形右上颌第一磨牙及左下颌第一磨牙𬌗面	√		
16. 局部牙列蜡牙冠的雕刻	√		
17. 髓腔观察			√
18. 绘制上颌中切牙、下颌第一磨牙髓腔形态		√	
19. 观察上、下颌骨及相关颅骨标本、模型			√
20. 观察颞下颌关节标本、模型		√	
21. 观察面部肌肉标本、模型			√
22. 观察面部血管标本、模型			√
23. 观察三叉神经标本、模型			√
24. 颌面颈部的体表标志			√

三、说 明

1. 本大纲的使用范围和使用方法

(1)本大纲适用于高职高专3年制口腔医学及口腔医学技术专业使用。

(2)本大纲教学内容采用模块教学结构,包括基础教学模块和实践教学模块。总课时108学时,其中理论课65学时;实践课41学时,机动2学时。基本教学模块和实践教学模块中的要求掌握、理解的内容应该完成,而了解的内容可根据情况选择学习。

2. 教学建议

(1)在教学中要积极改进教学方法,按照学生学习的规律和特点,从学生的实际出发,以学生为主体,充分调动学生学习的主动性和积极性。

(2)课堂教学应采用教具、实物、模型、标本和多媒体等现代教学手段,以增加学生的感性认识,提高学习效率。强调理论与实践相结合,既要学习基本理论知识,又要注重实践操作,着重培养学生具有观察、分析问题的能力和较强的动手能力。

(3)本科程为考试课。要不断改进考核的手段和方法,可通过课堂提问、演板、学生作业、平时测验、实验实训和考试等多种形式综合而客观的评价学生的成绩。对在学习和应用上有创新和开拓的学生应特别给予鼓励。

学时分配建议(108 学时)

课程内容	学时数		
	理论	实践	合计
绪论	1		1
牙体解剖	20	33	53
牙列、𬌗与颌位	8		8
口腔颌面颈部系统解剖	16	6	22
口腔颌面颈部局部解剖	16	2	18
口腔生理	4		4
机动	2		2
合计	67	41	108